SeaEagle

SeaEagle

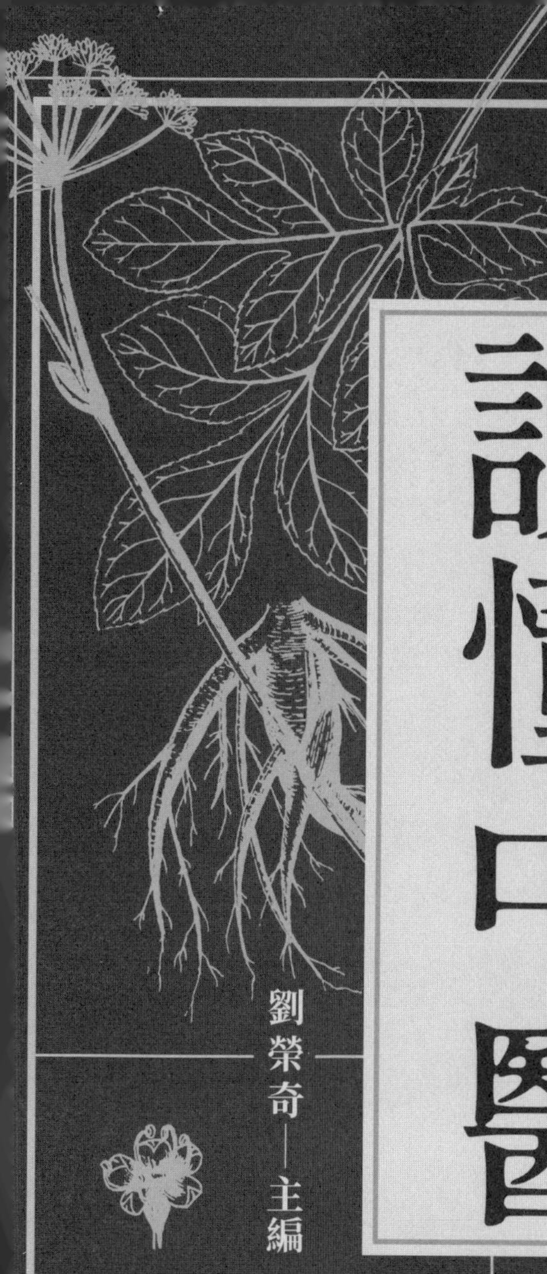

見微知著的望聞問切，
溫熱寒涼的百草藥性。

讀懂中醫

劉榮奇——主編

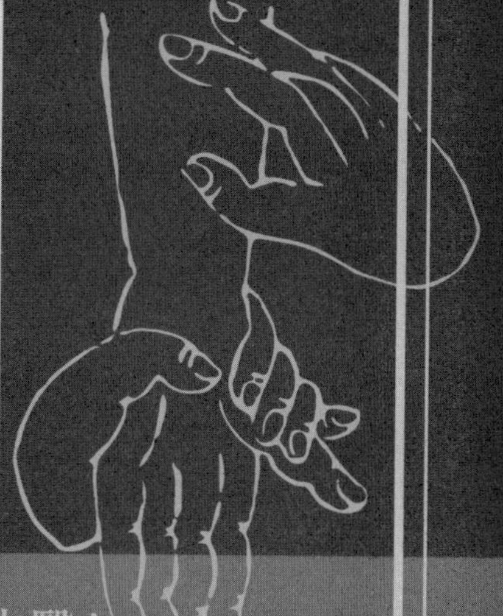

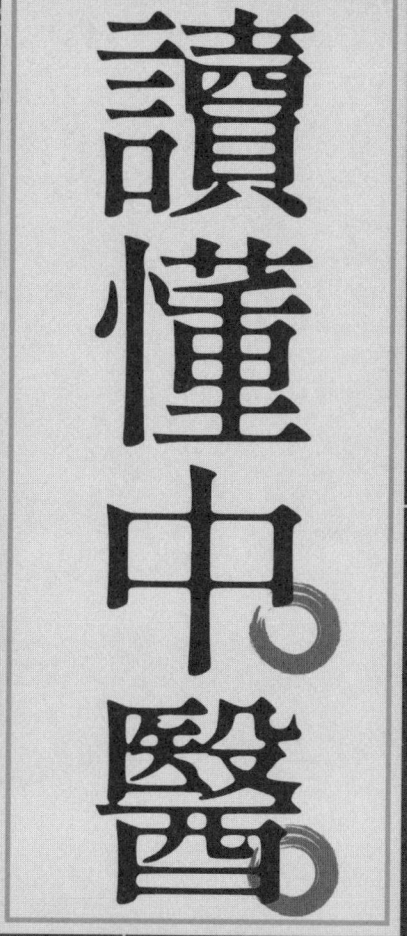

中國對世界有三大貢獻，第一就是中醫！

珍貴藥材牛黃，竟然是牛的膽囊結石？

大夫和郎中為什麼是中醫師的代稱？

為什麼中醫界有「十方九當歸」之說？

久負盛名的阿膠，製作原料是什麼？

前言

中醫歷史悠久燦爛，中醫文化源遠流長，中醫理論博大精深，中醫不愧為幾千年來中華文化的瑰寶。從神農嘗百草和伏羲製九針到見微知著的望聞問切，從溫熱寒涼的百草藥性到各具特色的民間醫藥，從神秘的經絡到延年益壽的養生之術，都充分地展示中醫中藥文化的無窮魅力。

中醫藥的起源自有其亙古神奇的魅力，歷史上出現過無數名醫與醫學經典：古代扁鵲、華佗、張仲景的中醫診病，可以妙手回春，藥到病除；起死回生、麻沸散、虎守杏林等醫藥典故千載流傳；偉大的醫藥學家李時珍，歷時二十七年著成《本草綱目》，對中國和世界藥物學的發展做出傑出的貢獻；《黃帝內經》、《難經》、《神農本草經》、《傷寒雜病論》等醫學經典，象徵中醫藥理論體系的形成。

幾千年來，中醫藥在防治疾病中發揮重要作用，為中華民族的繁衍生息、日益強盛做出卓越的貢獻，進而成為中國優秀民族文化遺產中一顆璀璨的明珠。

雖然中醫如此瑰麗神奇，但是中醫理論的文字表述深奧複雜，術語眾多，即使是受過一些專業訓練的人，也經常難以深刻理解它的真諦，接受現代科學教育而成長的廣大民眾，對深奧的中醫更是敬而遠之。人們普遍認為中醫枯燥無味，難以入門，其實並非如此，大眾化的中醫不僅生動具體，而且非常有趣。

中醫中藥在以其獨特的功效救死扶傷和祛病延年的同時，也為世人留下許多彌足珍貴的文化遺產。其中既有對中醫中藥起源的考證，又有古今名人與中醫藥的軼事珍聞，還有關於中草藥的動人傳說，以及中醫中藥與文學藝術的不解之緣。它們如同杏林中綻放的一朵朵美麗的鮮花，散發著縷縷幽香，令人心曠神怡。

為了弘揚中醫文化，使人們可以更好地領略到中醫深廣的內涵和科學價值，讓更多的人與千古中醫欣然相對，息息相通，編者遍覽中醫諸書，上至中醫典籍名著，下及中醫報章雜誌，從浩如煙海的資料中，不憚其煩斟酌篩選，擷其中醫文化知識精華，輯其中醫典故碎片，談藥論醫，文藥結緣，寓樂於文，引人入勝，使艱難晦澀的中醫變得通俗易懂而妙趣橫生。

本書還配有內容豐富的知識連結，這些知識集錦濃縮中醫學理論的基本特點和中醫文化的精髓，充分地展現中醫藥文化的內涵與外延，同時也展示中醫藥文化博大精深的魅力。

本書融醫、藥、文、史於一爐，集學術性、藝術性、知識性、實用性、資料性、趣味性於一體，分為醫藥史話、本草典故、藥物探源、醫家軼事、奇法治病、醫德醫鑑、醫苑拾趣等章節，所有篇章均為讀者所喜聞樂見，或考證有據，或口耳相傳，或見之於典籍，或流傳於坊間，一卷於手，品味咀嚼，饒有趣味，不僅是初窺中醫奧秘者登堂入室的叩門之作，更是一般讀者瞭解中醫文化的讀本。

目錄

｜第一章：醫藥史話｜

第二章：本草典故

| 第三章：藥物探源 |

第四章：醫家軼事

| 第五章：奇法治病 |

| 第六章：醫德醫鑑 |

| 第七章：醫苑拾趣 |

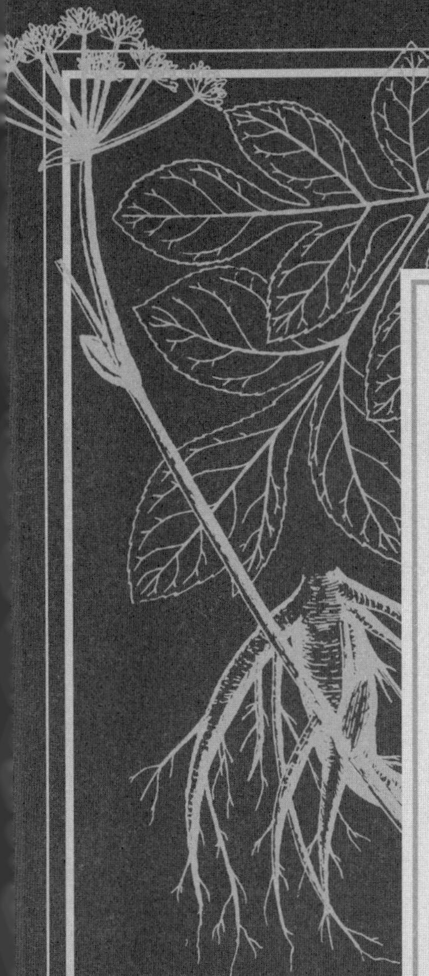

第一章

醫藥史話

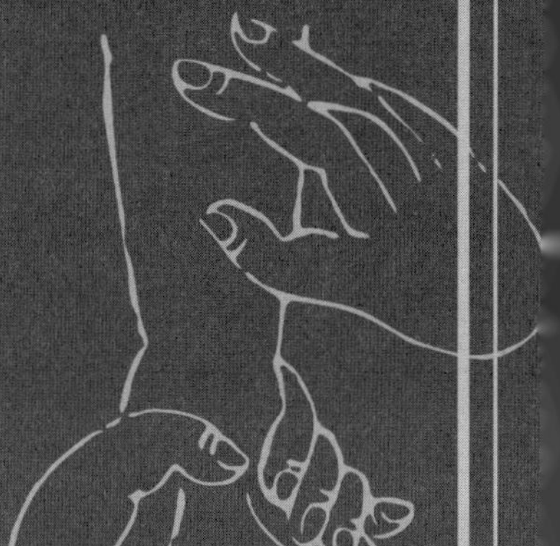

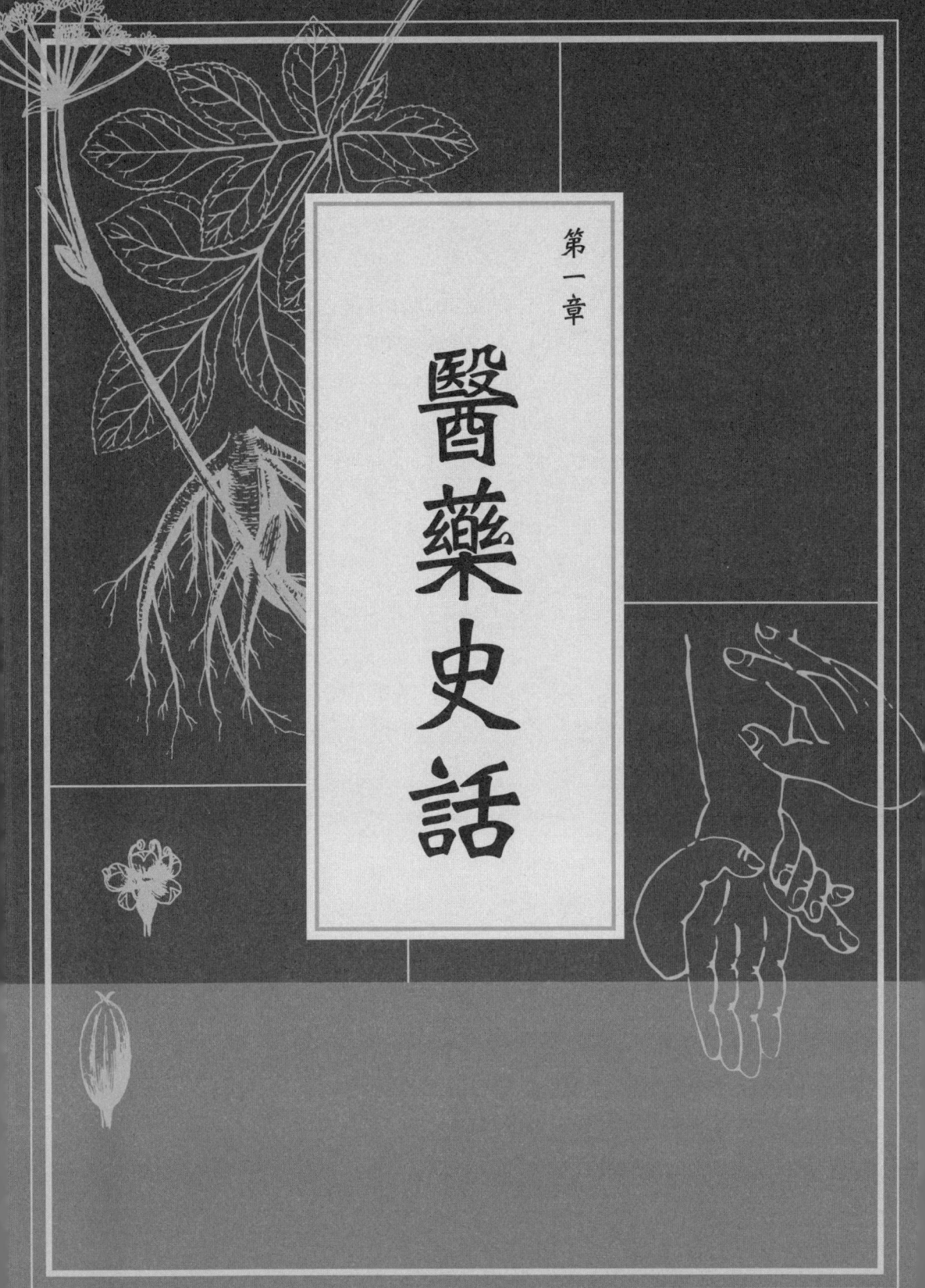

醫藥的創建

醫與藥，源於人類捍衛生命的需求。中國傳統醫學的特有形態，是在中華民族獨特的思維與文明影響下形成的，展現中國人的智慧。中國傳統醫學的理論體系在學術繁榮的戰國和秦漢時期得到奠基，其理論主要來自於實踐，並且在實踐中不斷得到充實和發展。

中華大地孕育中華文明，同樣也是醫藥萌生的根基。在原始的記憶中，人們將創立醫藥的偉大功績歸於聖人，而實際上，它是華夏先祖們在起居勞作中點點滴滴的智慧結晶。

根據現有的考古資料，中華民族在歷史上經歷數十萬年以上的原始社會時期。原始人壽命大多數很短，很多原始人在青少年時期就因為各種原因死去。人類與生俱來有對生命和健康的追求，由此產生克服疾病與傷痛的願望，這是醫藥起源的基本條件之一。

有需求以後，醫藥知識從哪裡來？它並非一開始就誕生理論，而是由經驗累積開始，在生產勞動中一點一滴累積起來。原始人在尋找食物的過程中，發現某些食物引起腹瀉、嘔吐、昏迷、中毒，甚至死亡，另一些食物則能減輕或消除某些病症，在遍嘗植物根皮、花果、野草、動物以後，透過分類逐步確定許多動植物的性味、功能、主治、毒性。

以上就是中草藥藥物知識萌芽的實踐過程。在這些基礎上，華夏民族經過一代一代長期反覆的試驗和證明，確認某些自然界物質的藥物效果，逐漸學會運用原始的中藥。中藥醫術就是在長期實踐中探討、研究、歸納、總結、驗證，逐步形成發展而來。

針灸是中醫的特色療法，它所用的針來自於原始人的勞動工具——砭石。砭石就是打製的石器，它有銳利的尖端或鋒面，可以用來切開癰腫、排膿放血。從砭石經過植物尖刺、骨針等階段，然後才出現金屬針，依次經歷鐵針、銅針、銀針，直到現代的不銹鋼針。

在使用石器作為生產工具的過程中，發現人體某個部位受到刺傷以後反而能解除另一部位的病痛，進而創造運用砭石、骨針治療的方法，這就是針刺的萌芽，並且在此基礎上，逐漸發展為針刺療法。此外，拔罐法亦起源於原始社會，初時是利用獸角做成的飲具，借用燃火的熱力，排除其中空氣，使其吸附在皮膚表面來治病，故古代稱之為「角法」。

灸法則與發明用火有關。學會用火是人類文明進步的一大象徵，同時也使衛生條件得以很大改善。它可以將生食變成熟食，將生水燒成開水，減少腸胃疾病。

古人知道用火以後，在烘火取暖的基礎上，身體某個部位發生病痛的時候，受到火的烘烤而感到舒適或舒緩，進而用獸皮和樹皮包上燒熱的石塊或沙土進行局部取暖，可消除某些病痛，故認識到久熨可以用於治療，繼而從各種樹枝施灸發展為艾灸。

透過反覆實踐和改進，逐漸產生熱熨法和灸法。原始人的身體某處有痛楚的時候，除了祈禱鬼神以外，很自然地會用手去揉按和捶擊以減輕痛苦，這就是按摩法的雛形。

但是，中國針灸療法最大的特點並非所使用的工具，而是針與灸所依賴的經絡與穴位理論。經絡與穴位至今無法在人體解剖上找到對應的物質，卻又客觀存在，並且在臨床中有神奇的效果。它們是如何被發現的？至今仍然是一個謎。可以肯定的是，經絡穴位理論展現中國傳統文化中氣和陰陽等哲學觀念，是中國文明的特有產物。

相傳堯的時代，古人已經知道跳舞可以強化體質，《呂氏春秋・古樂篇》記載：「昔陶唐氏之始，陰多滯伏而湛積，水道壅塞，不行其原，民氣鬱閼而滯著，筋骨瑟縮不達，故作為舞以宣導之。」說明環境陰濕造成身心煩悶，筋骨活動不流利，可以藉由舞蹈導引氣血運行來維持健康，後來有些舞蹈就逐漸發展成導引療法。

在實踐中，古人們不斷總結出有利於健康的知識。例如，人們意識到疾病的產生與居住環境有密切關係，在殷商時代就注意室內外灑水，清掃和除蟲。

《詩經》記載滅鼠的活動，強調灑掃庭院，堵住鼠洞薰殺老鼠。《周易》則說：人們打完井水以後要加井蓋，防止因為飲汙水而染病，才會大吉。

西周時期，人們已經認識到疾病與氣候有關，不同季節有不同的多發病，《周禮》記載：「四時皆有癘疾：春時有痟首疾，夏時有癢疥疾，秋時有瘧寒疾，冬時有嗽、上氣疾。」大意是說，春天容易感冒頭痛，夏天易生皮膚病，秋天容易感染瘧疾等冷熱交替的疾病，冬天天冷，老年人易發咳喘，這些認識在現在看來還是很準確的。

根據古書記載，早期人們是直接將藥放在嘴裡咀嚼，既不利於吸收，還會對口腔產生不良刺激。在夏商周時期，出現湯劑，不僅有利於藥效成分的析出，還方便吸收，因而成為中醫最常用的劑型。

真正的職業醫生出現於周代，《周禮》記載中國最早的醫事制度。據其記載，當時已經有專門為宮廷服務的職業醫生，由「醫師」統管，其手下的醫生分為四科：食醫、疾醫、獸醫、瘍醫，醫學的分科是醫學進步的象徵。

春秋戰國時期，諸子蜂起，百家爭鳴，形成中國歷史上第一個思想文化高峰，為醫藥從經驗上升到系統理論提供必要的學術支援。同時，醫藥技術本身的發展，也已經具備系統化和理論化的可能。

《黃帝內經》和《難經》的出現，象徵中醫理論正式系統形成。實際上，依據《漢書》記載，與《黃帝內經》同時至少還有六種醫學經籍，合稱「醫經七家」，可惜除了前者以外，其他經籍均失傳。但是僅存的《黃帝內經》一書，其豐富內涵足以令後世驚嘆。

秦漢時期，人們對藥物應用的知識累積已經很豐富，中醫的第一本藥物學專著《神農本草經》，正是在這樣的歷史條件下產生的，對戰國至東漢時期的用藥經驗和藥物學知識做出系統而全面的總結。

關於《神農本草經》的成書年代，一直存在爭議，現在一般認為，《神農本草經》並非出於一人一時之手筆，應該是秦漢以來許多醫藥學家透過對藥物學資料的不斷收集整理，直到東漢才最後編撰成書。

《神農本草經》書名中，「神農」是紀念這位傳說中嘗百草的先聖，「本草」則是中藥的代稱，這是因為中藥以植物類藥物最多。除了記載藥物以外，書中提出的中藥基本理論十分重要，一直為後世醫家所遵循。

《神農本草經》對後世藥物學的發展，產生深遠的影響。此書到唐初時期，原本已經失傳，但是由於它曾經廣為醫家引述，後人得以將被引用內容收集起來，編輯成複本，流傳至今。

醫藥理論的完善，為醫學家提供更好的指導。醫藥學的發展又是與時代緊密聯繫的，東漢末年的建安（漢獻帝年號）時期，政治腐敗，社會動盪，瘟疫橫行。醫學家在悉心救療的實踐中，又獲得重要的創造性成果。

張仲景，名機，東漢末年南陽郡涅陽（今河南省南陽市）人，被後世尊稱為「醫聖」。張仲景「勤求古訓，博採眾方」，撰用前代醫籍理論，又結合個人臨床經驗，終於編成《傷寒雜病論》十六卷。

《傷寒雜病論》在漢末因為戰亂兵火而散失，後來由西晉太醫令王叔和收集整理，將原文分成《傷寒論》和《金匱要略》兩書。兩書共載方劑二六九首，用藥二一四種，這些方劑法度嚴謹，對後世醫家有重要啟發，《傷寒雜病論》因此被稱為「群方之祖」。

經過漫長的累積，在優秀的中華文明的哺育下，到漢末時期，這些原始的醫療手法逐漸形成帶有中國傳統文化色彩並且具有獨立理論體系的一套完整的中醫醫療體系，從此不斷發展，成為世界醫學中的一枝奇葩。

【五行各有其性】

木的特性：木，包括所有的草木，它的生長特點是枝幹曲直，向上向外舒展。它的枝條柔軟，極易彎曲，又易復原。因此，古人把木的特性歸納為：生發、柔和、曲直、舒展。

火的特性：火的特點是溫熱、明亮。火苗向上，並且可以引起空氣向上流動。古人把火的特性歸納為：炎上、陽熱、升騰。

土的特性：土承受萬物，萬物皆生於土，說明土中包含萬物生長的必要因素。萬物埋於土中，也會因為腐爛而消失。古人把土的特性歸納為：長養、生化、受納、變化。

金的特性：金屬導熱性好，給人清涼的感覺；比重大，給人沉重之感；堅硬而有韌性，得火之煉則化，可以任意鑄形。因此，古人把金的特性歸納為：清涼、肅降、收斂。

水的特性：水向下流，能濕物，使之潤澤而不燥。水性本寒，能滅火，即使炎熱的暑天，井中之水也寒冷刺骨。因此，古人把水的特性歸納為：寒冷、下行、滋潤。

巫與醫藥的關係

巫是人類史前歷史發展到一定階段才產生的，舊石器時代中後期，原始的巫教意識開始形成，那個時候的巫尚未職業化。巫，無論作為一種宗教、一種從事巫教職業的人，還是在廣義上作為一種文化，其複合體是伴隨歷史的前進，從野蠻而跨進文明社會門檻。

巫產生以後，曾經把人類醫藥的經驗予以吸取和傳承變異，給比較質樸的醫藥經驗和樸素的知識披上一層靈光，在醫學史上形成一個醫巫合流的混雜階段。

夏、商正是處在這個階段的鼎盛時期，那個時期社會上的許多巫師，可以代鬼神發言和歌舞，還可以醫治疾病，有些甚至還參與朝政，指導國家政事和策劃國王行動。

巫師群體內進一步分化，就出現比較專職的巫醫。殷墟甲骨文中的「巫妹」，就是一位治小兒病的女巫醫。《周禮‧大聚》：「鄉立巫醫，具百藥，以備疾災。」反映巫醫在朝野普遍存在。巫教觀念的嚴重存在與累積沉澱，是巫醫得以生存的重要條件。

巫醫是一個具有雙重身分的人，既能溝通鬼神，又兼及醫藥，是比一般巫師更專門於醫藥的人物。殷周時期的巫醫治病，從殷墟甲骨文所見，在形式上看是用巫術，造成一種巫術氣氛，對患者有安慰和精神支持的心理作用，真正治療身體上的病，還是借用藥物，或是採取技術性治療。巫醫的雙重性（對醫藥的應用與阻礙），決定其對醫藥學發展的功過參半。

隨著中國古代農耕文明的崛起，人們在造成一個人化的環境的同時，逐漸地打破神化的世界，顯示人的價值，不斷沖淡對神的信仰。

到了周代，特別是周代末期，巫和醫消長的趨勢已經有反差，醫藥知識與經驗開始逐漸從醫巫合流的堤岸中分流出來，按照自身的規律發展，而且越向前發展，醫巫的流向分歧越明顯，甚至兩者之間出現對抗。到春秋戰國時期，兩者發生激烈的爭論，最終決裂。

文化價值的取向成為醫巫的分水嶺，醫藥的取向是科學文明與精英文化，巫基本上轉向下層文化和神秘主義。但是在巫作為歷史發展新生事物誕生及其發展之初期，巫醫作為有知識之人在總結利用醫藥知識累積方面，其作用應該給予充分的肯定。

【五行與中醫學】

戰國和秦漢時期，人們將五行學說引進醫學，解釋人體的生理、病理、治療、養生。五行學說把人體的結構與功能分屬於五行，又將自然界的五季、五方、五時、五氣、五味、五色也分屬於五行，透過五行把自然界和人體統一起來，成為一個整體，使「天人一體」和「天人相應」的理論得到具體的表達，為醫學的整體觀念提供理論依據。

五行學說引進醫學以後，五行之理就成為疾病治療的依據。《難經》記載：「見肝之病，知肝傳脾，當先實脾。」就是提示我們治病要根據五行生剋規律，懂得傳變之理，盡早採取措施。這種病在本臟而治他臟的方法，中醫學上稱之為「治未病」。

《內經・八正神明論》記載：「上工救其萌芽……下工救其已成，救其已敗。」《四氣調神大論》也說：「聖人不治已病治未病，不治已亂治未亂。」都是這個意思。

長生不老的迷夢

健康長壽是每個人的願望，也是醫藥學發展的目的。但是如果想長生不老，這就超出理性的範疇。秦始皇和漢武帝都曾經迷信方士，出鉅資讓他們去尋覓仙山，煉製仙藥，結果都是徒勞無功。

魏晉時期，宗教思想的盛行，對以儒家禮教為正宗的思想界帶來衝擊。這個時期的知識份子，提出「越名教而任自然」，除了要求思想上擺脫束縛，行為上也經常以怪誕來反叛禮教，如居喪飲酒、赤膊跣奔。這些行為的背後，又往往伴隨服散。散，是指「寒食散」，又叫做「五石散」，一般由石鐘乳、紫石英、白石英、石硫黃、赤石脂五味礦石合成。

因為寒食散藥性燥熱，服後必須寒飲、寒食、寒衣、寒臥以散熱，符合當時文人放浪形骸的舉止，服散之風一度非常盛行。其實，魏晉文人在放誕縱情的背後，無法掩飾的是對生命無常的恐懼，這與當時疾病和瘟疫盛行的環境有關。

在不可捉摸的疫疾面前，人們倍感生命易逝。曹操有詩云：「對酒當歌，人生幾何？譬如朝露，去日苦多。」曹植也感喟：「人生處一世，去若朝露晞……自顧非金石，咄唶令心悲。」這種情懷又由晉代竹林七賢等文人加以延續。服散放縱，只是排遣方式之一。

魏晉時期，尋求長生不老丹藥的思想盛行，道教煉丹術得到發展。丹藥的原料往往是礦物質，因為煉丹家們認為金銀玉石永恆不壞，如果能以此煉成丹藥服食，就可以將金石的不朽性移植入人體，人體就可以像礦物一樣不會衰敗。

礦物質平時性質穩定，在煉製過程中會出現各種變化。古人覺得很神奇的「丹砂燒之成水銀，積變又還成丹砂」，實際是紅色的丹砂（硫化汞）經過煅燒以後，生成二氧化硫，游離出銀色的金屬汞，再繼續加熱，最後又生成赤色結晶（氧化汞）。由於丹藥這些奇異的現象，更顯示出它的「神奇」。

從醫學角度而言，礦物類雖然可以入藥，但是往往副作用較強，多為燥烈劇毒之藥，過量服用會引起嚴重中毒，變生各種疾病。歷代服食丹藥中毒喪生者甚多，其中包括許多皇帝，如東晉哀帝司馬丕、唐太宗李世民、唐穆宗李恆、唐武宗李炎、唐宣宗李忱。

由於丹藥具有明顯的不良後果，最終使這個風氣在唐朝以後逐漸衰退，只有某些皇帝貪戀人世，仍然不顧一切地以身試藥。煉丹術作為追求長生不老的方術失敗了，但是煉丹家們記載下來的內容，包含許多化學變化的例子，被認為是世界化學的先驅。

【煉丹與火藥】

煉丹家們在煉丹中也創造出偉大的發明，其中以火藥最為矚目，火藥的發明是在意外的失敗事故中取得的。由於許多化學物質在一起煅燒經常會引起丹房失火，這樣的意外事故卻使唐代的煉丹家們注意到：硫、硝、炭三種物質可以構成「火藥」。

後來，大約於晚唐時期，這個「配方」由煉丹家轉入軍事家手中，進而發明中國古代四大發明之一的黑色火藥，對中國軍事的發展產生很大的推動作用。

醫療系統的建立

北宋時期，政府為了表示對醫學的重視，提高醫生的社會地位，採取的主要措施是授予醫生官職，稱為翰林醫官。翰林醫官這個名稱本來在唐朝時期就有，從屬於翰林院，宋代專門設立一所翰林醫官院，後來稱為翰林醫官局，醫官的級別和人數方面都勝於唐代。

宋代翰林醫官院裡的醫官本來是有固定編制，最初是一百五十人，後來增加到三百人。但是到北宋後期的宋徽宗時期，實際人數竟然超過一千人。

超編的七百多名醫官清閒無事，後來就將他們分配到地方各州府，每個州或府分配二～七人。這些經過嚴格考核的翰林醫官分派下去，有利於提高各地的醫學程度。

宋代，一般人也可以透過學習和考試的正規途徑當上醫官，因此當時有很多人願意學醫。但是，在當醫官之前首先要成為「醫生」，也就是太醫局的學生。

太醫局隨時都在招生，只要年滿十五歲，以前沒有犯過法，任何人都可以填交申請表，審查通過就可以拿到太醫局聽課證。但這只是旁聽，要憑證在太醫局聽課一年以上，才會獲得參加每年春天正式入學考試的資格。通過考試，當上正式「局生」，也叫做「醫生」，就可以享受朝廷的供養，成績優異者還有獎學金，太醫局學生的名額總共有三百個。

按照規定，太醫局學生要輪流到軍營、太學、律學、武學，給士兵和學生們義診。每年年底，根據治病記錄統計療效，療效最高的二十人可以拿上等獎學金，每月一萬五千錢；其次的三十人拿中等獎學金，每月一萬錢；再次的五十人拿下等獎學金，每月五千錢；療效太差的要開除。

當太醫局學生三年以上，可以參加晉升太醫的考試。只有優秀的考生才可以成為「翰林醫官」，屬於九品小官，然後才有機會向郎、大夫，甚至是太醫丞晉升。郎中是七品官，每月有三萬錢，大夫是從六品官，每月有三萬五千錢，平時還有各種綾絹羅綿賞賜。可以步步上升的醫官畢竟是少數，但即使是一般的醫官，在民間也有足夠的號召力。

宋代還設有醫療救助機構，如居養院、安濟坊、漏澤園。宋徽宗崇寧二年，下詔全國各地普遍設立居養院、安濟坊、漏澤園。

居養院是綜合性慈善機構，收容鰥寡孤獨的貧民，供給食宿，有疾病者提供醫療服務。

安濟坊是專門的慈善醫療機構，收容孤獨無依無靠的病人，免費提供醫藥，因此民間習慣稱其為「醫院」。為預防疾病傳染，安濟坊還設有專門的傳染病室。

漏澤園是專門掩埋無人殮葬的屍骸的機構，客觀上有改善環境衛生的作用。此外，宋代還注重監獄醫療，在押犯人患病者可以獲得免費的醫藥救濟。

宋代政府對藥業也加以管理，並且創設國家經營的藥局。宋代藥局的設立，目的是普及醫藥，方便服用，也有利於藥物知識的普及。

熙寧九年，宋神宗詔令在京城開封另設太醫局熟藥所，委任官員監製和銷售成藥，成為官藥局的創始。熟藥所出售的成藥比生藥使用方便，很受醫生和病人歡迎。

宋徽宗崇寧二年，熟藥所增加至五所，還另設「修合藥所」二處，即專門的製藥作坊（藥廠雛形），生產成藥供應銷售。為了規範成藥製作，政府還編修《太平惠民和劑局方》，規定藥方、分量、製作流程，這是最早保證成藥品質的標準化文件。

為普及醫學知識，還針對落後的邊遠州郡採取特別措施。以當時仍然處於開發中的嶺南為例，嶺南缺醫少藥，崇信巫術的情況非常嚴重。宋太祖時期，決定對嶺南不實行藥物專賣，允許商人自由到嶺南販賣藥材，給予免稅，宋代政府還針對落後地區專門頒賜醫書和藥物。

元代政府的醫學管理機構是太醫院，太醫院的長官級別時有變動，通常為三品，最低也是四品，這是以前醫官從來沒有達到過的級別，當過院長的許國禎甚至位列一品。

元代不設中央醫學校，而是著重發展地方醫學，在全國各地廣泛設立醫學校。元代地方醫學校一般有管理人員兼教師二～三人，學生是來自醫戶中的子弟。

將從事醫學行業的人全部編入名冊，即所謂的醫戶，是元代的一項新政策，原則上要求子承父業代代相傳。為了保證其程度，醫戶的子弟必須進入當地醫學校學習，經過考試合格以後才可以行醫，所以元代的醫學校不像宋代以考醫官為目的，它注重培養民間醫生。

在全國普遍興辦醫學教育的基礎上，元仁宗延祐三年又開始實行太醫科舉，向全國招考優秀醫學人才。當時規定，太醫科舉與其他科舉考試一樣，每三年一次，一般是前一年先於各地進行鄉試，次年入京會試。所有醫戶人員經由當地政府推薦，都可以參加考試。

宋代和元代都致力於普及推廣醫學，經過這兩個朝代的努力，在地方上建立醫藥機構，建構一個從中央到州縣的醫療系統，這是中國醫學發展史上的重要篇章。

中國古代醫院

春秋初期，齊國政治家管仲在都城臨淄創建慈善性醫院，收容各種殘疾人集中醫療。此後，歷代相傳，隋代稱為「悲田坊」，唐武宗時期改名為「養病坊」。

自從秦漢開始就設有宮廷醫院，如太醫署，集中一些醫師隨時奉詔進宮，為皇室貴族和封建官僚治病。根據漢書記載，西元六年左右，黃河一帶瘟疫流行。漢平帝劉衎下令在災區建造房屋，內置各種藥品，並且配置醫生，這也許是中國第一批公立的臨時醫院，以便隔離傳染病。

隋唐時期，具有一定收容能力並且有相應管理制度的醫院，已經初步形成。唐武宗年間，丞相李德裕曾經宣導成立「病坊」。此外，隋唐時期開始設置痲瘋醫院。

到了宋代，醫院門類日漸齊全，例如：出現較早的「福田院」，以佛家世間有「三佛（福）陽」之說而取名，是用來收養老、癱、乞丐的官辦慈善醫院。

北宋末年，各地陸續設立為貧困病人治療的「安濟坊」，它們都帶有救濟色彩。南宋時期，許多地方設置供四方旅客患者療養的「養濟院」。

元代在北京設立的「廣惠司」，是中國最早的西醫院。由於元代版圖擴大至歐亞兩洲的大部分土地，西方人居住北京者增多，所以在北京設立西醫院以應需要。當時，「廣惠司」是請阿拉伯醫生治病。一二九二年，元代在北京和多倫（內蒙古多倫縣）開設藥物院，專賣西藥。

明清兩代出現的太醫院，其作用主要為皇室服務，至於其下屬的醫院，仍然通稱「病坊」。清代的醫院開始出現乳母、女使等職稱，其作用可能相似於現代醫院的護士。

仵作與古代的法醫

很久以前，中國就出現一些類似現代法醫專業的吏役，這些吏役本源於賣棺屠宰之家，後來逐步受用於官衙，但是沒有官位和官品，平時仍然以為喪家殮屍送葬為生。

隨著刑案的不斷增加，他們的身分逐步演變成官衙法定檢驗吏役，即仵作。隋唐時期，仵作一詞已經出現，但是當時的仵作泛指幫助喪家埋葬的人。

到了宋代，朝廷建立專門的檢驗制度，制定專用的表格《驗屍格目》和驗屍圖《檢驗正背人形圖》，以規範屍體檢驗。這個時期，官府衙門裡的仵作已經參與具體辦案，並且有明確的分工，就是負責處理屍體，並且在檢驗官指揮下報告傷痕。

當時的仵作，還被百姓稱為團頭。他們的同行有坐婆和穩婆，遇有婦女下體檢驗的時候，坐婆才會參加辦案。在大量實踐的基礎上，宋慈總結經驗，著成《洗冤集錄》。

《洗冤集錄》是中國第一部法醫學專著，也是世界上現存第一部系統的法醫學專著，它比歐洲第一部系統法醫學著作《醫生的報告》要早三百五十多年。

宋慈是南宋人，出生於福建建陽，走上仕途以後長期擔任提刑官，累積豐富的斷案經驗。在他為官的二十餘年間，始終以民命為重，採取「審之又審，不敢萌一毫慢易心」的嚴謹態度，深入查訪，不畏權勢，累積豐富的檢驗經驗。在《洗冤集錄》中，宋慈提出：「事莫重於人命，罪莫大於死刑。」指出檢驗正確與否對司法公正具有決定性的意義。

《洗冤集錄》記載許多具體的檢驗經驗，尤其是辨別自殺或是他殺很有心得。例如：他根據「縊溝」正確區分勒死與縊死，如果死者是自縊，縊溝的特點是在「腦後分八字，索子不交」；若是被勒死者，則繩索多纏繞數圈，脖子上的繩索痕跡是相交的。

《洗冤集錄》記錄一種蒸骨驗傷的方法：把屍骨洗淨，用細麻繩串好，按照次序擺放到竹席上。挖出一個長五尺、寬三尺、深二尺的地窯，裡面堆放柴炭，將地窯四壁燒紅，除去炭火，潑入好酒二升、酸醋五升，趁著地窯裡升起的熱氣，把屍骨抬放到地窯中，蓋上草墊，大約一個時辰以後，取出屍骨，放在明亮處，迎著太陽撐開一把紅油傘，進行屍骨的檢驗。

如果骨上有被打處，即有紅色微蔭，骨斷處其接續兩頭各有血暈色，再以有痕骨照日看，紅則分明是生前被打。骨上若無血蔭，縱有損折是死後痕，亡者的死因就在紅油傘下展現。現代科學證明，紅油傘吸收陽光的部分射線，使當時的驗官看到他想看的事實。

《洗冤集錄》還記載一些急症的救治方法：救治砒霜毒，用雞蛋一二十個，攪勻，和入明礬末三錢，灌進服毒者口中，吐後再灌。如果中毒不深，搶救及時，是可以產生效果的。

宋慈在《洗冤集錄》中提出的檢驗四原則，即實事求是原則，不輕信口供原則，調查研究原則，驗官應該親自填寫「屍格」原則，即使在今日，法醫檢驗仍然必須遵守。

透過對屍體現象、現場檢查、屍體檢查情況的歸納，宋慈在《洗冤集錄》中整理出一套符合科學原理並且與現代醫學相吻合的法醫檢驗方法，實為集宋朝以前法醫學屍體檢驗之大成。

《洗冤集錄》問世以後，立即被頒行全國，成為宋朝以及歷代刑獄官辦案必備的參考書。從事司法檢驗工作的官吏和仵作，大多會隨身攜帶一部線裝《洗冤集錄》。

因為宋慈的努力，仵作被逐步提升為案件偵破中不可或缺的重要角色。後來，《洗冤集錄》的內容流傳到國外，近代以來又引起西方法醫界的高度重視，在學術界享有盛譽。

【醫貴問情】

《脈訣匯辨》記載：「近世醫者，自附於知脈，而病家亦欲試其本領，遂絕口不言，唯伸手就診。醫者強為揣摩，揣摩偶合，則信為神奇；揣摩不合，則薄為愚昧。致兩者相失，而訖無成功，良足嘆也……望聞問切，猶人有四肢也。一肢廢不成其為人，一診缺不成其為醫。然必先望、次聞、次問而後切者，所重有甚於切也。」

意思是說，如今的醫生自認為精通脈學，患者也願意試試醫生的本事，就診的時候三緘其口，只是伸手就醫，讓醫生據脈診病。醫生只能揣摩，偶爾說對了，患者就認為醫生很神奇；沒有說對，就認為醫生愚昧無知。結果導致醫患雙方背離，導致治療失敗，實在是可惜。

中醫的望、聞、問、切四診，如同人體的四肢。人缺少四肢，就成為殘疾人；四診缺一，就不能稱為合格的醫生。醫生看病，首先是望診，然後是聞診和問診，最後才是切診，其他三診的重視程度，遠超過脈診。因此，醫生和患者對此必須有深刻的瞭解和清醒的認識。

古代的行醫招牌

在商品經濟社會，廣告觸目皆是，既為商家擴大影響，帶來效益，也為消費者增加資訊，帶來便利。有趣的是，中國古代也曾經出現行醫招牌和招貼一類的廣告。

最早的行醫招牌，大多數是以模型實物作為行醫的「招幌」，如葫蘆、串鈴、魚符。葫蘆自從漢代壺公在市井懸壺賣藥，不僅作為裝藥的器具，而且也成為中醫的代名詞。店堂門口只需要掛個葫蘆，人們自然會進去就醫抓藥。

串鈴，又名虎撐，相傳唐代醫家孫思邈為虎取喉中之刺，以之支撐虎口，後來演變為走方醫的標誌和象徵。魚符是用石片或木頭雕成的魚形幌子，門掛雙魚含有太極陰陽魚之意，魚又諧「癒」之意；魚不分晝夜總是睜著雙眼，懸掛魚符也表示不分晝夜的為人服務。

也有人將皇帝的賜物作為招牌，予以炫耀。建炎年間，宋高宗太子有痟疾，經太醫院御監張元圭治癒，賜金蛤蟆一個。後嗣以醫著名，懸金蛤蟆於門上，俗稱「張蛤蟆」。

醫家陳沂，字素庵，精婦科，曾經治療宋高宗妃吳氏危疾，得賜宮扇。其後人刻木為扇以為榮，上書「宋賜宮扇南渡世醫」八字列於門前，以為招牌，人稱「陳木扇」。

宋代張擇端《清明上河圖》中，不僅描繪北宋開封的繁華景象，而且繪有與醫藥招貼有關的畫面：有兩個兒科診所，一處門前掛一個編織的挑子，上書「專治小兒科」，另一處門前豎有「小兒科」的招牌；「趙太丞家」門前豎起高出屋簷的布製路牌，書有「治病兼售生熟藥」；再有一處藥鋪，招牌上「本堂兼製應症煎劑」八字依稀可辨。

《清明上河圖》所繪製的景況，皆有生活原型，真實可信，我們可以從同時期孟元老的《東京夢華錄》中得到佐證。書中記載，汴京的馬行街北有金紫醫官藥鋪、李家口齒咽喉藥鋪、柏郎中家醫小兒、任家產科、香藥鋪，抱慈寺街有百草園藥鋪。

清代醫家傅山，字青主，學識淵博，工時文書畫，尤精醫學，其於太原古晉陽城中立牌「衛生堂藥鋪」，寫有「行醫招貼」最為完備，招貼中曰：

世傳儒醫，西村傅氏，善療男女雜症，兼理外感內傷；專去眼疾頭風，能止心痛寒嗽；除年深堅固之沉積，破日久閉結之滯瘀；不妊者亦胎，難生者易產；頓起沉痾，永消煩苦；滋補元氣，益壽延年；諸瘡內脫，尤愚所長，不發空言，見諸實效；令人三十年安穩無恙，所謂無病第一利益也。凡欲診脈調治者，向省南門鐵匠巷元通觀閣東問之。

招貼中論及傅氏醫學淵源、診所位址、診治範圍，內容詳盡，效驗顯著，為當時的黎民百姓診病問疾提供方便，也給後世留下一份珍貴的醫史資料，對於考證傅氏醫學著作的真偽亦提供客觀依據。

中藥店為何供獐獅？

相傳，神農採藥的時候都要親自品嘗其藥性，經常會因為嘗藥而中毒。有一次，神農在一座山裡，得到獐獅這個奇獸。牠全身像水晶般透明，能吃百草和百蟲，各種藥性均可透過觀察牠的臟腑和經絡而一目瞭然。自從有獐獅以後，神農識藥再也不用煩惱。

一天，神農採藥的時候發現一條黑蟲，它遇到動靜就蜷成團，像一顆圓溜溜的黑珠子，然後骨碌碌地滾下山。神農從未見過這種怪蟲，十分好奇，就撿起來看了看，然後給獐獅試服。

獐獅聞了聞這顆圓溜溜的黑珠子，然後齜了齜牙，不願意吞食。神農把它塞進獐獅的嘴裡，獐獅只好小心翼翼地嚼了嚼，就趕快吐出來。

可是，怪蟲的毒汁仍然迅速進入獐獅的腸胃，片刻即令獐獅遍體發黑，口吐白沫。神農急忙讓獐獅服下解藥，可是無濟於事。獐獅望著神農，落淚而亡。神農悲痛萬分，懊惱不已。

原來，這種蟲名叫滾珠蟲，又稱為滾坡蟲、千腳蟲，身有劇毒，入藥以後可以毒攻毒，治各種腫毒和惡瘤。後來，中藥店均供獐獅引以為戒：千萬不可濫用或錯用藥物！

【中藥的藥性】

藥性，即藥物的性能，主要指藥物在治療和預防疾病中的特性和效能。藥性主要分為四氣、五味、升降浮沉、歸經、有毒無毒。

所謂四氣，即寒、熱、溫、涼，也稱為四性，是由藥物作用於人體產生的不同反應和獲得的不同療效而總結出來，是與所治疾病的性質相對而言。

所謂五味，即酸、苦、甘、辛、鹹。辛，能散、能行，具有發散、行氣、行血的作用；甘，能補、能緩、能和，具有補益、和中、調和藥性、緩急止痛的作用；酸，能收、能澀，具有收斂、固澀的作用；苦，能泄、能燥、能堅，具有清泄火熱、泄降氣逆、通泄大便、燥濕、堅陰等作用；鹹，能下、能軟，具有瀉下通便、軟堅散結的作用。

所謂升降浮沉，是指藥物對人體作用的不同趨向性。升，即上升提舉，趨向於上；降，即下達降逆，趨向於下；浮，即向外發散，趨向於外；沉，即向內收斂，趨向於內。

所謂歸經，是指某藥對某些臟腑經絡有特殊的親和作用，因而對這些部位的病變產生主要或特殊的治療作用，而對其他經絡的作用較小，甚至沒有作用。

所謂毒性，一般是指藥物對身體所產生的不良影響及損害性。

藥物可以針對病情，發揮扶正祛邪、消除病因、恢復臟腑的正常生理功能的作用，是由於各種藥物本身具有的藥性所決定，藥性也指導中藥的組方配伍。

關於藥鍋的風俗

關於用來煎草藥的藥鍋，民間也有許多趣聞軼事。

中國某些地區，有些人家一般不買藥鍋，認為買藥鍋會招來災難疾病，因此經常借用或是找其他東西代煎。在陝西旬陽一帶，甚至流行「偷藥鍋」的風俗。

據說，陝西旬陽一帶，如果遇到患病需要煎藥，一般不願意向別人借藥鍋，他們害怕把病也借來，所以經常採用「偷」的辦法，用完之後再悄悄歸還。被偷去藥鍋的不僅不發怒，反而心裡高興，認為藥鍋被人偷去自己的病就快好了，如果藥鍋又送回來，心裡還會不高興。

山西晉南一帶，還有藥鍋「只借不還」的習俗。有藥鍋的人家，希望家人身體健康不再使用藥鍋，別人可以借走使用，但是不能再送回來。

那些借用藥鍋的人家，煎完藥以後，就把藥鍋放在自己家裡，再等其他病家煎藥的時候借走。這樣一來，藥鍋就像是公用的，時間長了，也不知道放在誰家裡。

然而，有些地方也有歸還藥鍋的習慣。如果有人借走藥鍋，歸還藥鍋的時候，藥鍋裡必須放幾角錢或是一些食物，以表示謝意，報以吉利。

倒藥渣的由來

相傳，將藥渣倒在路上，任路人去踩踏，就可以把病根踩去。這種說法只是給患者一些心理上的安慰，不足以信。關於它的由來，還有一個傳說。

清代江南某小鎮上開設兩家藥鋪，一家名為宗德堂，另一家則為仁濟堂。兩家都經營中藥，但是生意上卻有較大的反差，宗德堂顧客盈門，生意興隆，而仁濟堂則門庭冷落。眼看仁濟堂就要關門，仁濟堂的老闆不甘心，他懷疑是宗德堂有人搞鬼。於是，不問青紅皂白，仁濟堂的老闆糾集一夥人，前往宗德堂興師問罪。

就在兩家相持不下的時候，來了一位老翁，他撥開眾人說：「藥鋪配藥無人見，存心自有天知。宗德堂經營有德，濟世扶貧；仁濟堂名不副實，見利忘義。」語畢，老翁飄然而去。

聽老翁這麼一說，仁濟堂的老闆猛然醒悟，原來他藥鋪所配的藥往往以次當優，低價高售，以牟取暴利。老翁一語中的，說得他面紅耳赤，無地自容。從此以後，仁濟堂的老闆祈禱神靈，認真悔過，凡是有人來仁濟堂抓藥，都一再叮嚀，將藥煎好服下之後，要把藥渣倒在路上，以讓蒼天觀其真假偽劣。

說來奇怪，從此仁濟堂起死回生，生意日益興隆。仁濟堂的藥物貨真價實，藥到病除，眾口皆碑。從此，百姓之中就傳開了，只要把藥渣倒在路上任人踩踏，就會藥到病除。

大夫與郎中的由來

大夫和郎中都是古代的官名，古代國君之下有卿、大夫、士三級。秦漢以後，中央要職有御史大夫、諫議大夫、中大夫、光祿大夫。隋唐以後，以大夫為高級官階稱號。

自從宋徽宗政和年間改訂官階的時候，醫官開始設置大夫以下官階，一共分為七級，官職有二十二種之多，如和安大夫、成和大夫、成安大夫、成全大夫、保安大夫。因此，從那個時候開始，人們就把醫生統稱為大夫，至今北方人仍然沿稱醫生為大夫。

郎中亦為古代官名，始於戰國，漢代沿置，屬光祿勳，管理車、騎、門戶，並且內充侍衛，外從作戰，分為東郎、戶郎、騎郎三類，長官沒有車、戶、騎三將，其後類別逐漸泯除。

自隋唐至清，各部皆沿置郎中，分掌各司事務，為尚書和侍郎，丞以下之高級部員。稱醫生為郎中，是南方人的方言，始於宋代，從此沿用至今。

相傳，南宋有一位郎中（官名）名叫陳亞，為人詼諧，又愛好文字遊戲，曾經以中藥名寫詩百首。有一年大旱，陳亞和友人蔡襄在路上看到一個和尚求雨，赤膊自曬，殊為可笑。陳亞隨口念著：「不雨若令過半夏，應定曬作葫蘆巴。」半夏和葫蘆巴都是藥名。

蔡襄見他諷刺過分，就說：「陳亞有心終歸惡。」

陳亞應聲道：「蔡君除口便成衰（『便成衰』為中醫學『泄瀉』的別名）。」

此事傳到民間以後，陳亞名聲大振，人們認為他熟諳藥名，也通醫術。後來，經常有學醫者以讀陳亞「藥詩」為樂事，郎中也逐漸成為中醫師的代稱。

【中醫診病望苔色】

苔色，即舌苔的顏色，一般分為白、黃、灰、黑四類及兼色變化。望舌苔，除了注重其色以外，舌苔之乾潤對判定虛實寒熱，也非常重要。

白苔，常見於表證、寒證。由於外感邪氣尚未傳裡，舌苔往往無明顯變化，仍然為正常之薄白苔。如果舌淡苔白而濕潤，經常是裡寒證或寒濕證。

特殊情況下，白苔也主熱證，如果舌上滿布白苔，如白粉堆積，捫之不燥，稱為「積粉苔」，是由外感穢濁不正之氣，毒熱內盛所致，常見於瘟疫或內癰。

苔白燥裂如砂石，捫之粗糙，稱為「糙裂苔」，因為濕病化熱迅速，內熱暴起，津液暴傷，苔尚未轉黃而裡熱已熾，常見於溫病或誤服溫補之藥。

黃苔，一般主裡證、熱證。由於熱邪薰灼，所以苔現黃色。淡黃熱輕，深黃熱重，焦黃熱結。外感病，苔由白轉黃，為表邪入裡化熱的徵象。

灰苔，即淺黑色，常由白苔晦暗轉化而來，也可與黃苔同時並見，主裡證，常見於裡熱證。苔灰而乾，多屬熱熾傷津；苔灰而潤，見於痰飲內停，或為寒濕內阻。

黑苔，多由焦黃苔或灰苔發展而來。苔黑而燥，見於舌中者，是腸燥屎結，或胃將敗壞之兆；見於舌根部，是下焦熱甚；見於舌尖者，是心火內焚。苔黑而滑潤，舌質淡白，為陰寒內盛，水濕不化；苔黑而黏膩，為痰濕內阻。

懸壺濟世的來歷

懸壺濟世是人們對中醫的一種稱謂，一般把醫生開業稱為「懸壺」，把醫生的事業稱為「懸壺濟世」，醫生也把「懸壺濟世救蒼生」作為自己的奮鬥目標。

「懸壺」的說法有何來歷？其實，這個「壺」應該是「葫」，即「藥葫蘆」。葫蘆是一種植物的果實，外面是堅硬的殼，把中間的瓤掏空以後，就變成一個絕佳的容器。

古時候很多醫生，特別是那些「搖鈴郎中」，總是把藥裝在葫蘆裡，走街串巷為人們治病。慢慢地，「藥葫蘆」就成為醫生的象徵。

醫生從什麼時候開始使用葫蘆？《後漢書・費長房列傳》記載一個故事：漢朝時期，市集上有一位行醫賣藥的老翁，他的店鋪前面懸掛一個葫蘆，等到市集過午散去的時候，老翁就化作一道煙，鑽進葫蘆內。市集上的人都沒有看見，只有一個管理市場的官員費長房在樓上看見，他心裡感到十分驚奇，自此更加留心觀察。

費長房發現老翁給人看病十分靈驗，藥無二價，知道他不是等閒之輩，就備好一桌酒肉飯菜，恭候老翁。老翁從葫蘆內跳出來的時候，費長房立即磕頭跪拜，拜師求教。

老翁見費長房誠心求學，就告訴他：「你明天再來，我們到葫蘆中看看。」第二天，費長房赴約去拜見老翁，老翁帶著他一同進入葫蘆中，只見葫蘆內華麗堂皇，侍從多人，美酒佳餚盛滿桌上，兩人對酒暢飲，盡興而出。

後來，老翁收費長房為徒，帶著費長房隱居於幽靜閒適的山林中，將自己的醫術傳授給他。費長房學成醫術以後，老翁就去雲遊四方。

費長房為了紀念老翁，行醫的時候，總是將一個葫蘆掛在身上。自此以後，行醫之人紛紛模仿，都用葫蘆當招牌，以表示醫術高超，後世就把中醫開業稱為「懸壺」。

坐堂醫與遊方醫

古代，由於醫生的應診方式不同，將醫生分為兩種，一種叫做坐堂醫，另一種叫做遊方醫。

坐堂醫是有固定坐診地點的醫生，人們可以在固定的地方找到他。遊方醫是沒有固定坐診地點的醫生，他們雲遊四方，走街串巷，往往會有一個鈴鐺或是一面布幌作為標誌，因此也有人把他們稱為搖鈴郎中。

坐堂醫的來歷，與醫聖張仲景有關。張仲景是東漢末年的名醫，因為學識淵博，人品高尚，舉孝廉，成為長沙太守。當時，做官的不能隨便進入民宅，接近百姓。

為了為百姓治病，他處理完公事，經常借公堂擺開案桌，坐在堂中為百姓治病。後來，人們就把坐在藥鋪裡給人看病的醫生，通稱為坐堂醫或是坐堂郎中。

遊方醫這個名稱的由來沒有特殊的傳說，卻是歷史悠久。先秦時期，扁鵲就是一位著名的遊方醫，他周遊列國，為各國百姓治病。

遊方醫有三字訣：一曰賤，藥物不取貴也；二曰驗，下嚥即能去病也；三曰便，山林僻邑倉卒即有。儘管遊方醫多為國醫所不稱道，但是其中確實有很多東西值得深入整理和研究。

有時候，遊方醫也受到世人的淺薄鄙視，有人認為他們遊食江湖，買賣假藥。這些或許是世人對遊方醫的偏見，為正遊方醫之聲，清代醫藥雜家趙學敏編纂《串雅》一書。

《串雅》對遊方醫給以高度評價，認為遊方醫的治療方法是「操技最神，而奏效甚捷」，同時還記載許多民間醫方，這些醫方目前在臨床上還在使用，並且有很高的治療價值。

《串雅》還介紹民間防病的經驗，書中集錄除蚤、滅蝨、驅蠅、禁蚊、除臭蟲等驅除害蟲的措施，實際上是發揮消滅疾病傳染媒介的作用。

同時，它還記載民間許多有效的急救法，例如：溺水用騎牛法，解藥毒用防風，昏厥症用放血法，都是簡便而經濟的方法。此外，它還重點介紹民間外治法的經驗，這些方法都具有簡便、經濟、有效、用藥安全等特點。

中國歷代名醫大部分是坐堂醫，很多都有自己的診所和藥堂，少去漂泊之苦，有更多的機會精研醫術。但是，遊方醫雖然周遊四方，頗為勞頓，卻可以見到很多其他的病種，因此各有長短。無論是坐堂醫還是遊方醫，只要醫術高明和醫德高尚，都會受到百姓的尊重。

但是，後來隨著社會發展，遊方醫越來越少，現在的醫生都有自己的固定工作場所，也就是說都是坐堂醫，坐堂醫和遊方醫這樣的稱呼基本上沒有人再提。

【中醫察舌之色辨病證】

正常舌之色為淡紅色。淡白舌，是指舌色較正常的淡紅舌淺淡，甚至全無血色，常為血虛或氣虛，多見於大病之後和久病之後或是先天不足之人。血虛除了舌色淡之外，舌往往較正常為瘦小或薄，氣虛陽虛除了舌色淡之外，舌往往還會胖嫩，或是舌邊有齒痕。

紅舌，舌色比淡紅舌深，甚至全舌發紅，多為熱證。病初起，舌邊紅表示熱在表；全舌深紅，表示熱已經入裡，病情較重。舌尖紅，為心火太盛；舌邊紅，為肝膽火盛；舌中紅，為胃火太盛。舌紅兼見舌體瘦小，或苔少，或剝脫甚至沒有舌苔，多為陰虛內熱。

絳舌，比紅舌顏色更深，有時候就像楊梅的顏色，表示體內火熱深重，和紅舌一樣，表熱、裡熱、實熱、虛熱，皆可見此舌，唯寒證不見此舌色。

紫舌，是紅中帶藍，如果屬於紅色多，稱為絳紫舌，表示內熱重，血液流通不暢，舌面比較乾燥；如果藍色多，而且舌面濕潤，稱為青紫舌，說明體內有寒，血液因為受寒而凝滯。所以，紫舌和瘀血密切相關，至於是因寒而瘀，還是因熱而瘀，就要細細辨別。

青舌，是指全舌呈均勻青色，如水牛之舌，青舌多為寒證和瘀血。

儒醫的由來

儒學在封建社會各學派中有至尊至高的地位，因而「儒醫」是醫家最嚮往的目標及最高的稱譽。儒醫的提倡，實質上產生以儒學幫助醫學和改造醫學的作用。

宋代，醫學被認為是實現儒家理想的重要途徑。當時，朝廷設立特有的醫學教育機構，將醫學脫離專管宗廟禮樂的太常寺而隸屬國子監（中國封建時代的最高學府），進而使醫學納入儒學教育體系，以「教養上醫，廣得儒醫」，並且按照等級任命醫官，使儒醫的地位得到確立，進而開闢一條「醫而優則仕」的道路。

宋代儒士往往以不知醫為羞，許多士大夫親自整理收集驗方和家藏方，如陸游的《集驗方》、蘇軾和沈括的《蘇沈良方》都屬此類。同時，受到宋代儒學「格物致知」學風的影響，許多宋儒也將研討醫學作為格物致知的對象。

根據宋人吳曾的《能改齋漫錄》卷十三〈文正公願為良醫〉記載：有一次，范仲淹在年輕尚未得志的時候，到祠堂求籤，問以後能否當宰相，籤詞顯示不可以。

他又求了一籤，祈禱說：「如果不能當宰相，願意當良醫。」結果還是不行，於是他長嘆說：「不能為百姓謀利造福，不是大丈夫一生應該做的事情。」

後來，有人問他：「大丈夫立志當宰相，是理所當然的，你為什麼又祈願當良醫？這是不是太卑微了？」

范仲淹說：「怎麼會？古人說：『常善救人，故無棄人；常善救物，故無棄物。』有才學的大丈夫，固然期望能輔佐明君治理國家，造福天下，哪怕有一個百姓無法受惠，也好像自己把他推入溝中一樣。要普濟萬民，只有宰相才可以做到。現在籤詞說我無法當宰相，要實現利澤萬民的心願，就是當良醫。如果真的成為技藝高超的好醫生，上可以療君親之疾，下可以救貧民之厄，中可以保身長年。身在民間而依舊能利澤蒼生，除了良醫，再也沒有別的。」

這就是後世相傳「不為良相，則為良醫」的由來。那些胸懷大志的儒者，把從醫作為僅次於致仕的人生選擇，正是因為醫藥的社會功能與儒家的經世致用（即治國平天下）的思想比較接近。元代戴良說得好：「醫以活人為務，與吾儒道最切近。」

此外，儒醫之說還適應相當一部分落魄儒士的需要，可以滿足他們的精神和心理需求，又可以用來謀求生計。因為舉業不成和國亡不仕，或是因忤罷官而改從醫業，並且成為著名醫家的不勝枚舉，由於他們的儒學修養基礎較深，最後取得的成就往往高於一般的醫家，在著書立說方面尤為傑出，為後人留下寶貴而豐富的醫學遺產。

此後，「不為良相，則為良醫」就成為曠世流風和儒士箴言，也為一些不得志之人留下託詞，聊以自慰。當然，要成為儒醫，就必須有一定的儒學修養。

後世多少醫家正是在這句話的鼓勵下，把自己治病療傷的職業看得和宰相普濟萬民的事業同等重要，進而忘我工作，造福蒼生，實現自己的人生價值。

【中醫重視苔質的變化】

苔質，即舌苔的形質，包括舌苔的厚薄、潤燥、腐膩、剝落、有根無根等變化。

凡是透過舌苔隱約可見舌質的為薄苔，屬正常舌苔，或是疾病初起、病邪在皮毛肌表，病情較輕。不能透過舌苔見到舌質的為厚苔，多為病邪入裡，或暴飲暴食導致胃腸積滯而成。一般來講，舌苔由薄轉厚，表示病邪由表入裡，病情加重；由厚轉薄，多為正氣來復，邪氣消退，疾病趨於康復。

舌有津液，稱為潤苔。如果舌苔潤澤，乾濕適中，即使患病而津液未傷；如果水液過多，甚至涎流欲滴，為滑苔，多見於陽虛而痰飲水濕內停之證。如果望之乾枯，捫之無津，為燥苔，因為津液不能上承所致，多見於熱盛傷津、陰液不足、陽虛水不化津、燥氣傷肺等證。

苔厚而顆粒粗大疏鬆，形如豆腐渣堆積舌面，揩之可去，稱為「腐苔」。因為體內陽熱有餘，蒸騰胃中腐濁之氣上泛而成，常見於痰濁、食積，而且有胃腸鬱熱之證。

苔質顆粒細膩緻密，揩之不去，刮之不脫，上面罩一層膩狀黏液，稱為「膩苔」，大多因為脾失健運，濕濁內盛，陽氣被陰邪抑制而造成，多見於痰飲、濕濁內停等證。

舌苔全部或部分剝脫，剝處見底，稱為「剝落苔」。如果苔剝呈現地圖樣，邊緣凸起，稱為地圖舌，多為陰虛；如果全部剝脫，不生新苔，光潔如鏡，稱為鏡面舌、光滑舌，表示胃陰枯竭、胃氣大傷，病情危篤；如果舌苔剝脫不全，剝處光滑，餘處斑駁，存留如豆腐屑鋪於舌面，散離而不連續，稱為花剝苔，是胃之氣陰兩傷的表現。

舌苔從有到無，是正氣漸衰的表現。舌苔剝落之後復生薄白之苔，為邪去正勝、胃氣漸復之佳兆。無論舌苔的增長或消退，都以漸進為佳，如果驟長驟退，多為病情暴變的徵象。

無論苔之厚薄，如果緊貼舌面，似從舌裡生出者為有根苔，即真苔；如果苔似浮塗舌上，刮之即去，稱為無根苔，即假苔。有根苔表示胃氣未衰，無根苔表示胃氣已衰。

榜方通衢的由來

清代王椷《秋燈叢話》中，有一則「榜方通衢」的故事。

山東萊州劉某，遇到一個和尚給他一本《海上方》，治病很有效，尤其是解砒霜毒的藥方，更是效驗如神。有一位戚某，多次向劉某索求解砒霜中毒之方而未得，一直耿耿於懷。

戚某為了得到這個藥方，特地在家中置辦酒席邀請劉某。飯後，戚某關上門，突然對劉某說：「你已經中了砒霜毒，快把解砒霜毒的藥方告訴我，讓我救你性命。」

劉某剛開始不信，但是後來感到腹中疼痛，於是無奈地說：「你怎麼可以開這樣的玩笑，把我的生命當作兒戲？快取三錢白礬來。」戚某取來白礬，劉某用水調好服下，立刻解除砒霜毒。

戚某厭惡劉某吝嗇自私，不肯把解砒霜毒的藥方外傳，乾脆把此方寫在榜紙上，張貼在四通八達的路口，以便讓所有人知道，這就是榜方通衢典故的由來。

白礬，原名礬石，又稱為明礬，經過煅製以後，失去結晶水，則稱枯礬。白礬入藥，始載於《神農本草經》，味酸、澀，性寒，外用解毒殺蟲、燥濕止癢，內服止血止瀉、祛除風痰。內服的時候，能刺激胃黏膜，引起反射性嘔吐，進而將胃中的毒物吐出，以達到解救中毒的目的。

牽線切脈

中醫診察斷病，需要望、聞、問、切四診合參，才可以準確地辨證施治。至於中醫切脈的專著，當推晉代王叔和的《脈經》和明代李時珍的《瀕湖脈學》馳譽中外。

中醫的切脈術可謂博大精深，而且非常靈驗，但是把它吹捧得玄之又玄，就是歷史上宮廷醫官為皇親國戚的妻子和女兒們看病時的「牽線切脈」。

有一次，慈禧太后患病，陳御醫就是在既不能目睹其神色又不敢探問其病情的狀況下，隔著帷帳，在紅綠絲線上切脈，然後小心翼翼地開出三帖藥方。慈禧太后服藥以後，果然藥到病除，於是賜予陳御醫「妙手回春」金匾一塊。

牽線切脈，純屬故弄玄虛之舉，是歷代醫官因為受制於封建禮教不得已而為之的騙技。據說，陳御醫晚年隱退之後，透露當年他為慈禧太后牽線切脈的內幕。

原來，陳御醫獲悉將召自己為慈禧太后看病的消息以後，急忙變賣家產，以重金賄賂太后身邊的內侍和宮女，從他們口中得知慈禧太后是因為貪嗜螺肉太過而生疾。牽線切脈的時候，陳御醫強裝鎮定，然後開出消食健脾的處方，終於使慈禧太后藥到病除，化險為夷。

【不要以身試醫】

《友漁齋醫話》記載：「孫思邈，唐季之真人，其治人疾病，必詳問至數十語，必得其情而後已。何後人反智，以三部難形之脈，決人無窮之病，若非淺學無知，必遵古賢之訓。」

中醫臨床診療的時候，一定要仔細揣摩，認真觀察，詳細收集各種臨床資訊，四診合參，綜合分析，全面把握，對病情有整體瞭解，以增加診斷治療的準確性。

蘇軾曰：「吾有疾病，必盡告醫，使其了然於心，然後參以脈。今人以脈試醫，猶以身試藥也。」患者在就醫的時候，一定要向醫生詳細敘述自己的病情，不要有所隱瞞，更不要抱持考核醫生程度的心理，一言不發，聽憑醫生診脈，這是對醫生的放任，也是對自己生命的不負責任，任何情況下的諱疾忌醫都是不可取的。

反畏之中藏玄機

「本草明言十八反，半蔞貝蘞芨攻烏，藻戟遂芫俱戰草，諸參辛芍叛藜蘆。」這就是有名的十八反歌訣。十八反和十九畏是目前中醫界普遍使用的配伍禁忌。

所謂十八反，即：烏頭反貝母、瓜蔞、半夏、白蘞、白芨；甘草反甘遂、大戟、海藻、芫花；藜蘆反人參、沙參、丹參、玄參、細辛、芍藥。

所謂十九畏，即：硫黃畏朴硝，水銀畏砒霜，狼毒畏密陀僧，巴豆畏牽牛，丁香畏鬱金，川烏、草烏畏犀角，牙硝畏三棱，官桂畏赤石脂，人參畏五靈脂。

相畏配伍可使藥物某些方面的功效減弱，並非絕對禁忌；相反配伍可能影響到健康，甚至危及生命，不可合用。但是古代許多名醫大家，也有用相反相畏的藥物配伍製成藥方，用於疑難痼疾的治療，留下發人深思的「以毒攻毒」的經典醫案。

東漢名醫張仲景在《金匱要略》中，就使用許多相反相畏的組方：治療寒氣厥逆症，半夏與烏頭同配成方，名曰「赤丸」；治療頑固性痰飲，又將甘遂與甘草配伍，製成「甘遂半夏湯」。

唐代孫思邈《千金要方》中，使用相反或相畏的組方有一百四十六個，治全身浮腫的「大豆湯」，就將甘草、甘遂、烏頭、半夏兩組反藥同用，取其大吐以去濕，相反相激，以獲良效。

明代陳實功《外科正宗》中的「海藻玉壺丸」，甘草與海藻相伍，用於治療瘰癧之症；清代醫家吳瑭《溫病條辨》中的「化症丸」，人參與五靈脂同用。

《百一選方》記載：安徽滁縣人韓詠患腳氣上攻，流注四肢，結成腫核，赤熱疼痛。有一位醫者用甘遂研為細末，以水調敷於腫核上，另以甘草濃煎內服，腫核竟然迅速消散，一服而病去七八，再服而癒。

如今，科學家們透過藥理研究和動物實驗，驗證十八反和十九畏的科學性，研究資料顯示：甘草與甘遂合用的毒性大小，取決於甘草的用量比例；貝母和半夏與烏頭配伍，未見明顯的毒性；細辛與藜蘆同煎，導致實驗動物的死亡。

可見，中藥的反和畏，是前人經驗的總結，自有它的道理。那些反藥方劑的產生，往往是針對個別的病例，非猛藥不可救，不能說具有普遍性。

對於一般患者而言，若無充分根據和應用經驗，不應該以相反相畏之藥合用。特別是缺乏醫藥專業知識的患者，更不能亂用相畏和相反的中藥。

【中藥之間的相互作用】

藥物之間的作用稱為「七情」，即單行、相須、相使、相畏、相殺、相惡、相反。除了單行是指單味藥物的應用以外，其餘六方面都是指藥物與藥物之間的配伍關係。

相須：藥物之間有協同作用，配伍在一起應用可以加強治療的作用。

相使：一是協助君藥治療兼證，使方劑治療作用包容的範圍更全面；二是使藥有時候可以抵消和減輕君藥的毒性和副作用，使中藥方劑的治療更安全，更容易被患者接受。

相畏：兩種藥物之間互相克制，一起配伍使用會降低治療作用。相畏也可以是一種藥物的毒性或副作用，能被另一種藥物減輕或消除。

相惡：兩種藥物會相互作用而抵消或削弱原有的功效，因此應該避免一起配伍應用。

相反：兩種藥物在一起配伍應用，會產生毒性反應或副作用，原則上需要避免應用。

人們的認識是發展的，對於藥物的瞭解也是不斷深入的。對於古代認為可能會產生不良反應的藥物，經過實踐檢驗，現代看來有些可以在一起配伍應用。

此外，相反屬於配伍禁忌，如十八反和十九畏，這樣的藥物應該盡量避免一起應用。但是也有人認為並非絕對，甚至認為，相反之用能以毒攻毒，相反相成，產生較強的功效，如果運用得當，可以治癒沉痾痼疾，如《蘭台軌範》之大活絡丹，烏頭與犀角同用，治療中風癱瘓、痿痺痰厥、陰疽流注、跌打損傷。

中藥一詞的由來

中國醫藥學具有悠久的歷史，但是在現存的傳統醫藥典籍中，卻沒有「中藥」一詞，只有「本草」或「藥」。「中藥」一詞，是何時才開始出現？

這要從西醫的傳入開始說起。從明末清初開始，西方近代醫學逐漸傳入中國。尤其是鴉片戰爭之後，西藥開始流入中國。傳統醫藥和西藥都是取材於自然界的天然物質，但是傳統醫藥在製法上落後於西藥，基本上停留在生藥階段，導致傳統醫藥在某些方面遜色於西藥。

為了振興中國醫藥，許多有志之士遠離中國，漂洋過海，學習西醫藥。與此同時，中國也開始西藥教育。辛亥革命以後，西藥學教育在中國逐漸推廣。

到二十世紀二〇年代，一些城市已經形成中西藥相互鼎立和並存的局面。人們為了與西醫和西藥區別，就將中國傳統醫藥分別稱為中醫或漢醫、中藥或漢藥。正是由於西藥的傳入，才出現與之相應的「中藥」一詞。

中藥為何稱為本草？

自從《神農本草經》問世以來，「本草」一詞經過千百年的沿用，已經有特殊的含義，成為所有中藥材的統稱。有些中藥材是動物和礦物，為什麼統稱中藥材為「本草」？

五代時期的韓保升說：「按藥有玉石、草木、蟲獸，而直云本草者，為諸藥中草類最多也。」這是長期以來人們對中藥材統稱為「本草」的公認解釋。

古代以「草」或「草本」作為植物的代稱，中藥裡又以植物藥為主，所以這樣的解釋是合情合理的。但是如果從藥物的起源來看，認識還可以再深入一步。

原始人在尋找食物的過程中，逐步發現某些動植物的醫療功效。由於人類對植物接觸最多，認識最早，起初尋找藥物的時候只是在植物中進行，所以最初的藥物只有植物。

《說文解字》記載：「藥，治病草也，從草。」反映最初只有植物藥的狀況。雖然後來人們又發現動物藥和礦物藥，但是這個概念被保留下來，所以後世把藥物稱為「本草」。

【煎中藥的方法】

煎藥用具：一般以瓦罐、砂鍋為好，搪瓷器具亦可，忌用鐵、銅、鋁等金屬器具，因為有些藥物與銅、鋁、鐵一起加熱之後，會發生化學反應，可能使療效降低，甚至產生毒性和副作用。煎具的容量要大一些，以利於藥物的翻動，並且可以避免外溢耗損藥液。同時應該加蓋，以防水分蒸發過快，使藥物的有效成分無法全部釋放。

煎藥的用水：用潔淨的冷水，如自來水、井水、蒸餾水均可，前人常用流水、泉水、甘瀾水（亦稱勞水）、米泔水。根據藥物的特點和疾病的性質，也有用酒或水酒合煎。

用水量可以視藥量和藥物質地及煎藥時間而定，一般以漫過藥面三～五公分為宜。目前，每劑藥大多煎二次，有些煎三次，第一煎水量可適當多些，第二三煎則可略少，每次煎得量一百～一百五十毫升即可。

煎藥火候：前人有「武火」、「文火」之分，急火煎之謂「武火」，慢火煎之謂「文火」。一般先用武火，沸騰以後即用文火。同時，要根據藥物性味及所需時間的要求，酌定火候。

解表與瀉下之劑，煎煮時間宜短，其火宜急，水量宜少；補益之劑，煎煮時間宜長，其火宜慢，水量略多。如果將藥煎煮焦枯，應該棄之不用，以防發生不良反應。

最早的病歷

病歷是記載病人的病情以及診斷和處理方法的記錄，中國醫學史上最早的病歷出現於西漢。

西漢臨淄（今山東淄博）人淳于意，因為曾經擔任齊國的太倉長，人稱倉公。他在管理糧倉之餘，四處搜尋藥方，拜求良醫，後來成為一代名醫，病歷就是淳于意首創的。

淳于意是一個細心的人，他在治病診病的時候，總是把病人的病情和自己診斷處理的方法記下來，當時人們把它稱為診籍，現在我們把它稱為病歷。

漢代史學家司馬遷在《史記》為淳于意作傳的時候，曾經摘要記錄他的二十五份病歷，這是現在我們所能見到的古人最早的「病歷」。

【中醫診病的「十問歌」】

十問歌包括中醫問診的時候所注重的各個方面的內容，這種歌訣便於記憶和傳授，一直流傳至今，對中醫的臨床問診有很重要的理論和現實意義。

一問寒熱二問汗，三問頭身四問便。

五問飲食六問胸，七聾八渴俱當辨。

九問舊病十問因，再兼服藥參機變。

婦女尤必問經期，遲速閉崩皆可見。

再添片語告兒科，天花麻疹全占驗。

最早的醫學校

南朝劉宋元嘉年間，設立太醫博士和太醫助教等醫官。隋朝創立太醫署，主要是一些太醫集中在一起辦公的地方，相當於現在的醫學教育行政機構。

隋朝的太醫署有主藥二人、醫師兩百人、藥園師二人、醫博士二人、助教二人、按摩博士二人、咒禁博士二人，其規模不大，設置不全，所以只能算是醫學校的初級階段，不能算是正規的醫學校。

唐高祖武德七年，在長安建立太醫署。太醫署由行政、教學、醫療、藥工四大部分組成，與現在醫學院校的教育行政機構設置相類似。

唐代的太醫署由皇家直屬，設太醫令二人，是太醫署的最高行政官員，相當於現在醫學院校的校長職務；還設立太醫丞二人，作為太醫令的助手，太醫丞手下有醫監四人和醫正八人，以上十八人都是太醫署的行政長官。

太醫署分為醫學部和藥學部，醫學又分為四大科：醫科、針科、按摩科（包括傷科）、咒禁科。四科之中，醫科最大，總共有一百六十四人，其中醫師二十人、醫工一百人、醫生四十人、典藥二人、醫博士一人、醫助教一人。學生入學以後，必須先學《素問》、《神農本草經》、《脈經》、《針灸甲乙經》等基礎課程，然後再分專業學習，學生都由太醫署中的博士和助教教課。

針科共有師生員工六十二人，其中博士一人、助教一人、針師十人、針工三十人、學生二十人。針科學生先學習醫學基礎理論，然後重點學習針灸專科。

按摩科共有師生員工三十六人，其中博士一人、按摩師四人、按摩工十六人、學生十五人，以學習按摩專門技術為主。咒禁科共有師生員工二十一人，其中博士一人、咒禁師二人、咒禁工八人、學生十人，主要學習道禁和佛教中的五禁，但是人數最少，影響最小。

太醫署規定學生除了入學考試以外，月、季、年都有考試。對於學習九年仍然不及格者，即令退學；考試成績優良者，予以獎勵，以保證學生的品質，並且可以及時發現人才。

太醫署中，「凡醫師、醫正、醫工，療人疾病，以其痊多少而書之以為考課」。對於教師和教輔人員的考核制度，保證師資隊伍的品質，也保證醫學校的教育品質。

藥學部雖然沒有醫學部大，但是也有一定規模。藥學部包括「府二人、史四人、主藥八人、藥童二十四人、藥園師二人、藥園生八人」。藥學部還設有藥園，所以當時不僅從理論上還透過實踐培養藥學專門人才。

唐代的太醫署為當時培養許多醫學人才，以後歷代都設立類似唐代太醫署的醫學校。宋代把醫學校劃歸國子監管理，國子監是當時主管教育的高級領導機構，宋代醫學校的規模也有擴大。元、明、清幾個朝代的醫學校都與唐代的太醫署相類似，改變不大。

【欲成大醫，應該如何習醫？】

孫思邈在《千金要方》中說：「凡欲為大醫，必須諳《素問》、《甲乙》、《黃帝針經》、明堂流注、十二經脈、三部九候、五臟六腑、表裡孔穴、本草藥對，張仲景、王叔和、阮河南、范東陽、張苗、靳邵等諸部經方，又須妙解陰陽祿命，諸家相法，及灼龜五兆、《周易》六壬，並須精熟，如此乃得為大醫。若不爾者，如無目夜遊，動致顛殞。次須熟讀此方，尋思妙理，留意鑽研，始可與言於醫道者矣。又須涉獵群書，何者？若不讀五經，不知有仁義之道。不讀三史，不知有古今之事。不讀諸子，睹事則不能默而識之。不讀《黃帝內經》，則不知有慈悲喜捨之德。不讀《莊》、《老》，不能任真體運，則吉凶拘忌，觸塗而生。至於五行休王，七曜天文，並須探賾。若能具而學之，則於醫道無所滯礙，盡善盡美矣！」

最早的醫學協會

明穆宗隆慶二年（西元一五六八年），出現中國醫學史上第一個民間醫學學術研究協會，即「一體堂宅仁醫會」。關於一體堂宅仁醫會，徐春甫《醫學入門捷徑六書》有記載。

順天府（即今北京）的醫家徐春甫，組成一體堂宅仁醫會，當時的醫學協會是由客居順天府的醫家們組成的。根據記載，協會成員四十六人，有徐春甫、汪宦（著有《醫學質疑》、《統屬診法》）、巴應奎（撰《傷寒明理補論》），都是當時的名醫。

一體堂宅仁學會創立的宗旨，主要是探討醫藥學術，如研究《黃帝內經》和張仲景及其他醫家學說；交流醫療技能，提高醫療技術；注重醫德修養，要求會員「深戒徇私謀利之弊」，「要克己行仁」；促進成員之間「善相助，過相規，患難相濟」。

當時，一體堂宅仁醫會還制定二十二條協會條款，即：誠意、明理、格致、審證、規鑑、恆德、力學、講學、辨脈、處方、存心、體仁、忘利、自重、法天、醫學之大、戒貪鄙、恤貧、自得、知人、醫箴、避晦疾。

最早的醫學雜誌

《吳醫匯講》是中國最早的醫學雜誌，出現於清代乾隆嘉慶年間，由蘇州名醫唐大烈主編，屬於不定期刊物，對當時的醫學學術交流和普及產生一定的影響。

當時，長洲一帶文化繁榮，學術氣氛濃厚，名醫薈萃，其中不乏具有真知卓識和醫技精良的高手。唐大烈為了不使這些才華匿彩藏光或是技能埋沒，就與同道之間經驗交流，互相切磋，在乾隆五十七年（西元一七九二年）創刊《吳醫匯講》，分卷出版。

嘉慶六年（西元一八〇一年），唐大烈逝世，《吳醫匯講》停刊。至此，《吳醫匯講》先後出版十一卷，合訂為一冊。十年期間，陸續收載長洲、無錫、常熟、太倉等江南一帶四十一位醫家的各類醫學論著文章九十四篇，其中唐大烈的文章有十五篇之多。

《吳醫匯講》各卷所載文章，不分門類，不限體式，不拘內、外、婦、幼各科，內容十分廣泛，豐富多彩，而且理論與臨床初中並重，切於實用。

許多作者的文章集於一冊，由於作者的觀點各異，難免互有矛盾之處。唐大烈反對門戶之見，主張不同觀點的論著，只要言之有理，都兼容並蓄，由讀者自已決定取捨。

《吳醫匯講》選編文章，唐大烈要求作者獨立思考，文稿要有創見，那些重複前人陳詞舊調的稿件，一概不採用，依照來稿的先後定次序，先來的先刊出。

《吳醫匯講》刊出的每篇文章，在標題前先簡要介紹作者姓名、諱號、籍貫，以使讀者對本文作者有所瞭解，頗具醫史資料價值，在中國期刊出版史中，可謂首創。

【中醫對「氣」的認識】

中醫認為，人體中的「氣」是不斷運動而具有很強活力的精微物質。這個概念主要有兩方面內涵，一是指人體內流動的精微物質，二是指機體中各個器官的功能活動。

正常的生理之氣，包括：元氣、宗氣、營氣、衛氣。元氣，又叫做原氣或真氣，是人體生命活動的原動力，對各臟腑組織功能的發揮產生激發作用。

宗氣，存在於胸中，由肺吸入的自然界中的空氣和食物消化以後的精微物質結合生成，主要功能是推動肺的呼吸和血液循環，也與視、聽、言語各種活動有關。

營氣和衛氣，都是由脾胃消化吸收的營養物質所化生。營氣分布於血管中，是血液的組成部分，隨著血液循環周行全身而發揮營養作用；衛氣行於經脈之外，發揮「保衛」作用。

氣的功能隨著部位不同各有特點，概括起來主要有六個方面：

推動作用，推動氣血津液運行，有助人體生長發育；溫煦作用，維持正常體溫；防禦作用，抗拒外邪；固攝作用，控制體液排泄，約束血液循環；營養作用，營養全身；氣化作用，透過氣的運動產生的各種變化，維持機體正常的新陳代謝過程。

中國第一部外來藥學專著

《海藥本草》是中國最早的一部外來藥學專著，由唐末五代的文學家和本草學家李珣撰著。李珣，字德潤，祖籍波斯，其家以經營香藥為主業。

香藥主要透過海舶自國外輸入，所以又稱為海藥，因此李珣對一些海舶運載而來的外國藥接觸的機會較多，對於海藥的性質與功用瞭解得較深刻，故而撰著《海藥本草》。

《海藥本草》對藥名釋義、藥物出處、產地、形態、品質優劣、真偽鑑別、採收、炮製、性味、主治、附方、用法、禁忌都有記載。李珣撰著《海藥本草》的時候，曾經參考四十多種有關書籍，如《名醫別錄》、《本草經集注》、《新修本草》、《本草拾遺》以及山經地志。

《海藥本草》體例仿照《新修本草》，不僅補遺許多以前本草書未記載的新藥，而且對許多以前本草書記述的藥物內容進行補充或糾正。

《海藥本草》原書共六卷，至南宋末年已經亡佚，沒有刻本流傳，但其敘述的藥物散見於《證類本草》和《本草綱目》等書中。

中國最早的藥匠

早在漢代，江寧就有「藥匠」開始賣藥。宋朝《景定建康志》記述：「漢，李南……賣藥自給，壽八十五。」李南就是見於史載最早以賣藥為主的「藥匠」。

《景定建康志》記載：南宋時期，江寧府有三個官辦藥局，下屬中藥鋪十一家。元、明、清歷代沿襲，並且有所發展。被譽為全國四大藥店的漢口葉開泰、蕪湖張恆春等中藥店，都是江寧上元人在明清時期創建的。

清代同治《上江兩縣志》記載：「龍都之民善賣藥。」江寧「藥匠」最多，分布最廣，名揚大江上下，蓋源於湖熟至龍都一帶。溯江西上至蕪湖、九江、漢口，順流而下到鎮江、蘇州、上海，從城市到縣鎮，都有江寧「藥匠」從事藥業。

根據一九三一年三月二十日《南京市國藥業同業會第一屆當選委員名冊》記載，南京市國藥業同業會共有委員十六人，其中十三名是江寧人。根據調查，南京市藥材二十世紀六〇年代以前的老藥工有八〇%以上是江寧「藥匠」。

【中藥的煎煮方式】

先煎：有些石性或比較堅硬的藥材，如石膏，其成分較難煎出，應該先煎十～十五分鐘，再放入其他藥材同煎；如生附子等毒性藥材，也應該先煎三十～六十分鐘，以減低其毒性。

後下：有些芳香或解表的藥材，含有大量的揮發油，如薄荷、白豆蔻、藿香，煎煮的時間不宜過長，以免其有效成分喪失，應該在其他藥材煎好前五～十分鐘再放入同煎。

包煎：有些帶毛、粉末、過於細小的藥材，如旋覆花、青黛、車前子，為防止服藥的時候刺激喉嚨，應該用紗布袋裝好，再放入鍋中同煎。

另煎：有些貴重的藥材，如人參，為了將有效成分更好地煎出，所以必須將藥材單獨煎煮，再將其汁與其他藥汁混合服用。

烊化：有些藥物易焦和黏鍋或是易附著其他藥材，如鹿角膠、阿膠，必須將其烊化以後，再與其他藥汁一起混合服用。

沖服：有些貴重藥材適合研磨成粉末以後服用，如琥珀、三七。

泡服：可以像泡茶一樣用沸水泡飲，如菊花、澎大海。

此外，為了充分煎出藥物中的有效成分，像桃仁和茯苓之類的藥物，應該將其壓碎以後煎煮；有些藥物的外皮較厚，如紅棗，煎煮以前應該先將其剝開。

現存第一部中藥學專書

中國漫長的歷史中，中藥專書為數眾多，但流傳至今的是《神農本草經》的歷史最早。《神農本草經》大約在西元一至二世紀編成，是漢代以前中國人用藥經驗的總結。

《神農本草經》又稱為《本草經》，作者的姓名已經失傳，但是因為古代「神農嘗百草」的傳說影響很深，所以人們將《本草經》託名「神農」所著，稱為《神農本草經》。

一九七二年，甘肅省武咸地區發掘的東漢墓葬中，挖出一批有關醫藥的木簡，這些木簡中所提到的藥物約有一百種，其中多數在《神農本草經》已經有所記載。

西元二世紀以後的許多中藥學著作，有許多內容是取材於《神農本草經》。《神農本草經》在中國醫學史上有重要的價值，它奠定中藥學發展的基礎，被後世列為古代著名的四部中醫經典著作之一。

《神農本草經》所記載的藥物總數為三百六十五種，植物類有兩百五十二種，動物類有六十七種，礦物類有四十六種。對藥物的產地、別名、形態、藥性、治療功能，《神農本草經》做出簡要的記述。

對於用藥的劑量，《神農本草經》也做出說明，尤其是某些有毒藥物，應該從小劑量開始，根據用藥以後的反應，再逐漸適當地增加劑量。在序錄中，初步概括用藥的一些基本理論，如單味藥的使用，複方中主藥與輔助藥的配合應用以及藥物的配伍禁忌。

《神農本草經》所記載的藥物，有很多直到現在還經常在應用，並且為現代科學研究所證實，如麻黃治療哮喘，黃連治療痢疾，常山和蜀漆治療瘧疾，海藻治療甲狀腺腫。

中國最早的官辦藥店

宋神宗熙寧九年（西元一〇七六年），誕生中醫史上第一家官辦藥店。

第一家官辦藥店是王安石批准創建的。王安石在施行變法期間，各地曾經多次發生自然災害，很多病者缺醫少藥，甚至有人乘機製造和販賣假藥。

於是，有人提出成立一個專門機構，研製各種劑型成藥，由國家專門出售，不准個人或其他部門私自製作，在瘟疫流行的時候，發放藥劑給百姓。

這個建議非常適合當時的需要，王安石當即採納，並且組織專門人員落實。不久，在京城開封就出現「太醫局熟藥所」，也叫做「買藥所」，它就是現代中藥店的前身。

「太醫局熟藥所」成立以後，既方便病人，也為政府贏得豐厚的利潤，受到朝野的一致讚許。所以，王安石變法沒有成功，但是「熟藥所」的「生意」獲得良好的發展。

到宋徽宗崇寧二年（西元一一〇三年），藥所已經增開到七所。幾年後，五所「熟藥所」更名為「醫藥惠民局」，二所更名為「醫藥和劑局」。與此同時，類似的藥局迅速出現在全國各地。

宋代官辦藥局的組織結構相當完整，有專門人員監督成藥的製造和出售，由專人管理藥材的收購及檢驗，有人專門從事藥物炮製配伍的研究工作，以保證藥品的品質。

當時的藥局內，還建立很多制度，如規定夜間要輪流值班，遇到急病如果不立即賣藥材，要給予「杖一百」的處罰，對陳損舊藥要及時毀棄。

宋代官辦藥局的設立，對中國中成藥的發展產生很大的推動作用。它創制許多有名的中成藥，如蘇合香丸、紫血丹、至寶丹，經過幾百年的實踐檢驗，至今仍然應用於臨床。

【中藥的給藥途徑】

給藥途徑是影響藥物療效的因素之一，因為機體的不同組織對於藥物的吸收性能不同，對藥物的敏感性亦有差別，藥物在不同組織中的分布和消除情況也不一樣。所以，給藥途徑不同，會影響藥物吸收的速度和數量以及作用強度。有些藥甚至必須以某種特定途徑給藥，才可以發揮某種作用。

中藥的傳統給藥途徑，除了口服和皮膚給藥兩種主要途徑以外，還有吸入、舌下給藥、黏膜表面給藥、直腸給藥等多種途徑。在二十世紀三〇年代以後，中藥的給藥途徑又增添皮下注射、肌肉注射、穴位注射、靜脈注射。

不同的途徑給藥各有其特點，具體應該選擇何種途徑給藥，除了應該考慮各種給藥途徑的特點以外，還要注意病證與藥物對給藥途徑的選擇。病證與藥物對給藥途徑的選擇，則是透過對劑型的選擇來表現的。無論從什麼形式給藥，都需要將藥物加工製成適合醫療和預防應用的一定劑型。

傳統中藥劑型中，供口服的有湯劑、丸劑、散劑、酒劑、滋膏劑、露劑；供皮膚用的有軟膏劑、硬膏劑、散劑、丹劑、塗擦劑、浸洗劑、薰劑；供體腔使用的有栓劑、藥條、釘劑。後來，又發展膠囊劑、沖劑、氣霧劑、膜劑等新劑型。

菸草致病的最早記載

菸草屬於茄科，原產美洲。中國本來沒有這種植物，最初傳入菸草的是十七世紀初期的福建水手，他們從菲律賓帶回菸草的種子，再南傳至廣東，北傳至江浙。

明末名醫張景岳的《景岳全書》卷四十八最先記載菸草傳入的情況：「菸草自古未聞，近自我萬歷時出於閩廣之間，自後吳楚地土皆種植之矣。」

書中還說：「菸，味辛，氣溫，性微熱，升陽也，燒菸吸之，大能醉人，用時惟吸一口或二口，多吸令人醉倒。」可見，古人對吸菸的危害早在十七世紀初期已經有所認識。在此之後，中國醫籍中對吸菸的害處已經陸續述及，尤其是對肺部及呼吸道的損害記述更多。

一七六五年，趙學敏在《本草綱目拾遺》寫道：「友人張壽莊，己酉與予同館臨安，每晨起，見咳吐濃痰遍地，年餘迄未癒，以為痰火老疾，非藥石所能療。一日或不食菸，如是一月，晨亦不咳，終日亦無痰唾，精神碩健，且飲食倍增，啖飯如湯沃雪，食飽後少頃即易饑，予乃悟向之痰咳，悉菸之害也，耗肺損血，世多陰受其禍而不覺，因筆於此，以告知醫者。」

現在已經證實，菸草內含有多種毒性和刺激性的物質，吸菸對身體健康有百害而無一利，會引起肺癌、鼻癌、咽癌、口腔癌等多種癌症和疾病。

所以，有吸菸嗜好的人應該及早戒掉。根據統計，二十歲以下的青少年開始吸菸，死於肺癌的比不吸菸的高出二十八倍。所以，青少年要特別注意，不要染上吸菸的惡習。

國寶針灸銅人

北宋初年，雖然有前世的針灸書籍流傳於世，但是錯誤百出。於是，宋仁宗趙禎詔令翰林醫官院醫官、尚藥奉御王惟一，考證針灸之法，鑄造針灸銅人，作為針灸之準則。

王惟一是宋代著名針灸學家，西元一〇二七年，他製成兩個銅人，高度跟成年男子一般，外殼可以拆卸，胸腹腔也可以打開，可以看見腹腔內的五臟六腑，在銅人身體表面刻著人體十四條經絡循行路線，各條經絡之穴位名稱都詳細標注，嚴格按照人體的實際比例。

兩個銅人鑄成以後，一個放在翰林醫官院保存，一個放在大相國寺仁濟殿中。針灸銅人的製成，使經穴教學更為標準化、具體化、直觀化，針灸銅人很快就成為針灸教學的模型，對於指導太醫局的學生學習針灸經絡穴位非常實用。

據說，學生進行針灸考試的時候，先將銅人的表面塗上蠟，遮蓋銅人上刻的穴位和經絡說明，穴位上的針孔也被黃蠟堵塞，銅人體腔內還要注入水銀或水。

然後，學生根據考官的出題，用針扎向銅人的穴位，如果針刺的部位不準確，針就不能扎進銅人體內；如果取穴正確，正好扎在被堵上的銅人穴位點，針就可以刺進去直到體腔內，這樣拔針之後，水銀或水就會從針孔中射出。學生對於穴位掌握得是否準確，可以非常明顯地考察出來，而且標準統一，對於針灸教學是一個極大的促進。

這兩個銅人既記載完善的經絡腧穴學知識，又展現宋代高超的金屬鑄造技術，集科學性與藝術性於一身。宋金戰爭的時候，金人曾經以索取針灸銅人作為一項議和的條件。

王惟一在完成針灸銅人製作以後，又重新編成《新鑄銅人腧穴針灸圖經》，對銅人的經絡和穴位進行具體說明，由翰林醫官院刊刻印行，政府頒行於各州進行推廣。

書中共記載腧穴六百五十七個，又按照頭部、臉部、肩部等不同部位論述穴位，成為官方的針灸穴位標準。宋仁宗還下詔將此書刻成石碑，鑲於大相國寺仁濟殿四壁，供有志者學習。

由於宋金議和未成，後來金兵破城，不僅將銅人擄走，連大相國寺的銅人圖經石碑也一併敲斷，全部運回北方。此後，有關銅人的下落偶有記載，但是最終失傳，石碑也下落不明，只有《新鑄銅人腧穴針灸圖經》一書流傳至今。

一九七二年，北京在進行清挖舊城牆的工作中，無意中挖出幾塊斷裂的石碑，從碑上殘留的碑文來看，正是當年大相國寺的銅人圖經石碑的片段。

原來，北京在那個時候由金朝統治，金兵將石碑運到此處存放，在後來的戰亂中遭到破壞，被用作砌城牆的材料。直到將近千年之後，這個國寶才重見天日，為研究中國醫學史及針灸學史提供珍貴的實物資料。

【中醫的經絡】

經絡是針灸學的重要基礎理論之一，幾千年來對中醫臨床尤其是針灸臨床實踐具有重要的指導作用。中醫傳統理論認為，經絡是人體氣血運行的通道。「經」是經脈，有路徑的意思，是直行的主幹。「絡」是絡脈，有網絡的意義，為側行的分支。

經絡系統是由經脈與絡脈相互聯繫和彼此銜接而構成的體系，其中經脈包括十二正經和奇經八脈以及附屬於十二經脈的十二經別、十二經筋、十二皮部，絡脈包括十五絡脈和難以計數的浮絡和孫絡等細小的絡脈結構。

經絡系統將人體的組織、器官、四肢百骸聯絡成一個有機的整體，並且透過經氣的活動，調節全身各部位的機能、運行氣血、協調陰陽，進而使整個機體保持協調和相對的平衡。

經絡運行於全身和五臟六腑相聯繫，又溝通體表和內臟，所以人體有疾患可以透過經絡表現出來，也就是透過經絡的色澤、溫度、痛感反映出來，這就是經絡感傳現象，透過經絡的感傳現象可以預測疾病。針灸治病主要是透過針刺和艾灸刺激體表經絡的穴位，達到疏通經氣和調節人體臟腑氣血功能，進而達到治療疾病的目的。

經絡是否有其物質基礎？人體裡究竟有沒有這個神奇的生理系統？儘管科技發展到今天，迄今科學界還無法對經絡給出一種權威的解釋。然而幾千年來，經絡理論對中華民族的健康保健一直產生巨大的作用，因此對經絡實質的研究成為眾人關注的話題。

御醫史上的慘案

唐懿宗有八個女兒，同昌公主是長女。同昌公主的母親是號稱長安第一美人的郭淑妃，同昌公主也是天生麗質，是唐懿宗的掌上明珠。同昌公主長大以後，嫁給新科進士韋保衡。

韋家對同昌公主絲毫不敢怠慢，伺候得非常周到。同昌公主整天養尊處優，但是這沒有給她帶來無盡的幸福，她三天兩頭就生病，身體越來越差。

韋家人為此尋遍名醫，給她吃無數的名貴藥草，公主的主管御醫韓宗紹和康仲殷帶著十幾位有名的御醫幾乎每天在公主的病榻前，為公主治病。

無奈公主體質太弱，御醫們最終還是無法挽回公主的性命。公主一死，韋家如臨大敵，他們知道皇帝肯定會追究責任。韋家覺得只有將御醫當作替罪羊，才可以保全自己。

於是，韋保衡向唐懿宗報告公主死訊的時候，謊稱是御醫們診斷不當投錯藥，才使得公主身亡。唐懿宗正在悲憤當中，自然對此深信不疑，於是立即將韓宗紹及康仲殷等御醫全部斬首，又將他們的親族三百多人關進大牢。

對於唐懿宗悲痛之中的過激之舉，朝中大臣劉瞻正義直言，向唐懿宗進諫。唐懿宗正在氣頭上，根本不聽勸阻。劉瞻無奈，又聯合京兆尹溫璋再次進諫，結果卻遭到皇帝的革職處罰，溫璋含冤自盡，劉瞻也被貶職離開長安。

此時，韋保衡為擴張勢力，向唐懿宗進讒言說劉瞻是御醫的同謀，使得劉瞻又被降一級。同時，他們還以莫須有的罪名，把劉瞻的一些同僚都貶職。

一位公主香銷玉殞，竟然讓那麼多人為之付出如此沉重的代價，這次御醫的慘案是御醫史上最慘烈的一次。後來，唐懿宗病重將死之時，當時給他治病的一些御醫也被打入牢獄，幸好唐懿宗在彌留之際留下不殺診治御醫的遺詔，放他們一條生路。

【習閒成懶，習懶成病】

中國人自古就以勤勞著稱，歷代先賢無不強調，無論齊家治國，還是修身養性，勤勞是第一位的。《尚書·大禹謨》：「罔遊於逸，罔淫於樂」，告誡人們不要沉湎於過分的安樂裡。

漢代枚乘在《七發》中指出：「縱耳目之欲，恣肢體之安者，傷血脈之和。」也是強調如果放縱耳目的嗜欲，貪圖肢體的安逸，就會損傷血脈的和暢。因此，朱丹溪《丹溪心法》記載：「氣血沖和，萬病不生；一有怫鬱，諸病生焉。」

宋朝歐陽修在《五代史記·伶官傳序》還進一步強調：「憂勞可以興國，逸豫可以亡身。」可見，安逸享樂不僅會生病，還會使自身墮落直至死亡。

預防天花的重大發明

大約在東漢初年，由西部戰俘傳入一種外來傳染病，名謂「虜瘡」，即後來所謂的天花。天花也稱痘瘡，是一種由病毒引起的急性發疹性疾病。發病的時候，患者全身起痘，高熱不退，甚至昏迷不醒，由於容易出現併發症，在古代死亡率極高，治癒以後容易留下永久性的疤痕。

而且，天花的傳染性極強，一人染病，很快就會傳及全家甚至整個社區。所以，歷史上很長一段時期，人們都對天花充滿恐懼。

迄今為止，人類唯一可以宣布已經徹底消滅的一種疾病是天花，中國傳統醫學為此做出重要貢獻。中國古代典籍上，最早關於天花的記載見於晉代葛洪的《肘後備急方》。

天花傳入中原以後，很長一段時間內沒有找到阻止其傳播的有效方法。如何有效的預防天花，古代醫家進行積極的探索。由於天花有一個特點，就是得過一次之後，終生不再得此病。古代醫家從中獲得啟示，大約在明朝隆慶年間，逐漸摸索出接種人痘的方法。

所謂人痘接種術，就是將已經得過天花的人身上的病理性物質如分泌物和痂，經過特殊處理以後，接種到健康人身上，進而使接種者產生天然的免疫力，不再感染。這種方法的原理，現代醫學稱為人工特異性免疫，至今仍然被廣泛地應用於醫療實踐，現在國家要求新生兒強制注射的各種疫苗，絕大部分都是這種方法。

根據清初張璐的《醫通》介紹，此項免疫防患的醫療技術，經歷一番嘗試、改進、完善的過程。最初，是用穿著天花患者曾經穿過的衣服來預防，後來才漸次有用痘漿、旱苗、水苗的接種方法，這些方法都存在一定的危險性。

到了清代，又進而用「熟苗」替代之前諸法。所謂熟苗，就是經過多次接種的痘痂。朱奕梁的《種痘新法》記載，這種稱為「熟苗」的疫苗，接種的時候「萬全而無害」。

西元一六八二年，康熙皇帝曾經下令各地種痘，他在《庭訓格言》寫道：「國初，人多畏出痘，至朕得種痘方，諸子女及爾等子女，皆以種痘得無恙。今邊外四十九旗及喀爾喀諸藩，俱命種痘，凡所種皆得善癒。嘗記初種時，年老人尚以為怪，朕堅意為之，遂全此千萬人之生者，豈偶然耶？」可見，當時種痘術已經在全國推行。

根據俞正燮的《癸巳存稿》，直到康熙年間，由俄國人首先「至中國學痘醫」。後來，這項醫學上的免疫技術，又經由歐洲大陸輾轉傳入英國。英國人的接種牛痘，只是中國早先發明的變化而已。

後來，中國人痘接種術引起其他國家的注重和仿效。一六五二年，名醫龔延賢的弟子戴曼公到日本，曾經帶去這種方法。俞正燮《癸巳存稿》記載：「康熙時（西元一六八八年），俄羅斯遣人至中國學痘醫。」這是最早派留學生來中國學習人痘接種法的國家，回國以後就傳遍全國。

後來，人痘接種法經俄國又傳至土耳其，英國駐土耳其公使蒙塔古夫人在君士坦丁堡學得人痘接種法，三年後又為自己六歲的女兒在英國實施人痘接種術。隨後，歐洲各國和印度也試行接種人痘。十八世紀中葉，人痘接種術已經傳遍歐亞各國。

十八世紀，法國啟蒙思想家和哲學家伏爾泰曾經在《哲學通信》寫道：「我聽說一百多年來，中國人一直就有這種習慣，這是被認為全世界最聰明最講禮貌的一個民族的偉大先例和榜樣。」由此可見，中國發明的人痘接種術在當時世界影響之大。

【詹納種牛痘】

十八世紀，中國的種痘術傳入英國以後，在英國流傳達四十年之久。英國的一位鄉村醫生詹納幼時也種過人痘，後來在行醫過程中，透過擠牛奶婦女的經驗知道，得過牛痘以後就不會再生天花，詹納由此得到啟發，想到這可能是牛痘使他們對天花產生抵抗力。

一七九六年五月十四日，詹納首次從正在患牛痘的擠奶女孩手上沾一些痘漿，接種在一個八歲未患天花的男孩手臂上，接種部位長出一個典型的牛痘。

六週以後，詹納給這個男孩接種天花痘漿，結果這個男孩安然無恙，證明他對天花已經有免疫力。後來，經過反覆試驗，證明接種牛痘以後確實能預防天花。

西元一八〇五年（清嘉慶十年），這種牛痘法由澳門的葡萄牙商人傳入中國，因為牛痘比人痘更為安全，所以中國民間也逐漸改種牛痘。

金元四大醫家

北宋政府大力發展和普及醫學，為後世培養一批著名醫家，如劉完素、李杲、張從正、張元素。只是這些醫家成長起來的時候，北宋已經滅亡，他們生活的地區被金朝統治，所以成為金代醫家，但是他們的成就與北宋政府的醫學發展政策有密切關係。

後世將金元時代最有名的四個醫家劉完素、李杲、張從正、朱丹溪合稱「金元四大家」，他們的學術思想富有創新精神，並且各具特色，因而形成不同的醫學流派。

儒家政治本來講究思想一統，但是從北宋到南宋，儒家學術內出現程顥、朱熹等一批新儒學名家，他們的理論自成一派，彼此之間經常展開激烈的辯論。金元醫家各立門派離不開學術界思想活躍的背景，所以後人說：「儒之門戶分於宋，醫之門戶分於金元。」

劉完素曾經三次拒絕金朝章宗皇帝的徵聘，不肯入朝為官。他沒有受到皇帝的怪罪，反而得到皇帝的尊重，因此賜他一個外號為「高尚先生」。

對於劉完素的學術，後人曾經概括說：「若河間，專主火，遵之經，斷自我，一二方，奇而妥。」所謂「專主火」，是指他提出的「火熱論」。

劉完素認為，雖然導致疾病的病因有風、寒、暑、濕、燥、火六種，但是這六種邪氣侵犯人體以後，發病的表現通常以熱證居多，也就是他說的「六氣皆能化火」。

在當時，外感疾病人們多沿用《傷寒論》方劑，雜病則喜歡用《太平惠民和劑局方》的成藥，它們都偏於溫燥，會助長熱病，劉完素對此進行革新，制定一些寒涼清熱的方劑。

所以，後人稱讚他既遵守經典的法則，又從自我出發創新，方劑新奇而有效。劉完素的創新理論廣泛流傳，師從者甚多，形成金元時期一個重要的學術流派——「河間學派」。

張從正曾經任職太醫院，不久辭職。當時，醫學界濫用溫補，而張從正則善用汗、吐、下三法。由於張從正的大力宣揚，醫學界濫用溫補的風氣收斂許多，而且許多人接受張從正的理論，並且為他取一個稱號——「攻下派」。

寒證用溫熱藥，熱證用寒涼藥，這是中醫的基本原則。然而，李杲（即李東垣）提出一種看似違背常理的觀點，他說「溫能除大熱」，提出「甘溫除熱」法，一時令醫界議論紛紛。

李杲之所以如此說，是因為他在臨床中觀察到，有些病人發熱是由於脾胃不足和勞倦氣虛所致，用甘溫的藥補足元氣，熱證也就隨之而癒。

發熱一般認為是火證，但是李杲看到的這種熱證，卻偏偏不能用寒涼清熱法，而是要用甘溫藥。為示區別，他特地創造「陰火」這個新名詞，以突顯其特點。

朱丹溪認為，人經常是「陽有餘陰不足」，如果「人之情欲無涯」，平白消耗難得的「陰精」，則不利於健康長壽，因此他主張重視護養陰液，被後人稱為「滋陰派」。

「四大家」各有不同的醫學觀點，反映金元時代醫學繁榮的局面。對於後人來說，學習他們的思想不應該拘泥於某個派別，而是要兼容並蓄，以運用於不同的情況。

明代有一位醫學家叫做王綸，曾經總結性地說：「外感法仲景，內傷法東垣，熱病用完素，雜病用丹溪。」確實是對待醫學流派的正確態度。

【中醫的師承教育】

中醫藥學有其獨特的理論體系，是一門實踐性很強的科學，以經驗醫學著稱，沒有廣泛的臨床實踐、沒有名師指點，很難體會到其中的深奧微妙。自古以來，中醫即以師承的教學模式，代代相傳，累積寶貴經驗，實踐證明這是中醫成材的一個重要途徑。

唐宋以後，名醫輩出，他們豐富的醫療經驗和學術特色，依靠師承教育的形式，父傳子受，師授徒承，代代相傳，透過幾代傳人的努力，逐漸形成具有一定特色的學術流派。

易水學派的創始人張元素，其弟子有李東垣、王好古、羅天益。張元素以臟腑的寒熱虛實來分析疾病的發生和演變，形成一套臟腑辨證的理論體系。

其弟子繼承其說，並且加以發揮，例如：李東垣創立脾胃學說，自成「補土」一派；王好古強調肝、脾、腎三臟陰虛、陽虛在病變中的作用，尤重脾胃，創立「陰證論」。

其再傳弟子李東垣的門人羅天益，除了繼承其師遺旨，著意闡發脾胃虛損病機以外，對三焦辨治又有進一步的發揮。易水學派的理論為明代溫補學派的形成奠定基礎，可見師承授受，不僅培養名醫，而且形成流派，促進中醫學術的發展。

與瘟疫的鬥爭

傳染病對人類社會的危害極大。自古以來，中醫治療傳染病累積許多經驗。明清時期是一個總結和提升的階段，並且對一些新出現的病種取得成效。

溫病學說是明清中醫的重大突破。溫病，是各種熱性外感疾病的總稱，其名早在《黃帝內經》、《難經》、《傷寒論》中已經出現過。當時，寒性病邪引起的發熱性疾病（即傷寒）是中醫研究的重點，對溫病的認識不十分透徹，認為它只是傷寒的一個變種。

後來，歷代醫家不斷豐富有關溫病的知識，如《巢氏病源》提出溫病有「轉相染易」的傳染流行特點。金元時期，劉完素宣導火熱論，為溫病應用寒涼法治打下基礎。明初，醫家王履提出「溫病不得混稱傷寒」，象徵溫病有從傷寒體系脫離的傾向，只是其理論尚未系統化。

明代多次爆發瘟疫，疫情相當嚴重，尤其是萬曆和崇禎時期。根據記載，有人與客人交談，舉茶之際忽然捽倒不起，立即氣絕；有一戶人家，一個僕人死去，派另一個僕人去買棺木，半天未見返回，原來已經病死在棺材店；有一戶全家病死，兩個小偷乘機入屋偷竊，一個遞出一包財物，另一個伸手去接，已經雙雙染疫而死……

面對如此嚴重的瘟疫，中醫學加強研究，這個時期出現第一本系統研究傳染病治療的專著，即吳有性的《瘟疫論》，又名《溫疫論》。

吳有性（西元一五八二～一六五二年），字又可，吳縣（今江蘇蘇州）人。此書針對瘟疫起病急、症狀同一等特點，提出瘟疫成因的新觀點：「夫瘟疫之為病，非風、非寒、非暑、非濕，乃天地間別有一種異氣所感。」

也就是說，瘟疫必有特定病因，不同於一般的風寒暑濕，這種病因吳有性稱之為「戾氣」，它雖然無形無影，但是客觀存在。戾氣有許多種，侵入途徑不同，吳有性分為「自天受」（空氣傳染）和「傳染受」（接觸傳染）兩大類。吳有性的這些觀點，與現代醫學微生物致病的觀點十分近似，當時西方的微生物學之父巴斯德尚未創立這個學科。

對瘟疫的治療，吳有性提出「邪伏膜原」之說，他認為瘟疫病邪藏在膜原這個「半表半裡」的部位，傳統的解表法和攻裡法不能奏效，需要用「透達膜原」的治法。為此，吳有性創立名方「達原飲」，直達巢穴，使病邪速離膜原，對治療瘟疫有獨特療效。

吳有性創立瘟疫辨證論治的新方法，成為辨治外感溫熱病的新學術流派。清代中期以後，溫病學派日趨壯大，葉天士、薛雪、吳鞠通、王孟英成為這個時期的代表人物，並稱「溫病四大家」，他們是奠定溫病學理論體系的關鍵人物。

葉天士，名桂，號香巖，別號南陽先生，晚號上津老人，江蘇吳縣人，清代傑出的醫學家，是溫病學派的主要代表人物之一，被譽為「溫熱大師」，他創立的溫病衛氣營血辨證論治綱領，為溫病學說理論體系的形成奠定堅實的基礎。

由他口授並且由學生顧景文記錄整理的《溫熱論》，是溫病學奠定學科基礎的重要著作，對後世產生極大的影響。很多溫病學家在此基礎上加以補充修改，使得溫病學說成為專門的學科。

在《溫熱論》一書中，葉天士首先闡述溫病的致病因素、感邪途徑、邪犯部位、傳變趨勢、治療大法，明確提出導致溫病的主要原因是感受溫邪，突破歷代醫家「伏寒化溫」的認識，進而真正擺脫熱病皆傷寒的束縛，從根本上把溫病和傷寒做出區分。

在這部著作中，葉天士創立診治溫病的方法，將溫熱病的轉變規律歸納為衛、氣、營、血四個時期，就像皮、肉、筋、骨頭，一層深一層。邪在衛最淺，在氣次之，到營加重，入血危重。衛、氣、營、血，不僅產生劃分疾病階段的意義，而且是治療溫熱病的準則。邪在衛，可以發汗；邪在氣，可以清氣；邪到營分，應該透熱轉氣清營；邪入血分，應該涼血散血。

除此之外，葉天士還對溫病的診斷方法進行補充，增加察舌驗齒、辨斑疹等方法。察舌驗齒，就是透過觀察人舌頭的顏色、質地、潤澤，牙齒的榮枯、老嫩、鬆緊、牙齦情況，以判斷疾病的淺深階段，並且指導治療。所謂斑疹，就是熱病過程中發於肌表的斑和疹兩種，其中點大成片，摸之不礙手的稱為斑，主病在血分；形如粟米，高出於皮膚之上，撫之礙手的稱為疹，主病在氣分。這些都對臨床具有指導意義。

薛雪，字生白，號一瓢、槐雲道人、磨劍道人、牧牛老朽，江蘇吳縣人，與葉天士是同鄉，而且與之齊名。薛雪自幼好學，很有才氣，對溫病中的濕熱病症很有研究。在著作中，專門對濕熱病症的病因病機、辨證治療進行全面、系統地分析和討論，特別是對濕熱之邪在上、中、下三焦的辨證和治療進行系統論述，進一步充實和完善溫病學的內容。

濕熱病是外感熱病中的一大類型，薛雪總結說：「夫熱為天之氣，濕為地之氣。熱得濕而愈熾，濕得熱而愈横。濕熱兩分，其病輕而緩；濕熱兩合，其病重而速。」他抓住濕熱二邪輕重不同的要害，並且結合臟腑、三焦、表裡等辨證方法，使之融為一體，解決濕熱病的證型辨析，有利於臨床應用。

吳鞠通，名瑭，字配珩，江蘇淮陰人，清代著名醫學家，是溫病學派的主要代表人物之一。吳鞠通悉心研究，花費六年的時間撰成《溫病條辨》。此書融會貫通各家學說，提出「三焦辨證」理論和四時溫病的範圍和種類，為溫病病種的劃分確立理論依據，形成以「衛氣營血」和「三焦」為核心的溫病辨證論治體系。這個體系的建立，象徵溫病學已經走向成熟，從此形成一門新的獨立學科。

王孟英，名士雄，自號半痴山人，晚號夢隱，又號潛齋，清代著名醫學家，祖籍是浙江海寧，曾祖時期遷居錢塘（今浙江杭州）。王孟英生活的年代適逢戰亂，疫癘流行，他的親人死於霍亂，所以他決心鑽研溫熱病。經過多年的實踐，他對溫熱病有獨到的見識，並且撰寫《溫熱經緯》一書，這本書是中國溫病學重要著述之一。

經過眾多醫家的努力，溫病學最終從《傷寒論》學術體系中獨立出來，進而形成自己獨特的理論體系，成為一個新的學科。這個學科的建立，象徵中醫治療急性外感熱病又有新的突破和發展，豐富熱性病的診治理論和方法，進一步提高臨床治療溫熱病的效果。

【中醫三焦及其功能】

三焦是中醫臟象學說中的一個特有名詞，最早見於《黃帝內經》，為六腑之一，是上、中、下三焦的合稱。膈以上部位為上焦，包括心、肺；膈以下、臍以上的部位為中焦，主要包括脾胃；臍以下為下焦，包括肝、腎、大小腸、膀胱、子宮。

肝臟如果按其部位來說，應該劃為中焦，但是中醫學認為，肝腎同源，生理病理關係密切，故將肝腎同劃為下焦。由於上、中、下三焦包括不同臟腑，所以其生理功能也不相同。

上焦如霧，主要是指上焦有宣發衛氣，以霧露瀰漫的狀態營養於肌膚、毛髮、全身各臟腑組織的作用，實際表現為心肺的氣化輸布作用，關係到營衛、氣血、津液等營養物質的輸布，所以上焦功能的異常，主要反映為心肺功能之異常，治則以調理心肺為主。

中焦如漚，主要是指脾胃對水穀精微的運化，因此中焦為氣機升降之樞紐，氣血生化之源。中焦功能的異常，主要反映為脾胃功能的異常，治則以調理脾胃為主。

下焦如瀆，主要是指下焦泌別清濁、排泄二便的功能。下焦功能的異常，主要反映為腎與膀胱功能的異常，治則以調理腎與膀胱為主。

中醫百年浩劫

十九世紀，西洋醫學傳入中國而落地生根，中國出現中西兩種醫學並存的局面。在中國社會轉型以及西方醫學傳入的雙重衝擊下，中國傳統醫學依然在不斷發展，為中國人健康服務，並且針對舊政府的歧視政策，展開近乎悲壯的抗爭。

進入民國以後，社會對西方文化包括西方醫學的接受程度大大增強。在「科學」的名義下，以西醫理論來衡量中醫，竟然有人認為中醫不科學，拒絕承認中醫的合法地位，甚至要「廢止中醫」。尤其是一九二九年的「廢止中醫案」，對中醫帶來極為不利的影響。

談到「廢止中醫」，首先要從日本開始談起。中國的近鄰日本，在一八五四年被美國用武力打開鎖國大門，簽訂《神奈川條約》，日本閉關自守的時代結束。於是，日本政府推行明治維新運動，確立「學西洋，趕列強」的目標，實行全盤西化的國策。

在醫學上，西洋醫學取代傳統漢方醫學成為主流，日本衛生行政部門完全採用西醫，政府還對漢方醫學採取多項限制措施，在實質上廢止漢方醫學。一八九四年中日甲午戰爭，清政府全面失敗，使日本正式超越中國成為東亞強國，引起中國的極大震撼。

後來，許多維新改良人士都主張效法日本進行改革，許多中國青年留學日本。在這個過程中，有些人對民族文化喪失自信，把日本廢止中醫視為進步的做法。

有一位到日本留學的中國人叫做余雲岫，他於一九一六年獲得大阪醫科大學醫學學士學位。在日本期間，余雲岫就開始攻擊中醫。回國以後，余雲岫曾經擔任「上海醫師公會」會長。

一九二九年，國民政府召開第一次中央衛生委員會，余雲岫作為委員參加，他提出一個議案，即《廢止舊醫以掃除醫事衛生之障礙》，在政治上全面提出廢止中醫的主張。

提案中，余雲岫指責中醫為「舊醫」，認為「舊醫所用之陰陽、五行、臟腑、經絡、六氣等皆憑空結撰，全非事實」，企圖仿效日本逐步廢止中醫。

余雲岫說：「舊醫一日不除，民眾思想一日不變，衛生行政一日不能進展。」將中醫視為中國衛生事業的障礙。按照他的辦法，數十年之後，中國將不復存在傳統醫學。就是這份荒謬的提案，在民族虛無主義佔主導地位的情況下，竟然被會議通過了。

這份不切實際的廢除中醫的議案一經報刊登載，立即引起全國中醫界的極大憤怒。為了避免優秀民族文化被毀滅的災難，中醫界奮起進行不屈的抗爭。

首先，上海中醫界一千多名中醫師停診，齊集上海仁濟堂，召開「中醫藥救亡抗爭大會」，會後舉行遊行，沿途得到民眾的熱烈支持。繼而由上海中醫協會發起，一九二九年三月十七日在上海總商會大廳召開全國中醫中藥業反對廢除中醫的會議，到會的有十五個省、四個市、兩百四十三個縣的代表，因故無法赴會的省分也電匯捐款以示支持。

這次會議上，與會代表一致推舉上海著名中醫謝利恆為團長，陳存仁、隋翰英、蔣文芳、張梅庵為代表，組成「醫藥救亡請願團」上京請願。

代表團抵達南京以後，立即向國民政府五院院長、中央黨部等提交請願書。迫於壓力，行政院、衛生部、教育部接見代表的時候，都表示不會執行此提案，最終《廢止中醫案》沒有實施。

這次風暴過後，中醫界將在上海召開全國中醫救亡大會第一天的日期三月十七日定為「國醫節」。從此以後，每年三月十七日，全國中醫界都舉行國醫節紀念儀式。

近代中醫對抗傳染病

古代雖然缺乏病原學知識，不能有針對性地預防，但是對改善衛生條件和增強抗病能力是十分重視的。近代，中醫在運用溫病及傷寒學說對傳染性疾病的防治中，取得許多成績。

鼠疫是一種急性傳染病，近代中國曾經出現多次鼠疫。爆發的多次疫情中，中醫都發揮積極作用。一八九四年春天，廣州爆發嚴重的鼠疫，根據報導有十萬人死於鼠疫。

由於當時政府根本沒有公共衛生機構與政策，社會對抗疫病的主要組織是民間自發組成的「善堂」，善堂通常聘請中醫師坐診施藥。根據中醫梁龍章記載，當時許多開業醫生紛紛關門回鄉避難，但是善堂在組織抗疫方面發揮主要作用。梁龍章曾經被多間善堂聘請，善堂還出資將他的治療心得和經驗方藥刻印廣為傳播。

當時，省城廣州有四位名醫：易巨蓀、陳伯壇、黎庇留、譚星沅，人稱「四大金剛」。他們用升麻鱉甲湯（出自《金匱要略》）為主治療鼠疫，效果顯著，救人無數。

另一位醫家羅汝蘭，著成《鼠疫彙編》。書中，他明確指出鼠疫「熱毒血瘀」的病機，運用「解血毒，清血熱，活血瘀」的治則和方藥，為眾多醫家所沿用。

一九一七年，山西爆發鼠疫，導致一萬餘人死亡。當時，北京內城官醫院的中醫曹元森，主動前往疫區大同，設點救治病人，效果顯著，受到政府和廣大民眾的讚揚。

十九世紀，急性傳染病霍亂傳入中國，死人無數，中醫界對霍亂的治療進行積極的探索。「溫病四大家」之一的王孟英，著有《霍亂論》，是第一部研究傳染病霍亂的中醫專著。

王孟英將霍亂分為寒霍亂與熱霍亂兩種，並且創造治熱霍亂的名方「蠶矢湯」；徐子默著《吊腳痧方論》，著重以寒證論治霍亂，二人觀點雖然不盡相同，但是都取得很好的療效。

從民國開始，中國逐步建立西式的衛生防疫機構，對傳染病的控制產生根本性的作用。但是在疾病爆發的時候，中醫的治療經驗仍然可以發揮作用，這是不容忽視的。

正如近代廣東名醫盧覺愚所言：「中醫雖不知有菌，不知治菌，而治法能補助人體自然療能，以透徹病根，排除毒素，使生理機轉歸於正規狀態，故能收根本治癒之功。」

中西匯通覓新路

近代社會變遷激烈，但是中醫的發展並未停步，還不斷借鑑新的形式，繼續服務於社會。

一八二九年，中醫陳定泰在廣州拜訪西醫，他細讀西醫解剖著作及圖譜以後，受到很大的震撼，認為西醫對內臟的觀察十分細緻，值得中醫參考。

一八四四年，陳定泰寫成《醫談傳真》，引用西醫解剖圖十六幅。這是中醫著作第一次引用西醫解剖圖，因此陳定泰被醫史學家稱為中西醫匯通的第一人。

陳定泰的孫子陳珍閣，不僅繼承祖父的醫術，也接受祖父的思想，而且更深入的學習西醫知識。一八八六年，陳珍閣到當時英屬殖民地新加坡的一間皇家醫院學習。

一八九〇年，陳珍閣著成《醫綱總樞》一書，既系統敘述家傳中醫，又詳細介紹西醫理論。在臨床上，他能做到圍繞西醫的疾病進行中醫治療，進一步推進其祖父中西醫匯通學術。

除了陳氏祖孫以外，近代進行中西醫匯通研究的醫家還有很多，影響最大當屬唐宗海、朱沛文、惲鐵樵、張錫純四人，他們被稱為「匯通四大家」。

唐宗海，四川彭縣人，中醫醫術高明，在京滬等地行醫的時候，接觸西洋醫學，於是試圖「去彼之短，用彼之長，以我之長，益彼之短」，來進行中西醫匯通。他認為中西醫有許多相同之處，對臟腑的認識可以對照溝通。相對而言，唐宗海比較肯定中醫的方法，認為西醫只是證明中醫的觀點，所以有人說他是「以西證中」，不夠客觀。

朱沛文，廣東南海人，通讀當時的中西醫學著作，經過比較，認為中西醫學各有所長，「各有是非，不能偏主」。所以，朱沛文對中西匯通的態度是「通其可通，並存互異」。朱沛文評判中西醫理論的標準是以臨床實踐為準則，這是一種科學的態度。

惲鐵樵，名樹玨，早年從事文學，中年以後才學醫，結果在醫術上成績不凡，開業以後門庭若市。他認為中醫與西醫各有長處，其原因是由於中西文化背景不同，進而形成兩個不同的體系，「西方科學不是唯一之途徑，東方醫學自有立腳點」。

張錫純，河北鹽山縣人，善於在臨床上中西醫藥合用，給後人眾多啟迪。他說：「當今之世，欲求醫學登峰造極，誠非溝通中西不可也。」

他有一個處方「石膏阿斯匹靈湯」，阿斯匹靈是一種西藥，具有發汗退熱的效果。發熱的熱證病人，以蔗糖水沖服阿斯匹靈，並且煎好石膏水，待發汗的時候飲服，過後再飲石膏加粳米煎湯。這樣既發揮西藥發汗作用，又利用中藥清熱和顧護正氣。

根據用藥經驗，張錫純提出一個著名觀點：「西藥治其標，中藥治其本。」這是從中醫的角度做出的評價。張錫純根據中醫原則進行中西藥並用的試驗，給後人很大啟發。

【有關解剖的最早記載】

人體解剖這門學科，總是被人們誤認為是現代科學的產物，可是當我們仔細去考證這個事實的時候，很容易發現其實它在中國的醫學史上是很早就有的。它和其他的學科共同發展，並且在同時發展的過程中，也共同不斷地完善和自我提升。

司馬遷《史記・扁鵲倉公列傳》記載：「上古之時，醫有俞跗，治病不以湯液醴灑，鑱石撟引，案扤毒熨，一撥見病之應，因五藏之輸，乃割皮解肌，訣脈結筋，搦髓腦，揲荒爪幕，湔浣腸胃，漱滌五藏，煉精易形。」看來俞跗是一個手法高明的解剖者。雖然傳記具有傳奇性，但是也透露中國早期的解剖活動。

中國解剖學的起源很早，「解剖」一詞最早提出於《靈樞・經水》：「若夫八尺之士，皮肉在此，外可度量切循而得之，其死可解剖而視之。」

《黃帝內經》中的〈腸胃篇〉、〈經筋篇〉、〈骨度篇〉、〈脈度篇〉，都是記述解剖學的專章，其中對人體骨骼、部位、臟腑、血管，均有長度、重量、體積、容量的詳細記載。書中一些解剖學的名稱，主要臟腑的命名，到現代還在運用。但是由於封建禮教的束縛，文化的落後，嚴重地阻礙它的發展。

第二章

本草典故

鶴血染蒼朮

江蘇茅山出產的蒼朮，異香撲鼻，切開以後有七個朱砂點，經久不變。《本草綱目》和《金壇縣志》都有記載：「朮產茅山石門，切開有朱砂點者為珍品。」

相傳，李時珍到茅山採集藥材，在懸崖間發現一株長得又高又大的蒼朮，芳香異常。更為奇特的是，這株蒼朮長在一塊鶴嘴石上，石頭突兀山岩之外，活像一隻仙鶴。

李時珍來到岩石邊，用藥鋤去挖這棵奇異的藥草，蹦起一塊小石塊，正好蹦到仙鶴岩的丹頂冠上，冠上竟然一滴一滴地滴下七滴血珠。

李時珍頗為驚異，只聽「砰」的一聲，這塊岩石竟然變成一隻美麗的仙鶴，長鳴三聲，然後展翅飛向雲天。李時珍拾起蒼朮切開一看，裡面印著七顆鮮紅的朱砂點。從此，茅山蒼朮的朱砂點，永不褪色，功效也遠比其他各地產的蒼朮好。

蒼朮，味辛、苦，性溫，具有燥濕健脾、祛風散寒、明目之功效，可用於治療脘腹脹滿、泄瀉水腫、腳氣痿躄、風濕痺痛、風寒感冒、夜盲等病症。

《本草正義》記載：「蒼朮，氣味雄厚，較白朮愈猛，能徹上徹下，燥濕而宣化痰飲，芳香辟穢，勝四時不正之氣，故時疫之病多用之……凡濕困脾陽，倦怠嗜臥，肢體酸軟，胸膈滿悶，甚至膜脹而舌濁厚膩者，非茅朮芳香猛烈，不能開泄，而痰飲瀰漫，亦非此不化。」

又說：「夏秋之交，暑濕交蒸，濕溫病寒熱頭脹如裹，或胸痞嘔惡，皆須茅朮、藿香、佩蘭葉等香燥醒脾，其應如響。脾家鬱濕，或為膜脹，或為腫滿，或為瀉泄瘧痢，或下流而足重跗腫，或積滯而二便不利，及濕熱鬱蒸，發為瘡瘍流注，或寒濕互結，發為陰疽酸痛，但有舌濁不渴見證，茅朮一味，最為必需之品。」

古人云：「朮者，山之精，服之辟穀長生，故有山精、仙朮、天精之雅號。」蒼朮是一味古老的中藥，《神農本草經》記載：「蒼朮，作煎餌，久服輕身延年。」

晉代葛洪在《抱朴子》中記載：南陽文氏，漢末逃難至山中，饑困欲死，有人教之食朮，遂不饑。數十年乃還返鄉里，看起來比以前更年輕，身體也更為強健。

古人以蒼朮作為延年益壽之方者頗多，如劉松石《保壽堂方》的「少陽丹」，以制蒼朮一斤，為末，熟桑葚二十斤，壓汁和末如糊，待乾，蜜丸赤小豆大，每服二十丸，酒下，日三服，「一年變白髮返黑，三年面如童子」。

【濕邪致病的特點】

濕為長夏的主氣，分為外濕與內濕兩種。濕邪由外入侵，以肌表、經絡的病佔多數；濕從內生，以脾胃病居多。濕邪易傷陽氣，阻遏氣機。濕邪致病，常感沉重、穢濁，其證多見頭重如裹、身體困倦、肢體沉重、面現垢色、大便溏泄、下痢膿濁。

濕性黏滯，從症候言，可有大便黏滯不爽，小便滯澀不暢；從病性言，濕邪纏綿，病程較長，起病較緩，常留著難移，固定於一處。

丁香除口臭

丁香，又名雞舌香，味辛，性溫，具有溫中降逆、補腎助陽的作用，是一味很好的溫胃藥，對由寒邪引起的腹痛、泄瀉，均有良好的療效。

古代，丁香曾經為治療口臭立下汗馬功勞，因此有人趣稱丁香為「古代的口香糖」。相傳，唐代著名的宮廷詩人宋之問在武則天掌權的時候，曾經充任文學侍從，他自恃長相儀表堂堂，又滿腹詩文，理應受到武則天的重用。可是事與願違，武則天一直對他避而遠之。

宋之問百思不得其解，於是寫一首詩呈給武則天以期得到重視，誰知武則天讀後對近臣說：「宋之問每個方面都不錯，就是不知道自己有口臭的毛病。」宋之問聞之羞愧無比，從此以後，人們經常看見他口含丁香以解其臭。

宋代《太平御覽》記載：漢桓帝時期，侍中刁存因為年老而患有口臭，皇帝賜以雞舌香，令其含之。刁存對丁香沒有什麼瞭解，不知皇帝所賜何物，置於口中感到辛辣刺舌。

刁存誤以為自己有什麼過錯，皇帝給毒藥賜死，回到家中一說，家人哀泣不止。有識者查驗他帶回的藥物是丁香，方知皇帝所賜乃香口之藥。

【李時珍戒食胡椒】

胡椒除了用作調味品以外，還是常用中藥之一，具有溫中散寒、醒脾開胃之效，可用於腹部受寒所致的胃脘痛、嘔吐、腹脹、腹瀉、腸鳴等症。

古人認為，胡椒性熱，過食會損肺、發瘡、齒痛、目昏、破血、墮胎。《本草綱目》記載：「胡椒大辛熱，純陽之物……時珍自少食之，歲歲病目，而不疑及也。後漸知其弊，遂痛絕之，病目亦止。」

據說，李時珍年輕的時候經常罹患眼疾，雙目乾澀，視力模糊，最初找不出病因，後來才發現自己的眼疾竟然與平時特別喜歡吃胡椒有關。李時珍停食胡椒以後，眼疾就慢慢康復。為此，李時珍撰寫《本草綱目》收錄胡椒的時候，特地寫出自己的親身經歷，以示後人。

因禍得福的太守

蠍的尾部毒刺有毒，會刺人。被稱為毒蟲的蠍子螫一下，自然不是一件好事，但是歷史上有一位因禍得福的「蠍子太守」。

清代錢泳《履園叢話》記載：清朝雍正初年，一位擔任同知的官員去朝見皇帝，不料帽子裡藏著一隻蠍子，他很想把蠍子弄出來，可是在皇帝面前又不敢脫帽。

蠍子螫這位同知的頭，痛得他鼻涕眼淚一起流。雍正皇帝見了，十分驚異，問他何故。他乘機脫帽磕幾個頭，假託說：「我想到聖祖仁皇帝（即康熙）在位六十一年的深仁厚德，我家兩代人都深受皇恩，在不知不覺中，感激得眼淚鼻涕都流出來。」

雍正皇帝誇獎這位同知：「你這個人還算有良心。」於是記下他的名字，讓他做知府，後人因此戲稱他為「蠍子太守」。

蠍，又稱為全蟲，《詩經》中稱為「蠆」，其入藥始見於《蜀本草》，味甘、辛，性平，有毒，功能熄風止痙、通絡止痛、解毒散結，可用於小兒驚風、抽搐痙攣、半身不遂、風濕頑痺，以及瘡瘍、瘰癧。

蠍，中國各地均產，以長江以北為多。宋代唐慎微《經史證類備急本草》記載：江南原無蠍，唐朝開元初年，有一位叫做杜伯的主簿，用竹筒盛蠍子過江，蠍子從竹筒中跑出來，之後江南一帶才有蠍子，因此蠍子也稱為「杜伯」，又稱為「主簿蟲」。

一味紫菀揚美名

北宋徽宗時期，蔡京擔任宰相，權貴一時。因為大腸秘結不通，痛苦異常，經御醫調治，病情毫無好轉。由於蔡京不想使用瀉藥大黃，害怕損傷正氣，眾醫皆感束手無策，只好貼出告示，可以治好宰相之病者，賞銀千兩。後來，有人推薦史載之（名堪，四川眉山人）為其診治。

當時，史載之剛到京城，還沒有什麼名氣。入室以後，史載之詳細切脈診查一番，不開處方，而是直接向蔡京討要二十文錢，蔡京感到莫名其妙，問其何用，答曰用作購藥之資。

史載之只買來紫菀一味藥，研為細末，讓蔡京用水送服。蔡京服藥以後不久，其腸「須臾遂通」，立即有奇效。蔡京感到驚奇，問其用紫菀的理由。

史載之說：「氣與肺相連，肺與大腸相表裡，腸乃肺之傳送器官。若肺氣不宣，則可導致大便不暢。紫菀功能肅降肺氣，肺氣得以肅降，大便就會得以暢通。」僅用一味紫菀就治好蔡京的病，從此史載之名揚京城。

紫菀，味辛、苦，性微溫，功能潤肺下氣、消痰止咳，可用於咳嗽氣逆、咯痰不爽，以及肺虛久咳、痰中帶血等症。治療外感咳嗽宜用生品，治療久嗽虛嗽宜用蜜製品。

李時珍認為紫菀根色紫而柔宛，故名。紫菀入藥，首載於《神農本草經》，列為中品，謂「主咳逆上氣，胸中寒熱結氣」。紫菀治咳嗽，無論得病新久均可用之。

【臟與腑的表裡關係】

表裡是中醫學中特有的概念。中醫理論中，臟與腑表裡互配，一臟配一腑，臟屬陰為裡，腑屬陽為表。臟腑之間由經絡來聯繫，彼此經氣相通，互相作用，相互影響。

心與小腸相表裡，心經之熱還會移熱於小腸，出現小便短赤、尿道澀痛等症。肝與膽相表裡，肝疏泄失常，會影響到膽汁的正常排泄，膽汁的排泄失常也會影響到肝。

脾與胃相表裡，脾喜燥惡濕，胃喜潤惡燥；脾主升，胃主降。二者燥濕相濟，升降協調，互相為用，構成既對立又統一的運動，共同完成水穀的消化、吸收、轉輸的任務。

胃氣不降，反而上逆，易現呃逆、嘔吐等症。脾氣不升，反而下陷，易現久泄、脫肛、子宮下垂等症。脾胃在生理上密切相關，在病理上互相影響，治療上多脾胃並治。

肺與大腸相表裡，若肺氣肅降，則大腸氣機得以通暢，能發揮其傳導功能。肺失肅降，會引起便秘；反之，大腸傳導阻滯，會引起肺氣肅降失常，出現氣短咳喘。

腎與膀胱相表裡，腎陽蒸化，使水液下滲膀胱，排泄小便。心包與三焦相表裡，溫熱病邪在三焦的時候，如果無法制止其發展，就由三焦內陷心包，而出現昏迷、譫語等症。

除瘴明珠薏苡

薏苡，別稱薏米、苡仁，又稱為米仁、干珠、珍珠米，漢代有一段「薏苡明珠謗」的軼事。《後漢書・馬援列傳》記載：東漢時期，號稱伏波將軍的馬援，奉漢光武帝劉秀之命，遠征交趾（當時境轄相當於今兩廣一部分和越南的北部和中部），平定南疆叛亂。

南征將士水土不服，多染腳氣病（手足麻木無力，疼痛，甚至下肢局部水腫或全身水腫）。馬援採用當地民間食療方，以薏苡煎水服用，治癒這種病。

南征勝利以後，馬援將薏苡「載之一車」，準備帶回引種，此事卻被人誣告，說他搜刮大量「明珠文犀」（珍珠與犀角）。馬援當眾將薏苡倒入桂林灕江之中，以回擊誣陷。

後人為了紀念這位清廉奉公的將軍，把這裡的山稱為伏波山，山中的洞稱為還珠洞，就是現在桂林灕江邊的「伏波勝境」。

薏苡入藥，首載於《神農本草經》，被列為上品，別名「解蠡」，其味甘、淡，性涼，功能健脾滲濕、除痺止瀉、清熱排膿，可用於小便不利、濕痺拘攣、脾虛泄瀉、肺癰、腸癰。

宋代張世南《遊宦紀聞》記載：辛棄疾從北方回朝，在建康為官，忽患疝氣病，陰囊重墜大如杯，後來用薏苡炒黃，煮爛，入砂盆內研成膏，每次用無灰酒調服二錢，腫脹很快就消失。沙隨先生晚年也罹患此病，辛棄疾親授此方給他服用，亦消。

薏苡也是藥食兩用的佳品，與大米一同煮粥，用於扁平疣的食療，有良好的效果。《青囊瑣探》記載：薏苡二錢，甘草一錢，水一盞半，煎一盞溫服，四五日，疣脫如掃。

被迫改名換姓的藥

避諱是中國歷史上一種特殊的文化現象，古代為了避諱帝王的一些忌諱，人們在言行上經常會受到很大的約束，就連一些中藥也是難逃劫難，以下這些中藥就是為了避諱某位君主而被迫「改名換姓」。

山藥入藥，始見於《神農本草經》，其名為「薯蕷」。到了唐代，為了避諱唐代宗李豫之名（蕷與豫同音），改名為薯藥。到了宋代，為了避諱宋英宗趙曙之名（薯與曙同音），改名為山藥，一直沿用至今。

玄參入藥，始見於《神農本草經》。玄者，黑也，故有黑玄參之名。到了清代，為了避諱康熙皇帝玄燁之名，改玄為元，元參之名由此而得。

玄明粉是從中藥芒硝中提煉所得，又被稱為風化硝。在清代，遭受與玄參相同的命運，為了避諱康熙皇帝玄燁之名，改玄為元，故得名元明粉。

延胡索在南北朝時期已經開始入藥，名為玄胡，唐代始有玄胡索之名（見於陳藏器的《本草拾遺》）。元代名醫王好古曰：「本名玄胡索，避宋真宗諱，改玄為延也。」此藥因此而得名延胡索。明代賈所學在《藥品化義》中稱其為元胡索，現在經常簡稱為元胡。

遠志：藥中隱者

遠志，又名小草，南朝劉義慶《世說新語》記載一則故事：東晉大臣謝安曾經有隱居東山終身不仕的志向，但後來還是擔任桓溫的司馬。有人送給謝安一些草藥，其中有一味遠志。

桓溫問謝安：「這種藥又叫做小草，為什麼有兩個名字？」

當時，有人藉此調侃謝安：「這很容易理解。隱於山中的時候稱為遠志，出山之後就稱為小草。」

這實際上是對一些名士假作隱居而實則求仕的諷刺。

遠志入藥較早，《神農本草經》將其列為上品，謂之「主咳逆傷中，補不足，除邪氣，利九竅，益智慧，耳目聰明不忘，強志倍力，久服輕身不老」。

宋代陳言《三因方》記載：「治癰疽，發背，癤毒，惡候侵大，不問寒熱虛實。遠志（湯洗去泥，捶去心）為末，酒一盞，調末三錢，遲頃，澄清飲之，以滓敷病處。」

清代醫家程國彭《醫學心悟》亦云：「凡治一切癰疽腫毒，初起之時，隨用遠志肉二三兩，去心，清酒煮爛，搗為泥敷患處，其效如神。」

鹽山名醫張錫純善用遠志治瘡疥，用水煎遠志取濃汁，去渣重煎，令其汁濃如薄糊，以敷腫疼瘡瘍及乳癰甚效。若恐其日久發酵，每一兩可加硼砂二錢溶化其中。

華佗試茵陳

俗話說：「三月茵陳四月蒿，傳於後人切記牢。三月茵陳治黃癆，四月青蒿當柴燒。」茵陳蒿，又稱為茵陳、綿茵陳，為菊科多年生草本植物茵陳蒿或濱蒿的幼苗。

據說，華佗曾經三試青蒿草。有一天，華佗給一個黃癆病人治病，苦無良藥，無法治癒。不久，華佗發現病人突然好了，急忙問他吃什麼藥，他說吃一種綠茵茵的野草。

華佗一看是青蒿，就到田裡採集一些，給其他黃癆病人試服，但是試了幾次，均無效果。華佗又去問他吃的是幾月的青蒿，他說三月裡的。

來年春天，華佗採集許多三月間的青蒿，給黃癆病人服用，果真有效。後來，華佗又把根、莖、葉分別進行嘗試，發現只有幼嫩的莖葉可以入藥治病，並且取名「茵陳」。

茵陳，味苦，性微寒，具有清熱利濕、利膽退黃之功效，為中醫常用的利膽退黃要藥。《本草綱目》記載：「主治風濕寒熱邪氣，熱結黃疸。」

【服中藥，應該選擇時間】

《神農本草經》記載：「病在胸膈以上者，先食後服藥；病在心腹以下者，先服藥而後食；病在四肢血脈者，宜空腹而在旦；病在骨髓者，宜飽食而在夜。」

一般說來，病在上焦，宜食後服；病在下焦，宜食前服；補益藥與瀉下藥，宜空腹服；安神藥宜臨臥服；對腸胃有刺激的，宜食後服。

急性重病不拘時服藥，慢性病應該按時服藥，治瘧藥宜在發作前兩小時服。十棗湯服在平旦，雞鳴散服在五更。這些服藥時間對提高療效都有重要的臨床意義。

冰糖葫蘆話山楂

山楂，又名山裡紅、紅果，用山楂製作的風味食品如冰糖葫蘆、山楂片、山楂糕、果丹皮等頗受人們青睞。關於冰糖葫蘆的由來，還有一段故事。

相傳，南宋紹熙年間，宋光宗最寵愛的貴妃生病了，面黃肌瘦，不思飲食，身體衰弱，御醫用許多貴重藥卻不見效，於是張貼黃榜招醫。

後來，有一位民間郎中獻方，以山楂加紅糖煎熬，每餐飯前食五至十枚。半個月以後，貴妃的病竟然痊癒。後來，這種酸脆香甜的糖山楂傳入民間，成為冰糖葫蘆。

山楂入藥，始見於南朝陶弘景《本草經集注》，最初是用山楂煮汁洗漆瘡。自從元代朱丹溪發現山楂有消食的功用以後，才成為臨床常用之藥，被廣泛應用。

山楂，味酸、甘，性微溫，功能消食健胃、行氣散瘀。《本草綱目》記載：一個小孩因為食積不化，面黃肌瘦，腹脹如鼓。他在山上無意中採食很多野山楂，食之至飽，回家以後大吐痰水，其病遂癒。所以，《本草綱目》謂山楂「化飲食，消肉積，癥瘕，痰飲痞滿吞酸，滯血痛脹」。

《本草圖經》記載，山楂「治腰痛有效」，並且「核有功力，不可去也」。相傳，光緒皇帝患有腰痛病，清宮御醫曾經用「山楂核，瓦上焙焦，研末，每服三錢，用老陳酒沖服」。

【中醫飲食觀】

《素問‧痺論》曾經明確指出「飲食自倍，腸胃乃傷」，也就是說，如果飲食過量，會損傷人的脾胃功能。《素問‧生氣通天論》還說：「膏粱之變，足生大疔。」這是教育人們不要偏嗜，意思是如果經常偏食肥甘厚味之品，會蓄為熱，以免生疔瘡之疾。

《素問‧上古天真論》在論述人們如何才可以長壽的時候，精闢地指出：「食飲有節，起居有常，不妄作勞，故能形與神俱，而盡終其天年，度百歲乃去。」這就是說，無論是飲食、起居、行為都應該避「過」，才可以健康長壽。

殺蟲療疳使君子

使君子，別名留求子、病疳子，其味甘，性溫，功能殺蟲消積、健脾，主治小兒疳積蟲證腹痛，是兒科良藥，所以民間有俗語云：「欲使小兒喜，多食使君子。」一般用量為六～十克，小兒嚼服的時候，總量不宜超過二十粒。

使君子入藥較晚，首見於北宋《開寶本草》：「俗傳始因潘州郭使君療小兒，多是獨用此物，後醫家因號為使君子也。」

相傳，北宋年間四川潘州，今松潘一帶，有一位名叫郭使君的先生，經常上山採藥。有一次，他無意中發現一種落葉的藤狀灌木，它的花朵顏色十分鮮豔，而且芳香撲鼻。

有趣的是，這種藤狀灌木每年夏秋季開花，每當黃昏來臨，花朵開放，花瓣顏色初開呈白色，第二天清晨變成粉紅色，到了傍晚又變成紅色，三天以後逐漸變成紫紅色。

這種花朵顏色幾經變化的植物，引起郭使君的注意。到了九月十月，這種植物結果，其果如山梔，但是稜瓣深而兩頭尖；亦似訶子，但是體輕而內又含仁。

郭使君去殼嘗之，味甘淡氣芳香。一位路過的樵夫告訴他，這就是「留求子」，沒有多大用處。郭使君感到新奇，摘下一些帶回家潛心研究。

過了幾天，郭使君見採回的留求子尚未乾透，恐其發霉，就放入鍋內炙炒一下，頓時香氣四溢。年僅五歲的孫子聞其香味，吵著要吃，就撿了四五枚讓其嘗之。

次日早晨，孫子竟然便出幾條蛔蟲，中午吃飯也比平時多。郭使君感到奇怪，又把昨天炒熟的留求子給孫子吃了十多個，不料未到一個時辰，只見孫子一個勁地打嗝，還伴著嘔吐，郭使君一時慌了，急忙用生薑、陳皮等止嘔藥給孫子止嘔。

估計是吃得太多的緣故，於是次日又減半讓孫子吃下，當天晚上又便出數十條蛔蟲，郭使君才知道它能驅蛔蟲。從此以後，郭使君遇到有蛔蟲病的小孩，都讓他們吃留求子，病兒也十癒其九，留求子逐漸被鄉鄰以郭使君的名字所取代，稱之「使君子」。

使君子炒熟以後，味道甘美香甜，易為兒童所接受，李時珍讚其「為小兒諸病要藥」。《神農本草經疏》記載：「使君子，為補脾健胃之要藥，不苦不辛，能殺疳蛔，故為小兒上藥也。」

在閩南和台灣一些地區，七夕節有驅蟲保健的習俗，這天晚餐食用以使君子煮的雞蛋、瘦豬肉、螃蟹，並且吃石榴，因為使君子和石榴都有驅蟲的功能。

相傳，此習俗始自北宋景祐元年，當時閩南一帶瘟疫流行，名醫吳夲看到大人小孩面黃肌瘦，許多人還患有蟲病，就宣導多食使君子和石榴，民眾都遵囑去做，效果很好。

因為時值七夕期間，後來相沿成俗，時至今日。吳夲深受當地人民愛戴，其家鄉閩南白礁建有他的塑像，宋孝宗追奉他為「慈濟真人」，明成祖追封他為「萬壽無極保生大帝」。

吳茱萸的來歷

「獨在異鄉為異客，每逢佳節倍思親。遙知兄弟登高處，遍插茱萸少一人。」唐代詩人王維的這首七言絕句膾炙人口，詩中所描繪的是重陽節用茱萸以避災邪的風俗。

重陽節用茱萸避邪，最早見於《續齊諧記》。當時，汝南人恆景隨東漢道士費長房學道，有一天費長房對恆景說：「九月九日，你家將有一場災難降臨，全家人必須在那天離家，用紅色的袋子裝滿茱萸繫在臂上，到一個高處飲菊花酒，此禍可除。」

恆景聽後立刻回家，依照費長房的話做了。全家人在九月九日的晚上從山上回到家，看見家中雞犬牛羊全部暴死。費長房聽後說：「這是雞犬牛羊代人受禍啊！」

於是，後人就在九月九日這一天登高飲酒，並且佩戴茱萸，「重陽登高，效恆景之避災」，以後逐漸形成一種習俗，茱萸因此而得到一個「辟邪翁」的雅稱。

茱萸是一味常用中藥，始載於《神農本草經》，被列為中品。古人認為入藥以吳地所產為好，所以稱吳茱萸或吳萸。關於吳茱萸，民間有一個有趣的傳說。

相傳，春秋戰國時期，茱萸原本生長在吳國，稱為吳萸。有一年，吳國將它作為貢品進獻給楚國，楚王見了大為不悅，不聽吳臣的解釋，將其趕出去。

幸虧，楚國有一位精通醫道的朱大夫追去留下吳萸。一日，楚王受寒而舊病復發，胃痛難忍，諸藥不效。此時，朱大夫將吳萸煎湯，治好楚王的病。

楚王得知此事以後，立即派人前往吳國道歉，並且號召楚國人廣為種植吳萸。為了讓人們永遠記住朱大夫的功勞，楚王把吳萸更名為吳茱萸。

吳茱萸，味苦、辛，性熱，有小毒，功能散寒止痛、降逆止嘔、助陽止瀉，常用於治療厥陰頭痛、寒疝腹痛、寒濕腳氣、經行腹痛、脘腹脹痛、嘔吐吞酸、五更泄瀉。

李時珍收集一個單方：吳茱萸研極細末備用，每次用少量細末加適量好醋調成糊狀，塗在紗布上，敷於雙側湧泉穴，即足心，一晝夜以後取下，治慢性復發性口腔潰瘍很有效。

【泄瀉的辨證論治】

泄瀉，《黃帝內經》以「泄」稱之，漢唐書包括在「下利」之中，唐宋以後才統稱「泄瀉」。古有將大便溏薄而勢緩者稱為泄，大便清稀如水而勢急下者稱為瀉，現在一般統稱泄瀉。

泄瀉的病因是多方面的，外感風寒暑熱濕等邪氣，內傷飲食情志、臟腑失調皆可致瀉。外邪之中濕邪最為重要，濕為陰邪易困脾土，運化不利，升降失職，水濕不分，混雜而下，而成泄瀉，其他許多邪氣需要與濕氣兼夾，方易成瀉。

其他臟腑只有影響脾之運化，才可能致瀉。泄瀉的病位在腸，但是關鍵病變臟腑在脾胃。若脾胃運化失司，則小腸無以分清泌濁，大腸無法傳導變化，水反為濕，穀反為滯，合汙而下，發生泄瀉。然而，脾氣之升降又與肝氣之疏泄有關，若肝鬱氣滯，橫逆犯脾，則升降失職，清濁不分，發生泄瀉。脾胃之運化又與腎陽之溫煦有關，若腎陽不足，失去溫煦，則脾失健運，水濕內停，而成泄瀉。可見，泄瀉的發生與肝和腎有密切關係。

濕為泄瀉的主要病理因素，脾虛濕盛是其發病關鍵，故治療應該以運脾化濕為原則。暴瀉應該以祛邪為主，切忌驟用補澀，清熱不可過用苦寒；久瀉應該以扶正為主，不宜分利太過，補虛不可純用甘溫。泄瀉痊癒以後，應該注意飲食調養，防止復發。

檳榔：中國式口香糖

相傳，炎帝女兒「賓」的丈夫長得聰明威武，一次與妖魔相鬥，不幸被殺死在崑崙山下，化成一片樹林，並且結出纍纍果實，即今天的檳榔。他的妻子「賓」將果實裝在荷包裡，經常帶在身上以示懷念。據說，人們吃下這種果實就不怕妖魔作惡。

中國南方人，尤其是黎族、傣族等少數民族，有嚼食檳榔的習俗。嚼檳榔先苦後甜，越嚼越有味，所以有人趣稱為「中國式口香糖」。

嶺南人喜嚼食檳榔以代茶，認為檳榔有預防瘴氣的作用。宋代羅大經初到嶺南的時候一點也不能吃，後來可以稍微吃一點，再後來一天也離不開。他在《鶴林玉露》記載，檳榔「醒能使之醉，醉能使之醒，饑能使之飽，飽能使之饑」。

檳榔經常被用於醒酒消食，《南史‧劉穆之列傳》記載宋武帝時期名臣劉穆之的一則軼事：劉穆之少時家貧，但是好酒食，屢上妻兄處乞酒，妻江氏屢勸不止。

一日，妻兄家辦喜事，劉穆之不顧妻子勸告前去，酒足飯飽之後，向妻兄乞檳榔消食。當時，江氏兄弟戲之曰：「檳榔消食，君乃常饑，何忽須此？」

劉穆之的妻子聽後深以為恥，歸則暗剪秀髮出售，回請兄弟以挽回一些顏面。後來，劉穆之做了丹陽尹，某日設宴招待妻兄弟，待其醉飽以後，令僕人以金盤滿盛檳榔奉上。

檳榔入藥，最早見於南北朝時期陶弘景的《名醫別錄》，並且將其列為中品。書中記載：「主消穀，逐水，除痰癖，殺三蟲，去伏屍，療寸白。」

檳榔，味苦、辛，性溫，功能殺蟲消積、降氣行水、截瘧，主要用於絛蟲、蛔蟲、薑片蟲病，以及積滯瀉痢、裡急後重、水腫腳氣、瘧疾。

李時珍認為：食檳榔有損正氣，不宜久服。清代名醫王孟英認為，檳榔「制肥甘之毒，膏粱家宜之，虛弱人及淡泊家忌食」。

十方九當歸

古人經常以藥寄情，即以中藥來表達不同的情感。崔豹《古今注》記載：古人相贈以芍藥，相招以文無。文無，一名「當歸」；芍藥，一名「將離」，故也。

唐代安史之亂時期，唐玄宗和楊貴妃被迫離開長安。臨行的時候，大臣羅公遠將一個密封的錦匣送給皇帝，匣上寫著「願此物保君王一路平安」。

唐玄宗匆匆離京，無心查看是何物。安祿山、史思明的叛亂被平定以後，唐玄宗命人打開包封，只見匣中是幾支上等的當歸。唐玄宗大喜，即命擺駕返回長安，重賞羅公遠。

當歸入藥，首載於《神農本草經》，列為中品，稱為「子歸」，以治婦人「漏下絕子」故名。《本草綱目》記載：「當歸調血，為婦人要藥，有思夫之意，故有當歸之名。」

當歸，味甘、辛、苦，性溫，功能補血調經、活血止痛、潤腸通便，是和血補血的要藥，可用於血虛證、婦科病、腹痛、癰疽瘡瘍、風濕痺痛、跌打損傷、血燥皮疹、腸燥便秘等症。

古代醫案中，有妙用當歸者：有一個女病人，產後二十幾天，突然發熱，頭痛身痛，四肢酸楚，胸滿惡食，大便秘結。一醫診之，斷為外寒夾食滯，氣血不和，就用生料五積散，一服諸證盡解，唯頭痛不止，大便不通，再服仍然無效，因而請教於當時名醫繆希雍。繆希雍診之，囑其加一兩當歸身，服之果然大便通暢，頭痛立止。

中藥配方中，有「十方九歸」之說，當歸使用非常廣泛，許多名方都離不開當歸。當歸酒炒，能為強活血作用，通常補血用當歸身，活血用當歸尾，和血（補血活血）用全當歸。

牛黃：牛的膽囊結石

牛黃是牛膽囊裡的結石，作為藥物用的歷史悠久。相傳，扁鵲與牛黃還有一段趣事。

有一天，扁鵲為鄰居陽文鍛製一塊青礞石，準備研末做藥，治他的中風偏癱。此時，門外傳來一陣喧鬧聲，原來是陽文家中養了一頭十幾年的黃牛，不知何故，這兩年來日見消瘦，不能耕作。陽文的兒子陽寶請人把牛宰殺了，他在牛膽裡發現一塊石頭。

扁鵲對這塊石頭很感興趣，囑咐陽寶將石頭留下。陽寶笑著問：「先生莫非想要用它做藥？這塊石頭是我家黃牛的病根，怎麼可以治病？」說著，就把這塊石頭和桌上的青礞石放在一起。

正在此時，陽文的病又發作起來，十分危急。扁鵲叮囑陽寶：「快，把我桌上那塊青礞石拿來。」陽寶氣喘吁吁地拿來藥，扁鵲也未細察，很快研為細末，取五分給陽文灌下。

過了一會兒，陽文停止抽搐，從鬼門關裡拉回來。扁鵲回到屋裡以後，卻發現青礞石還在桌上，那塊從牛膽裡取出來的石頭不見了，急忙問家人：「誰動了我那塊石頭？」

家人說：「剛才陽寶回來取藥，說是你吩咐的。」

這個偶然的差錯，使扁鵲深思：難道牛膽裡的石頭也有豁痰定驚的作用？第二天，他有意將陽文藥裡的青礞石改換為牛膽裡的那塊石頭。三天後，陽文病勢奇蹟般地好轉，不僅止住抽搐，而且偏癱的肌體也能動彈，喜得陽文連聲稱謝。

扁鵲說：「不用謝我，要謝謝你家公子。」於是，將陽寶錯拿藥物的經過講一遍，並且說：「此石久浸於膽汁中，苦涼入心肝，能清心開竅，鎮肝熄風。」

陽文問：「這種藥叫做什麼名字？」

扁鵲思索片刻：「此石生在牛身上，凝於肝膽而成黃，可以稱它為『牛黃』。」然後又說：「牛黃有此神效，堪稱一寶，牛屬丑，再給它取一個別名，叫做『丑寶』吧！」

牛黃，味苦、甘，性涼，功能清心開竅、豁痰定驚、涼肝熄風、清熱解毒，主治熱病神昏譫語、中風痰迷、驚癇抽搐、癲癇發狂、牙疳、咽喉腫痛、口舌生瘡、癰疽疔瘡等病症。

《神農本草經》把牛黃列為上品，明代醫家繆希雍說：「牛為土畜，惟食百草，其精華凝結為黃，猶人身之有內丹也，故能解百毒而消痰熱，散心火而療驚癇，為世神物，諸藥莫及也。」

牛黃的珍貴，在於它得來不易。牛黃是病牛體內的一種結石，牛罹患這種結石症以後，就會出現枯瘦、吃草少、喝水多、行走無力、眼睛發紅失神等症狀，最終病死。所以，一枚牛黃的獲得，往往是以犧牲一頭牛的生命為代價。

宋代董弅在《閒燕常談》中記載：宋徽宗政和初年，戶部提舉司下令在全國各地購買牛黃，以供惠民和劑局配藥的時候使用，由於「督責急如星火，州縣百姓競屠牛以取黃」，但是仍然與索求的數量相去甚遠。

於是，各地方官乘機從百姓中斂錢，以賄賂上下官吏以求獲免，並且中飽私囊，百姓叫苦不迭。只有山東萊州掖縣知縣汝霖寫狀至提舉司申訴：「牛遇歲疫，則多病有黃，今太平日久，和氣充塞，縣境牛皆充腯，無黃可取。」提舉司對此無可責備，使一縣獲免，百姓無不感戴汝霖。

由於牛黃的療效神奇，加上藥源稀少，所以天然牛黃就顯得非常珍貴。如今，主要是透過人工方法來培育牛黃，即在牛的膽囊置入異物（埋核），以便培育牛黃。

【痰為百病之母】

痰迷心竅的主要誘因是情緒刺激，典型表現是瘋癲，也就是精神分裂。

中醫認為，痰是一種「其液黏稠」的病理產物，有狹義的有形之痰和廣義的無形之痰之分。狹義的痰，看得見，摸得著，故稱有形之痰。

有形之痰，質地稠厚稱為痰，質地清稀稱為飲。根據痰液的顏色和性質，又分為熱痰與寒痰兩類，痰色黃稠如膠者為熱痰，痰液澄白清稀如水者為寒痰。

無形之痰，是中醫特有的一種概念，乃臟腑功能失調，體內津液代謝失常而致，痰停積於經絡、臟腑，引起各種頑症、怪症。因為手不可觸及，眼不能見之，故稱無形之痰。

其致病沒有一定的規律，症狀表現離奇古怪，變化多端，因此有「痰為百病之母」的說法。臨床上，遇有疑難雜症，症狀離奇，只要是舌苔膩，脈濡滑，體肥胖，經常從痰來辨治。

延年益壽話茯苓

茯苓入藥，首載於《神農本草經》，並且被列為上品，言其「主胸脅逆氣……利小便。久服安魂養神，不饑延年」。茯苓，味甘、淡，性平，功能利水滲濕、健脾寧心，常用於水腫尿少、痰飲眩悸、脾虛食少、便溏泄瀉、心神不安、驚悸失眠等症。

茯苓是藥食兩用的珍品，具有重要的滋補作用。魏晉時期，服食茯苓蔚然成風，《梁書・陶弘景列傳》記載：陶弘景辭官隱退，梁武帝令月給茯苓五斤，白蜜二升，以供服餌。

北宋著名的文學家蘇轍，年少的時候身體十分虛弱而且疾病不斷，雖然四處求醫問藥，卻療效甚微。步入而立之年，整天心慌氣短、頭暈，身體每況愈下，一年不如一年。

後來，蘇轍乾脆找來醫書，開始自學。他聰明過人，又勤學好問，沒有花費太多時間，就對《神農本草經》中數百種中草藥的性味和功用瞭解得一清二楚。

他發現茯苓這味藥藥性十分平和，《神農本草經》中說「久服可安魂養神、延年」，正好對自己的病症。於是，他買一些茯苓，每天堅持服用。

果然，不出一年，以前那些十分難纏的痼疾都神奇般地消失，身體更是一天天強壯起來。後來，他把這段經歷寫進自己的文章裡，並且推薦人們用茯苓祛病延年。

《柳宗元集》記載：有一天，柳宗元突然患病，脘腹部脹悶不舒，於是找醫生診治。醫生診治以後說，用茯苓可治此病。柳宗元從街上買藥回家，服藥以後病情沒有減輕，反而更加嚴重。柳宗元派人把醫生找來，質問其原因。醫生聽完以後，要求看一下藥渣，發現他煮的是老芋頭。原來，賣藥人用假藥欺騙柳宗元，於是柳宗元專門撰文《辨茯神文並序》，申辯茯苓偽劣、申明茯苓功效，警告世人，避免上當。

據說，慈禧太后為了養身延年，採納太醫的進言，命御膳房用精白麵和茯苓粉製成「茯苓餅」供膳，並且經常以此賞賜大臣。因為茯苓餅既有清香之味，又有祛病延年的功效，故成為清王朝宮廷裡的名點，進而使茯苓餅盛行於世，成為京城名食，飲譽至今。

【中醫養生三戒】

孔子曾經告誡人們：「君子有三戒：少之時，血氣未定，戒之在色；及其壯也，血氣方剛，戒之在鬥；及其老也，血氣既衰，戒之在得。」

這裡清楚地指出人們應該按照不同時期的體質特點來養生，即年齡不同，生理和心理特點不一樣，養生方法應該有所區別。青少年時期，由於發育不成熟，不能早婚，不能迷花戀蝶，沉迷於兒女之情，中醫歷來反對貪色縱欲，主張節欲以養精，藏精而健身，所以「戒之在色」，對「少之時，血氣未定者」大有裨益。中年時期，是氣剛任性而好勝善鬥的年齡，所以應該平心靜氣，和諧寬容，「戒之在鬥」。老年時期，體力已經虛弱，不要再竭力追求名譽、地位、金錢，如果貪婪無度和挖空心思地謀取個人利益，就會大傷元氣，損身折壽。

將軍命名車前草

相傳，西漢有一位馬武將軍，被敵人圍困在荒無人煙之處，時值暑日，又無水源，結果人和馬都腹脹如鼓，小便如血，滴瀝不盡。

一天，馬夫突然發現馬不尿血了，仔細觀察發現，馬總是嚼食一種牛耳形的草，他猜想此草能治病，就拔此草水煮以後飲用，果然小便正常。

馬夫稟報將軍，將軍問馬夫哪裡有這種草，馬夫用手一指：「車前就有。」於是，將軍讓人和馬食用此草，幾天以後，人和馬都被治好了。從此，馬武將軍就把此草叫做車前草。

車前草的葉可止血，唐代孫思邈在《千金要方》中說：「治金瘡出血，車前葉搗敷之。」不僅是外傷出血，對尿血和鼻血亦有效，《外台秘要》云：「治小便尿血，車前搗汁五合，空腹服。」《本草圖經》亦謂：「治鼻衄不止，生車前葉搗汁飲之，甚效。」

車前草的種子入藥，首載於《神農本草經》，列為上品，其味甘，性微寒，功能清熱利尿、滲濕通淋、清肝明目、化痰止咳，可用於治療水腫脹滿、熱淋澀痛、暑濕泄瀉、目赤腫痛、痰熱咳嗽。

明代《名醫類案》記載：有一次，歐陽修患暴瀉，便下如水，經名醫多方醫治，服藥無數，難以奏效。一日，妻子對他說：「街市上有人出售治療腹瀉的藥，三文錢一帖，據說很有效，偏方可以治大病，何不買來試試？」

歐陽修不太相信，妻子出於無奈，暗派家人去街市上將藥買回，又請名醫診治處方，然後謊稱是名醫所開之藥，讓歐陽修用米湯調服從街市上買回的藥，想不到竟然一服而癒。求得其方，只是一味車前子而已，每次用米湯送服二錢。

補腎之果話栗子

南北朝陶弘景記載：有一位名叫周武的人，腰腳軟弱無力，不能行走，百藥無效。一天，朋友將他帶到栗樹下遊玩，他看見栗子很好奇，就取出栗肉吃，越吃越覺得味道甜美，結果食數升就可以起行。

栗子是補腎佳品，能補腎強腰膝、益氣厚腸胃。《本草綱目》記載：「有人內寒，暴泄如注，令人煨栗二三十枚，頓癒。」《經驗方》記載：「治腎虛腰腳無力，以袋盛生栗懸乾，每旦吃十餘個，再吃豬腎粥助之，久必強健。」

清代名醫黃宮繡說：「栗，腎之果也，味鹹性溫，體重而實，故能入腎補氣，凡人腎氣虧損而見腰腳軟弱，並胃氣不充而見腸鳴泄瀉，服此無不效。」

蘇軾晚年患有腰腿痛，他經常食栗，久而久之，腰腿痛不治而癒，並且寫出「老去自添腰腳病，山翁服栗舊傳方」的詩句。據說，慈禧太后也愛吃栗子，每餐都吃一些用栗子粉、麵粉、冰糖蒸製而成的栗子糕，既香甜可口，又補腎強腰。

栗子，又稱為河東飯，關於其來歷，還有一段故事。晉朝時期，晉王率領部隊追擊敵軍，由於糧食斷缺，眼看功虧一簣，晉王看到周圍山林上有許多成熟的栗子，於是命令士兵採摘山栗作糧，蒸煮為飯，這樣不僅充饑，而且行軍所致的腰腿酸痛症狀也消失，結果士氣大振，終於使這場戰爭大獲全勝。

【中醫眼中的「腎」】

腎藏精，這裡所說的「精」是人體生長發育和生殖繁衍後代的基本物質，包括男子的精液、女子的卵，以及與生長發育有關的其他精微物質。

腎精屬於腎陰的範圍，腎氣屬於腎陽的範圍，精與氣對立而統一。腎精的活動，經常以腎氣的形式表現出來，精足則氣盛，反之則氣衰。

腎有主管全身水液代謝的功能，雖然水液代謝過程中，脾主運化為胃行其津液，肺氣可通調水道，三焦為水液運行的道路，膀胱能貯泄尿液，但是調節水液和維持體液代謝平衡，主要是腎中的陽氣。

此外，腎主骨、生髓、通於腦（與大腦的功能有關），其華在髮。腎主納氣，腎氣充沛，納氣正常，才可以使肺的氣道通暢，呼吸均勻。耳的聽覺有賴於腎的精氣充養，前後二陰（指尿道和肛門）大小便的排泄，也與腎的氣化功能有關。

王勃與豆豉

《本草綱目》記載：「黑豆性平，作豉則溫，既經蒸窨，故能升能散。得蔥則發汗，得鹽則能吐，得酒則治風，得韭則治痢，得蒜則止血，炒熟又能止汗。」

豆豉，是用黃豆或黑豆經過蒸煮，冷卻以後經過發酵、鹽漬、曬乾而成，處方名淡豆豉、香豆豉、炒豆豉，有解表除煩、透疹解毒之功。如果用青蒿和桑葉蒸煮發酵，則其性寒，多用於治風熱感冒、熱病胸中煩悶之證；用麻黃和蘇葉蒸煮發酵，則性微溫，多用於治風寒感冒。

豆豉發汗力弱，用於發汗解表的時候，配伍荊芥、薄荷、生薑、蔥白同用，療效更佳。相傳，王勃為滕王閣作序的時候，與中藥豆豉還有一段有趣的故事。

唐代上元二年，南昌都督閻某於重陽節為重修滕王閣完成而大宴賓客。這天，王勃正好路過洪州，也被邀請而來。席間，閻都督展宣紙備筆墨，請其為滕王閣作序。

年少氣盛的王勃欣然命筆，一氣呵成，閻都督不由為其拍案稱絕。翌日，他又為王勃專門設宴。連日宴請，閻都督貪杯又感外邪，只覺得渾身發冷，汗不得出，骨節酸痛，咳喘不已，胸中煩悶，夜不得寐。請來當時十多位名醫診治，眾醫都主張以麻黃為君藥。

閻都督對中醫略知一二，最忌麻黃，他說：「麻黃峻利之藥，我已年邁，汗出津少，用發汗之藥，就同釜底加薪，不可！」不用麻黃，症候難解，藥效不佳，這可怎麼辦？

正在此時，王勃前來告辭。他聽說此事以後，不覺想起豆豉。製作豆豉，先用蘇葉與麻黃濃煎取汁，用以浸泡大豆，再煮熟發酵而成，可做小菜。

王勃見眾醫束手無策，心想：「何不用豆豉？」

他把想法說出來，眾醫訕笑，連閻都督都搖頭：「當地土民小菜，焉能為藥？」

「不妨一試，況且豆豉只是食物，無妨身體。」王勃相勸。

閻都督覺得此話有道理，於是連服三天，果真汗出喘止，胸悶頓減，能安然入睡，幾天後痊癒。不日，閻都督又上滕王閣為王勃餞行，取重金相謝。王勃固辭不受：「都督若要謝我，何不擴大作坊，使其不至失傳。」閻都督含笑點頭。

從此，豆豉不僅在洪州流傳，而且行銷大江南北，至今不衰。

祛風良藥烏梢蛇

烏梢蛇，原名烏蛇，又名黑花蛇、烏風蛇、劍脊蛇、黑烏梢，入藥始載於唐代甄權《藥性論》，以後歷代本草多有記載。其味甘，性平，無毒，功能祛風通絡、定驚止痙，可用於治療風濕頑痺、麻木拘攣、中風口眼歪斜、半身不遂、抽搐痙攣、麻瘋疥癬、瘰癧惡瘡。

唐代《朝野僉載》記載：一位商州人罹患麻瘋病，家人嫌棄他，就入深山起草廬自居，每日以酒澆愁，坐以待斃。不料，酒即將飲盡的時候，病卻慢慢好了。後來，他發現盛酒的酒罐底有一具蛇骨，原來是一條烏蛇墜於其中淹死，才知道原來是烏蛇藥酒治好他的頑症。

麻瘋是一種傳染病，古稱癘、癘瘍、大風。當時，由於沒有有效的藥物來治療，所以古人對麻瘋病很恐懼。據說，盧照鄰就是因為罹患麻瘋病而投河自盡。

盧照鄰和王勃、楊炯、駱賓王並稱為「初唐四傑」，他曾經是四川新都縣尉。有一年，盧照鄰因事進京，正好與孫思邈相遇，他對這位「蒼生大醫」的醫術和博學十分欽佩。

此前，盧照鄰自覺全身發癢，請來許多醫生診治也未見好轉，故求教於孫思邈。孫思邈為他切脈察舌，又檢查痛癢的部位，然後告訴他：「你罹患的是惡疾。」

盧照鄰問：「是何惡疾？」

孫思邈說：「就是癘風。」

盧照鄰頓時嚇得目瞪口呆，於是請求孫思邈為自己醫治。孫思邈答應他的請求，並且希望盧照鄰住到他那裡，以便隨時照看。就這樣，盧照鄰在孫思邈的住宅裡留下來接受治療。後來，由於唐高宗要到甘泉避暑，特令孫思邈與之同行。這樣一來，盧照鄰只好中斷治療，回到四川新都。不久，孫思邈也離開唐高宗而回故里，從此再也未與盧照鄰見面。

大概五年後，盧照鄰以病辭官，此時他的病越來越嚴重，痲瘋病的各種症狀逐步顯露出來。在當地道士的蠱惑下，盧照鄰服下「仙丹」，卻沒有治好舊病，反添新病。不久，盧照鄰的病情惡化，最後無望地投潁水而死。患病期間，他寫下《病梨樹賦》，訴說自己的痛苦和不幸。

【何為「蒼生大醫」？】

孫思邈在《千金要方》中說：「凡大醫治病，必當安神定志，無欲無求，先發大慈惻隱之心，誓願普救含靈之苦。若有疾厄來求救者，不得問其貴賤貧富，長幼妍媸，怨親善友，華夷愚智，普同一等，皆如至親之想；亦不得瞻前顧後，自慮吉凶，護惜身命。見彼苦惱，若己有之，深心悽愴，勿避險巇、晝夜、寒暑、饑渴、疲勞，一心赴救，無作功夫形跡之心，如此可為蒼生大醫，反此則是含靈巨賊。」

逐客的王不留行

南朝劉義慶《世說新語》記載：晉代曾經做過江州刺史的衛展，對人毫無情義，他在潯陽的時候，過去結交的一位朋友來投奔他，他根本不照顧不接待。

因為難以啟口辭客，於是送給來人一斤王不留行。來人知道他的意思，立刻起程歸去。衛展的外甥李弘範聽說此事以後說：「我舅舅是如此刻薄，竟然驅使草木來逐客。」

刻薄的衛展用這味中藥的藥名，表達自己不收留客人的意思，王不留行的得名也是來自這味中藥具有「逐物」的特性——通乳汁、逐經閉。

王不留行入藥，首載於《神農本草經》，被列入上品，云「久服輕身耐老增壽」。王不留行，味苦，性平，功能活血通經、下乳、消腫，可用於乳汁不下、經閉、痛經、乳癰。

李時珍說：「此物性走而不住，雖有王命而不能留其行，故名王不留行。」正因為它功專通利，上能通乳汁，下能通經閉，中醫學具體地稱其特點為「行而不住，走而不守」。

左思，西晉文學家，字太仲，齊國臨淄（今山東淄博市）人，曾經用樸實的語言，以詩歌的形式，生動具體地記下王不留行治療乳汁不下的故事。

據說，左思的妻子生下長女惠芳以後，乳汁很少，女兒餓得哇哇直叫，夫婦二人非常著急。正好，左思遇見一位走鄉郎中，手搖環鈴，高歌叫唱：「穿山甲，王不留，婦人服了乳長流……」左思聽了喜出望外，就向郎中述其原因，索要催奶方。

郎中告訴他，此藥是他家祖傳催奶秘方，產後無奶者服此非常靈驗，實屬催奶第一藥。左思當即如法配製，讓妻子服下，果然應驗如神，奶汁源源流出。

王不留行還可以「治血淋不止」、「治諸淋及小便常不利」。宋代醫家王執中在《針灸資生經》中，記載一則醫案：一位婦人罹患淋證，臥病在床已久，諸藥不效。其丈夫來王執中處求藥，王執中令其用剪金花十餘葉煎湯服之。其丈夫第二天早上趕來說，病情已經減去八分，病人再服藥以後而癒。剪金花，又名禁宮花、金盞銀台、王不留行。

此醫案治淋證用的是王不留行的葉子。根據考證，早期王不留行的全草與種子是並用的，如《蜀本草》有「三月收苗，五月收子，曬乾」；《日華子本草》有「王不留行，根、苗、花、籽並通用」；《本草綱目》有「苗子皆入藥」；《史載之方》中，用剪金花連莖葉陰乾，濃煎汁，溫服，治鼻衄不止。但是如今習慣用王不留行籽，鮮有將其葉供藥用。

黃芩趣話

黃芩入藥，首載於《神農本草經》，列為中品，別名腐腸。陶弘景曰：「圓者名子芩，破者名宿芩，其腹中皆爛，故名腐腸。」其實，黃芩還有空腸、妒婦、枯腸、枯芩、內虛，皆為貶義惡名。黃芩是一味良藥，何以「身敗名裂」，其中還有一段故事。

很久以前，黃芩和人參長得一模一樣，它們親密無間，形影相隨。由於吃人參能大補，所以採挖服食的人越來越多，幾乎使人參瀕臨絕種的境地。

為了生存，人參只好逃往關東避難。臨行前，人參悄悄告訴黃芩：「你我情同兄弟，是最好的朋友，今日去關東避難，你千萬不要向他們洩露我的去向。」

黃芩賭咒發誓地說：「你放心去吧，我一定會守口如瓶，保證不會吐露半點風聲，如果我說出去，就讓我心壞腸爛！」於是，人參連夜北上，逃往關東。

自從人參走後，人們經常誤把長相類似的黃芩挖了又挖，但又不是人參，就扔到一旁，這下可苦了黃芩。無奈之下，黃芩為了保命，以防絕後，終於說出人參逃往關東的秘密。

說來奇怪，咒語竟然成為事實，黃芩得到報應，所有黃芩的內心變壞變黑，中空猶如朽爛枯腸，儘管外表看起來色黃完整，可是內心卻變成「枯芩」。

黃芩，味苦，性寒，功能清熱燥濕、瀉火解毒、止血、安胎，可用於暑濕胸悶嘔惡、濕熱痞滿、瀉痢、黃疸、肺熱咳嗽、高熱煩渴、熱吐衄、腫瘡毒、熱不安等症。

黃芩的不同炮製品種，其功用有異：清熱多用生黃芩，安胎多用炒黃芩，止血多用黃芩炭。過去認為，生長年久的黃芩宿根稱枯芩，善清肺火；生長年少的黃芩子根稱條芩（子芩），善清大腸之火，瀉下焦濕熱。現今的用藥習慣，則無枯芩、條芩之分。

黃芩得酒上行，得豬膽汁清肝膽火，得柴胡退寒熱，得芍藥治下痢，得桑白皮瀉肺火，得白朮安胎，確有奇效。關於黃芩的配伍，清代名醫鄒澍曾經對張仲景用黃芩的經驗做出概括：氣分熱結者與柴胡相配，血分熱結者與芍藥相配，濕熱中阻者與黃連相配。

黃芩善於清泄肺熱，治療肺熱咳嗽，單味黃芩即有效。元代朱丹溪有一個名方「清金丸」，以黃芩為末，蜜製成丸，「瀉肺火，降膈上熱痰」。

《本草綱目》記載：李時珍二十歲那年，罹患感冒咳嗽，日久不癒，漸至發熱膚如火燎，每日吐痰碗許，煩躁口渴多飲，寢食幾廢。當時，服了各種藥物，均無效果，病情越加嚴重，皆認為必死無疑。後來，其父李言聞用一味黃芩湯，瀉肺經氣分之火而治之。將黃芩一兩煎湯以後，讓李時珍一次服下，次日即身熱盡退，隨後吐痰、咳嗽皆癒。

【肺與皮、毛、鼻的關係】

肺主氣，肺氣宣發，可營養皮毛。如果肺氣虛衰，不能宣發和濡養皮毛，則皮膚乾燥、毛髮枯槁。鼻為肺之竅，即鼻是肺氣呼出和吸入的門戶，《靈樞・脈度》記載：「肺氣通於鼻，肺和則鼻能知臭香矣。」如果外感致肺氣不宣，則會出現咳嗽、氣促、鼻塞流涕。

杏仁醫話

杏原本產於中國，周代已經有種植的記載。《山海經》曰：「靈山之下，其木多杏。」春秋時期的《管子》一書中，有「五沃之土，其木宜杏」，說明當時杏樹已經受到人們的重視。

相傳，唐代進士科考放榜以後，皇帝把新榜進士請到長安曲江之西的杏園，飲酒賞花，謂之「探花宴」。此時，正值杏花怒放，紅杏被譽為「及第花」，進士被稱為「紅杏園中客」，並且封其中的「少俊之人」為「探花使」，可見當時珍視杏花的風流時尚。

杏與中醫有不解之緣，晉代葛洪《神仙傳》記載：三國時期，有一位名醫叫做董奉，隱居江西廬山。他醫術高明，為人治病不收錢財，只需病人在他住處周圍種上幾棵杏樹。

經過數年，所種的杏樹竟然有十萬餘株，這片杏林鬱鬱蔥蔥，被稱為「董仙杏林」。杏子成熟以後，董奉用杏子換來稻穀，救濟貧苦百姓。後來，對醫術高明和品德高尚的中醫，經常用「譽滿杏林」、「杏林春暖」等詞給以讚譽，即本於此。

杏仁入藥，始載於《神農本草經》，名「杏核仁」，列為下品。杏仁有苦、甜之分，入藥以苦杏仁為主。苦杏仁，味苦，性微溫，有小毒，具有降氣平喘止咳、潤腸通便之功效，可用於咳嗽氣喘、胸滿痰多、血虛津枯、腸燥便秘等症。

古人曾經稱杏仁為「杏金丹」，又有「草金丹」之雅號。《左慈秘訣》記載：「杏金丹，亦名草金丹。方出渾皇子，服之長年不死。夏姬服之，壽年七百，乃仙去也。」對此，宋代名醫唐慎微曾經指責：「久服壽至千百，其說妄誕可鄙，讀者勿信其誑也。」

杏仁是中醫最常用的止咳化痰藥，兩千多年來久用不衰，正如清代醫家黃宮繡所說：「杏仁既有發散風寒之能，復有下氣除喘之力，凡肺經感受風寒，無不可以調治。」

杏仁還有一種特殊功效，即潤膚駐顏。《太平聖惠方》中的「變白方」，藥僅三味，其中就有杏仁，製成面脂，臨睡前塗臉，能消除臉部斑點瘢痕，使臉部光淨潤滑。

明代《魯府禁方》載有「楊太真紅玉膏」一方，據說是楊貴妃所用駐顏秘方，此方是以杏仁為主藥，配滑石、輕粉，經過調製，敷之能「令面紅潤悅澤，旬日後色如紅玉」。

相傳，楊貴妃年幼的時候，臉色黝黑，皮膚粗糙，長相也不漂亮。她家院子裡有一棵杏樹，每逢杏子黃熟的時候，她百食不厭。到了及笄之年，她竟然出落得冰肌玉骨，貌美如花，因而被選入皇宮。後來，人們就把這種杏叫做「貴妃杏」。

古人經常用杏仁來治療手足皺裂，以杏仁與瓜蔞瓤同研，用蜜糖調和，配製成擦手的藥膏，持續擦手，能「令手光潤，冬不粗皺」。

降氣定喘萊菔子

蘿蔔，古稱萊菔，可消食。《本草綱目》記載：昔有婆羅門僧東來，見食麥麵者，驚云：「此大熱，何以食之？」又見食中有萊菔，乃云：「賴有此以解其性。」自此相傳，食麵必食萊菔。

萊菔入藥，首載於唐代蘇敬等人編著的《新修本草》；蘿蔔子之名，首出於宋代《日華子本草》；萊菔子之名，出自元代朱震亨編撰的《本草衍義補遺》。萊菔子，味辛、甘，性平，功能消食除脹、降氣化痰，可用於飲食停滯、脘腹脹痛、大便秘結、積滯瀉痢、痰壅喘咳等症。

南宋張杲《醫說》記載：「饒民李七，病鼻衄甚危，醫以蘿蔔自然汁和無灰酒飲之，即止。蓋血隨氣運，氣滯故血妄行，蘿蔔下氣而酒導之，故也。」

古稱萊菔子治痰有「推牆倒壁之功」，名醫張錫純對它頗多讚譽，認為「無論生或熟，皆能順氣，開鬱消脹除滿，此乃化氣之品，非破氣之品」。

相傳，光緒皇帝患有痰涎壅盛、脘腹脹痛之病症，讓太醫開補藥吃。太醫遵旨開出補藥處方，皇帝服後，症情反而加劇。後來，太醫院的醫生在煎藥的時候，偷偷在藥中加一些萊菔子，由於萊菔子能行氣健胃、消食化痰，所以皇帝服藥以後，一劑病減，二劑身輕，三劑病癒。

清代名醫陸以湉《冷廬醫話》記載：蘇州某官之母偶傷於食，又感風邪，身熱不食，醫者認為其年高體虛，就在發散藥中加參朮進補，結果藥後病情反而加重。其內侄也懂醫術，聞訊前來探視，診脈以後認為是傷食以後誤服補藥所致，應該用峻下的藥物瀉下積滯，就用萊菔子、大黃、檳榔、厚朴，果然服三劑藥以後病告痊癒。

《續名醫類案》載有一則用萊菔子通小便的醫案：有一位官家女僕，罹患小便不通之證。醫家治以利水之劑而不效，直至腹部脹滿而小便始終不通，幾乎近於死境。有草澤醫將萊菔子炒香，白水吞下數錢，小便立通。

【六腑的功能】

胃：人體的氣血津液為食物中營養物質所化生，但是首先依靠胃的受納和消化作用。胃氣以通降為順，所以胃氣的強弱，對人體的健康和疾病的預後有重要關係。

膽：主要是貯藏和排泄膽汁。此外，膽具有某些調節精神心志的功能，如膽怯、善恐、易驚、睡臥不寧，從膽治療，多可見效。膽也為奇恆之府。

大腸：主要是傳導作用，即將小腸移送過來的糟粕（食物殘渣），吸收其部分水分，變化而形成糞便，最後經肛門排出體外。

小腸：主要功能是分清泌濁，即承受胃中初步消化的食物，繼續消化，吸取其精華以後，將糟粕下移大腸，並且將水液下滲膀胱。

膀胱：主要功能是貯存和排泄小便。

三焦：統管人體的氣化作用，又是飲食和水液運行的通路。上焦主宣發敷布，輸送營養精華至全身；中焦主消化飲食，調節津液，使營養物透過肺脈的傳輸以化生營氣；下焦主要是分別精華與糟粕，排泄廢物。

妙用生薑

相傳，神農嘗藥草中毒以後，因為偶食生薑而得救，故而發現生薑。因為神農姓姜，就把它取名為生薑，意思是它使神農起死回生，作用神奇。

生薑入藥，首載於《神農本草經》，列為中品。生薑，味辛，性溫，功能解表散寒、溫中止嘔、化痰止咳，可用於風寒感冒、胃寒嘔吐、寒痰咳嗽。

生薑是治療感冒風寒的常用之品，生薑的發汗作用較弱，治風寒感冒的時候，一般作為辛溫發汗方中的輔助藥，用以增強全方的發汗作用。

生薑具有很好的解毒作用，宋代洪邁《夷堅志》有一則用生薑治癒喉癰的故事：廣州府通判楊立之咽喉生瘡紅腫，潰破而流膿血，寢食俱廢，所有醫生都束手無策。

遇見名醫楊吉老，楊吉老仔細觀察以後說：「這種病很特殊，必須吃生薑一斤。」楊吉老走後，楊立之的兒子卻說：「咽喉潰破流膿疼痛難忍，怎麼可以再吃生薑？」

楊立之深信名醫的醫術，於是先吃一兩片生薑，感覺薑的味道甘甜而香，再吃更覺香甜。吃了半斤，咽喉疼痛逐漸消失；吃完一斤，才開始感到薑味辛辣。

此時，咽喉之中已無膿血，飲用米粥也通暢無礙。再請來楊吉老，詢問是何原因。楊吉老說：「你在南方做官，必然多吃鷓鴣，鷓鴣好吃半夏，時間長了必定中毒，毒侵咽喉故發此病。生薑專解半夏之毒，只能用生薑治療才可以對症，不用再吃其他的藥。」

清代名醫吳鞠通經常將一塊老乾薑用小絹袋盛裝佩帶身上，稱為佩薑，以避瘟疫邪氣。一天，他在郊外遇見一位村婦面白昏倒，守候一旁的丈夫頓足捶胸。

吳鞠通問其原因，得知婦人連日泄瀉，再診其脈舌以後，就取佩薑囑其夫速煎送來，即於樹蔭處為之點穴揉按。村婦服下薑湯以後，四肢漸轉溫暖，目睜神復。

多子多福話石榴

根據歷史記載，大約在西元前二世紀，石榴產在當時隸屬中國王朝的西域之地。漢代張騫出使西域的時候，才將其引入內地，從此中原大地才有石榴樹。

古人稱石榴「千房同膜，千子如一」，因此石榴被視為吉祥物，認為它是多子多福的象徵。民間婚嫁之時，經常於新房案頭或他處置放切開果皮、露出漿果的石榴，亦有以石榴相贈祝吉者。

石榴，味甘、酸澀，性溫，具有殺蟲、收斂、澀腸、止痢等功效。相傳，有一年夏天，元代名醫朱震亨的一位書友腹部疼痛，腹瀉，朱震亨給他開一帖中藥，服後不見好轉，又開三帖，服後還是無效，弄得朱震亨沒有主意，於是把藥量加重一些，卻仍舊是老樣子。

那位書友無奈，即到朱震亨的學生戴思恭家中求醫。戴思恭，字原禮，婺州浦江縣人，跟隨朱震亨學醫。朱震亨見其穎悟倍常，傾心教他，戴思恭從此以醫名著浙江。

戴思恭知道他是老師的好友，熱情地接待他。寒暄以後，書友求他治病，戴思恭感到奇怪，就問：「先生看過你的病嗎？」

書友說：「看過了。」

戴思恭切脈以後，經過詳細詢問和審視，然後說：「先生開的藥方沒有錯，晚生給你加上石榴皮三錢，試試看。」書友回到家中，服藥三帖，腹瀉霍然而癒。

有一天，書友去見朱震亨，滿面紅光，精神頗佳。朱震亨感到奇怪，問明情況以後，高興得喊出來：「對啊！石榴皮止瀉痢，治腹痛，缺它不可。青出於藍而勝於藍啊！」

石榴也是「治氣虛不攝肺勞喘嗽之要藥」，這是近代鹽山名醫張錫純偶然發現的：他的鄰村張氏婦人，年過四旬，素患肺勞喘嗽，夜不安枕已經數年，服藥皆無效。一晚偶食石榴，覺得夜間喘嗽稍輕，從此每晚服之，其喘嗽日減，連眼過三月，竟脫然無累矣。

【中醫治法：正治與反治】

《素問・至真要大論》記載：「寒者熱之，熱者寒之，溫者清之，清者溫之，散者收之，抑者散之，燥者潤之，急者緩之，堅者軟之，脆者堅之，衰者補之，強者瀉之。」這些針對病情採取的針鋒相對的治療方法，稱為正治之法，屬於治療中的常法。

正治是在疾病的臨床表現與其本質相一致的情況下使用的治法，採用的治療方法和藥物與疾病的證象是相反的，又稱為「逆治」。

《素問・至真要大論》記載：「逆者正治，從者反治。」有時候，某些疾病的臨床表現與其本質不一致，出現假象，此時採用的治療方法和藥物與疾病的證象是相順從的，即反治，又稱為「從治」。反治法一般多用於病情發展比較複雜，病勢危重，出現假象的情況。

冰片治怪病

《夷堅志》記載：臨安有一人罹患怪病，舌頭伸出口外不能縮回，只能喝稀粥和米湯，痛苦異常，四處求醫，卻無人能治。後來，他每天坐在門口，希望遇到可以治此病的人。正好有一位道士路過此地，看到這種狀況以後，道士說：「我可以治這種病，只是藥材難得！」

病家看到一絲希望，立即請求道士為其醫治。道士認為獲得此藥幾乎不可能，正準備離去，一位官員途經此地，不斷追問此藥名稱，道士說此藥是「龍腦冰片」。

官員笑著說：「這不難，我家中就有此物。」隨後讓僕人回去取藥。道士拿到藥以後，將冰片研為細末，撒在病人舌頭上，伸在口腔外的舌頭不久就縮回去。

冰片，味辛、苦，性微寒，功能開竅醒神、清熱止痛、明目去翳，可用於熱病神昏、痙厥、中風痰厥、氣鬱暴厥、中惡昏迷、目赤、口瘡、咽喉腫痛等症。

冰片入藥，首載於《名醫別錄》，稱為龍腦，後來被《新修本草》等書收錄，並且稱為龍腦香。冰片之名，始見於《本草綱目》，李時珍曰：「龍腦者，因其狀加貴重之稱也。以白瑩如冰，及作梅花片者為良，故俗呼為冰片腦，或云梅花腦。」

藜蘆的故事

金元時期，名醫張從正在《儒門事親》中記載：有一位婦女，自幼罹患風癇病，並且日漸加重。嚴重的時候，每天要犯十幾次。有一年遇上荒年，只好到田裡挖野草充饑。

一天，她在田裡看見一種好像大蔥的草，就採回蒸熟飽吃一頓。到了半夜，她忽然感覺腹中難受不安，吐出許多黏稠如膠樣的痰涎，接連幾天，吐出的東西大約有一二斗。同時，渾身出汗如水洗，非常困倦，自認難以活命。

誰知三天後，不僅身體漸覺輕健，多年所患之病也好了。她拿所吃的「蔥」去問別人，別人告訴她這是「憨蔥」，就是藥書上的「藜蘆」。

藜蘆有「吐風痰，療中風癲癇，殺諸蟲」的作用。李時珍說：「吐藥不一，常山吐瘧痰，瓜蒂吐熱痰，烏附尖吐濕痰，萊菔子吐氣痰，藜蘆吐風痰。」

《本草綱目》記載：明朝荊和王妃劉氏，七十歲的時候生病中風，不省人事，牙關緊閉，群醫束手無策。經太醫吏目月池翁診視，藥不能入，後來打去一齒，濃煎藜蘆湯灌之。少頃，噫氣一聲，遂吐痰而甦，調理而安。

藜蘆，因其黑色曰黎，其蘆有黑皮裹之，故名。《神農本草經》將其列為下品。藜蘆根有強烈辛味，若吸入此粉末，立即引發劇烈的噴嚏；誤服少許，則會引起嘔吐，混於飯中，蠅食之即死，故又名「蠅毒」。清代黃宮繡認為：「藜蘆宜作散劑以投，切勿湯藥以服。」

【中醫治病八法】

中醫的治療方法很多，但是歸納起來大致可以分為汗、吐、下、和、溫、清、補、消八法。

汗法是運用各種發汗藥物組成方劑來開泄腠理和逐邪外出的方法。

吐法是利用催吐藥引導病邪或有害物質從口湧吐而出的方法，大多用於病情嚴重急迫，必須迅速吐出的積結實證。

下法是運用瀉下藥物攻逐體內結滯（如宿食、水飲、瘀血）的方法，可以排除蓄積，產生新陳代謝的作用。

和法是透過調整人體機能，達到祛病除邪目的的方法。病邪既不在裡，又不在表，或是氣血營衛不和，或是臟腑關係失調，採用汗、吐、下、溫、清、補、消都不適宜，就可以採用和解的方法。

溫法是採用溫性或熱性藥物補益陽氣和驅除寒邪的治法。

清法是採用寒涼藥物以達到清熱作用的治療方法。

補法是運用補藥補益人體氣血，增強體質，達到扶正祛邪作用的治法。補法有補氣、補血、補陰、補陽的區別。

消法是採用消食、化瘀、軟堅、化痰、化濕、利水等藥物，對慢性積聚脹滿進行漸消緩散而不傷正氣的治療方法。

中醫在臨床治療過程中，對於上述八法的運用是相當靈活的。由於有許多病的情況相當複雜，往往不是單獨使用某法，而是把許多治療方法配合起來使用，如汗下並用、溫清並用、攻補並用、消補並用。

朱砂治癲狂

很久以前，醫生無法醫治癲狂病，但是方士卻治一個好一個。有一位秀才懂醫術，他想瞭解其中的原因，於是跟妻子商量一個辦法，以探出方士的秘密。

秀才的妻子去找方士，謊稱自己的丈夫罹患癲狂病。方士急忙來到秀才家，裝模作樣地作起法術。方士先端一碗淨水放在桌上，又拿起一張畫好的符，嘴裡念念有詞。正當方士要點火燒符的時候，不料秀才一把搶過符紙，並且將方士推出門外，然後將門關緊。

在屋裡，秀才先嘗嘗那碗水，發現確實是一碗淨水；再看看符紙，也沒有什麼特別的。最後，他盯住畫符用的朱砂，心想：「莫非這能治病？」

後來，秀才遇到一位罹患癲狂病的人，試著將少量朱砂放在水裡讓他服用，竟然治好此人的癲狂病。就這樣，朱砂成為一味中藥。

其實，早在秦漢時期，方士們就用金石朱砂煉丹，以求製成長生不老之藥。三國時期的著名道家葛玄，道教尊為葛仙翁，又稱為太極仙翁，及其重孫葛洪都擅長煉丹術。

葛洪曾經聽聞交趾（古地名，泛指五嶺以南）出丹砂，於是攜其家眷來到羅浮山煉丹，他著有《抱朴子》一書，其中詳細記載運用朱砂煉丹服食，養生成仙之法。

《抱朴子》記載：臨沅縣廖氏家，世世壽考，後徙去，子孫多夭折。他人居其故宅，復多壽考，疑其井水赤，乃掘之，得古人埋丹砂數十斛。

飲此水而得壽，況煉服者乎？

朱砂雖然無法使人長壽，但是可以治病，它可以清心火，《珍珠囊》記載：「心熱非此不能除。」清代黃宮繡《本草求真》謂：「朱砂同滑石、甘草則清暑，同遠志、龍骨則養心氣，同丹參則養心血，同地黃、枸杞則養腎，同厚朴、川椒則養脾，同南星、川烏之類則祛風。」

朱砂還可以安魂魄，光緒皇帝曾經服用「朱砂蓮心散」和「歸神丹」，以安神定志，其主要成分即是朱砂。但是朱砂不宜久服多服，古人云：「獨用多用，令人呆悶。」

【肝與情志的關係】

《素問·陰陽應象大論》記載：「人有五臟化五氣，以生喜怒悲憂恐。」心「在志為喜」，肝「在志為怒」，脾「在志為思」，肺「在志為憂」，腎「在志為恐」。

其中，中醫特別重視肝與情緒的關係。王孟英說：「七情之病，皆從肝起。」肝主疏泄，肝氣不亢不抑的時候，疏泄功能正常，心情舒暢，精神飽滿；肝氣反常的時候，情態活動亦隨之變化，肝氣不足的時候，容易出現驚恐怕事、情緒消沉、精神恍惚等表現。

憂思或悲哀太過，導致肝氣抑鬱，出現胸悶、脅痛、煩躁、情緒憂鬱、月經不調等「肝氣鬱結」的症狀。發怒的時候，肝氣亢進，出現頭昏頭痛、血壓升高等「肝陽上亢」的症狀。

巴豆建奇功

《稽神錄》記載：魯地有一位叫做趙瑜的窮書生，總是想著金榜題名，以便求得一官半職。他雖然每年應試，但是都名落孫山，為此悲傷不已，漸有輕生之念。

一日，他到泰山東嶽廟燒香禮拜以後，走到樹林中上吊自盡，不料被一位老者救下。老者問趙瑜為何輕生，趙瑜說自己屢次不第，家境貧寒，無耕食之資，不如一死。

老者開導他：「除了高官厚祿，還有很多謀生之路。你既然與高官厚祿無緣，我有一個秘方傳給你，可以為百姓治病，也可以解你生活之困，確保衣食來源。」

老者所傳之方為巴豆丸，主治冷積、腹滿、血瘕、痰癖、水腫、疥瘡、頑癬、喉風、喉痺。後來，趙瑜專售巴豆丸，療效顯著，求診者絡繹不絕。

巴豆入藥，首載於《神農本草經》，被列為下品，釋名巴菽。《本草綱目》記載：「此物出巴蜀（四川），而形如菽豆，故以名之。」其味辛，性熱，有大毒，僅適量外用蝕瘡，用於惡瘡、疥癬、疣痣，研末塗患處，或搗爛以紗布包擦患處。

《古今醫鑑》載有巴豆外用導水秘方，即導水餅：去油巴豆十二克，水銀粉六克，生硫黃三克，同研成餅。先用新棉一片，布臍上，次以餅掩之，外加紗布固定，如人行三五里許，自然瀉下惡水，待三五次後，去藥，以粥補之。

為了減輕毒性，經常製成巴豆霜使用，或是將巴豆仁炒黑焦以後用。巴豆霜功能峻下積滯、逐水退腫、豁痰利咽，可用於寒積便秘、下腹水腫、二便不通、喉風、喉痺等症。

巴豆辛熱，能峻下寒積，開通腸道閉塞之症，張元素喻其有「斬關奪門之功」。《本草通玄》記載：「巴豆、大黃，同為攻下之劑，但大黃性冷，腑病多熱者宜之；巴豆性熱，臟病多寒者宜之。故仲景治傷寒傳裡惡熱者，多用大黃；東垣治五積屬臟者，多用巴豆。」

世人皆知巴豆為峻下劑，古代醫家也有反其道而行之者，將巴豆稱為治瀉痢良藥。元代王好古《湯液本草》記載：「巴豆，可以通腸，可以止瀉，世所不知也。」

李時珍曾經治療一婦，年六十餘，溏泄已經五年，肉食、油物、生冷犯之即作痛。服調脾、升提、止澀諸藥，入腹則瀉反甚。沿請李時珍診之，脈沉而滑，乃脾胃久傷、冷積凝滯所致。

王冰謂：「大寒凝內，久痢溏泄，癒而復發，綿歷歲年者，法當以熱下之，則寒去利止。」李時珍用蠟匱巴豆丸藥五十丸與服，二日大便不通亦不利，其瀉遂癒。

毛祥麟《墨餘錄》記載：明代著名醫家王肯堂，八十高齡罹患泄瀉病，自治不癒，邑中諸醫也遍治未效，遷延數月，病情日重，於是寫信請李中梓為其診治。

李中梓日夜兼程，來到王肯堂病榻前，經過憑脈審證，仔細診視，認為是屢用補劑所致，越補則越滯，唯有採取「通因通用」之法。由於王肯堂比李中梓年長，名氣也高，李中梓有為難之處。於是，他對王肯堂說：「公體胖而多痰，應該迅利蕩滌，不可不慎重啊！」

王肯堂說：「你與我皆為當世名醫，你定方，我服藥，不用多慮。」

李中梓用「巴豆霜一味，下痰涎數升，其疾頓癒」。兩位名醫相互敬重，彼此信任，一直被醫林傳為佳話。

半夏趣談

半夏入藥，首見於《靈樞・邪客》中的半夏湯，《神農本草經》將其列為下品。《禮記・月令》云：「五月半夏生，蓋當夏之半，故名。」

半夏，味辛，性溫，有毒，具有燥濕化痰、降逆止嘔、消痞散結之功效。張元素《醫學啟源》記載：「生薑，制半夏、厚朴毒。」關於生薑制半夏，流傳一則蘇軾的佳話。

有一次，蘇軾與好友姜至之等人飲酒，席間要求用中藥名行酒令，姜至之指著蘇軾說：「你就是藥名，子蘇子。」

蘇軾接著說：「你也是一味藥，不是半夏，就是厚朴。」

姜至之問：「為什麼？」

蘇軾回答：「如果不是半夏、厚朴，何必要薑制（至字諧音）之？」

半夏是常用的化痰藥和止吐藥，《本經逢原》記載：「半夏同蒼朮、茯苓治濕痰，同栝樓、黃芩治熱痰，同南星、前胡治風痰，同芥子、薑汁治寒痰。」

清朝末年，一位英國醫生罹患嘔吐，「屢屢吐，絕食者久矣」，延請日本醫生和美國醫生共同為之治療，皆不見效，遂求鹽山名醫張錫純治之。

經過詳細診視之後，張錫純說：「余有一策，姑試行之。」即用自製的半夏加茯苓生薑，一二服後奇效忽顯，數日竟然回復原有之康健，使那些洋醫生讚嘆不已，敬佩至極。

張錫純愛用自製的半夏，他說：「愚因藥房半夏制皆失宜，每於仲春季秋之時，用生半夏數斤，浸以熱湯，日換一次，至旬日，將半夏剖為兩瓣，再入鍋中，多添涼水煮一沸，速連湯取出，盛盆中，候水涼，曬乾備用……無論嘔吐如何之劇，未有不止者，是降胃安沖之主藥。」

蒲黃擦舌治怪病

相傳，南宋年間，宋度宗到御花園遊春賞花。當天晚上，宋度宗突然舌腫滿口，既不能言語，又不能進食。滿朝文武百官焦急萬分，急忙召集宮廷御醫來診治。其中有一位姓蔡的御醫說：「用蒲黃和乾薑各半，研成細末，蘸之乾擦舌頭可癒。」宋度宗按此方法治之，果見奇效。

宋代許叔微《類證普濟本事方》記載：有一位士人之妻，夜間忽然舌腫滿口，不能出聲。其丈夫急忙外出請來一位名醫，用蒲黃頻頻摻入舌上，天亮的時候竟然痊癒。

蒲黃，味甘，性平，具有止血、化瘀、通淋之功效，可用於吐血、衄血、咯血、崩漏、脘腹刺痛、跌仆腫痛、血淋澀痛等症。因為蒲黃具有化瘀活血之功效，而舌腫失音是由於血瘀於舌所致，故用蒲黃擦舌可治療此怪症。

【中醫的舌診】

舌診是中醫最具特色的診法之一，中醫學把舌面分為四個區域和五臟六腑相應，即舌尖區屬心、肺，舌中部屬脾、胃，舌根區屬腎，舌的兩邊屬肝、膽。

舌就像一面反映五臟六腑的鏡子。中醫舌診，包含「舌」和「苔」兩個方面，舌是指舌質，苔是指舌上的一層苔垢。在反映病情的具體情況中，兩者各有重點又互相印證。

望舌質主要觀察舌色、舌形、舌態等內容，以反映臟腑、氣血、虛實的變化。舌苔的變化，主要包括苔色和苔質的改變。苔色即舌苔之顏色，苔質指舌苔的形質，包括舌苔的厚薄、潤燥、腐膩、剝落、有根無根等變化。

苔色一般分為白、黃、灰、黑四類及兼色變化，苔色與病邪性質有關，觀察苔色可以瞭解疾病的性質。望舌苔除了注重其色以外，舌苔之乾潤，對判定虛實寒熱也非常重要。

安神良藥酸棗仁

相傳，唐代永淳年間，相國寺有一位和尚，名叫允惠，罹患癲狂症，經許多名醫醫治，都不見好轉。允惠的哥哥潘某，與名醫孫思邈是至交，潘某懇請孫思邈設法治療。

孫思邈詳詢病情，細察苔脈，然後說：「令弟今夜睡著，明日醒來便癒。」潘某聽罷，大喜過望。孫思邈吩咐：「先取一些鹹食給小師父吃，待其口渴的時候再來叫我。」

到了傍晚時分，允惠口渴欲飲，家人立刻報告孫思邈。孫思邈取出一包藥粉，調入約半斤白酒中，讓允惠服下，並且讓潘某安排允惠住在一間僻靜的房間。

不多時，允惠就昏昏入睡，孫思邈再三囑咐不要吵醒病人，待其自己醒來。直到次日半夜，允惠醒後，神志已經完全清楚，癲狂痊癒，潘家重謝孫思邈，並且詢問這是何故。

孫思邈說：「取辰砂一兩，酸棗仁及乳香各半兩，研末，調酒服下，以微醉為度，服畢令臥睡，病輕者，半日至一日便醒，病重者二三日方覺，須其自醒，病必能癒，若受驚而醒，則不可能再治。昔日吳正肅，也曾患此疾，服此一劑，竟睡五日才醒，醒後病亦癒。」

酸棗仁，味甘酸，性平，具有養心益肝、安神、斂汗之功效，多用以治療虛煩不眠、驚悸怔忡、自汗盜汗之症。《本草綱目》記載：「其仁甘而潤，故熟用療膽虛不得眠、煩渴虛汗之症；生用療膽熱好眠，皆足厥陰、少陽藥也。」

宋代《太平惠民和劑局方》中，有一種「寧志膏」治療喪心病狂，其方藥及方義與孫思邈的方法相似：酸棗仁（微炒，去皮）、人參各一兩，辰砂（研細，水飛）半兩，乳香一分。四藥研末，煉蜜為丸，如彈子大，每服一粒，溫酒化下，也可用酸棗仁煎湯，空腹臨睡前服用。

青娥丸與大唐相國

青娥丸為古今補腎良方，首載於宋代的《太平惠民和劑局方》中。青娥者，古代指少女美貌，也指耳前鬢髮。方名取青娥，表示此方有「烏鬢髮、益顏色」之功效。

青娥丸之來歷，還有一段有趣的故事：唐代元和七年，鄭絪五十歲的時候，奉朝廷之命，出任嶺南節度使。鄭絪年高體弱，加之南方多濕，任職不久即引發多種疾病，身體陽氣也逐漸衰竭。服用補劑無數，但是無濟於事。

此時，一位來自訶陵國（今印尼爪哇或蘇門答臘）的船主，名叫李摩訶，獲知鄭絪的病況以後，前來探望，並且向鄭絪獻上一方，附有已經配好的藥，囑病者服之。

鄭絪初時未敢服，李摩訶三登鄭府，經再三苦勸，始服下。不料，藥後七八日，鄭絪覺得有些應驗，病情開始減輕，繼續服用以後，效果更加明顯，最後竟然痊癒了，身體也強壯許多。

三年後，鄭絪罷郡歸京，將此方錄下傳之他人，許多人服用以後，發現此方對腰痛有良效，經常服用還可以「壯筋骨、活血脈、烏鬢鬚、益顏色」。

此方功效如此卓著，後人有詩讚曰：「三年持節向南隅，人信方知藥力殊，奪得春光來在手，青娥休笑白髭鬚。」青娥丸之名，大概就是緣由於此。

青娥丸中之主藥為補骨脂和胡桃肉。此方製法和服法是：將補骨脂洗淨研為細末，胡桃肉去內皮搗如泥，用蜜和糖和勻，貯於瓷器中。每日早晨，以暖酒二合，調藥一匙服之，然後以飯壓，或是以開水調服亦可。後來的青娥丸中，又加入杜仲或蒜，製丸服用。

【腎與骨、髮、腰、耳的關係】

腎主骨生髓，腎氣旺盛，則骨健壯，動作有力；反之，則出現肢體痿弱無力，腰脊酸痛。齒為骨之餘，小兒牙齒生長遲緩或是成人牙齒鬆動早脫，多由於腎的精氣不足引起。

腎之華在髮，即頭髮的榮枯反映腎氣的強弱。腎的精氣虧虛，則頭髮稀疏、枯黃、早白、脫落。《靈樞・脈度》記載：「腎氣通於耳，腎和則耳能聞五聲矣。」腎藏精，精生髓，髓通於腦，精髓充足，則聽覺敏捷；若精髓虧損，則耳鳴，聽力減退，甚至耳聾。

此外，腰者腎之府，因為腎位於腰部，所以罹患腎病的時候，可見腰脊酸痛等不適。

單方蛤殼就名醫

蛤殼，又稱為海蛤殼、蛤蜊殼、白蜊殼，味苦、鹹，性寒，功能清熱化痰、軟堅散結、制酸止痛，可用於痰火咳嗽、胸脅疼痛、痰中帶血、瘰癧癭瘤、胃痛吞酸等症。

南宋張杲在《醫說》中記載：京師開封人李防禦，剛入皇宮當醫官的時候，遇上宋徽宗的一個寵妃罹患痰嗽病，徹夜不眠，面腫如盤。

徽宗急召醫官李防禦治之，李防禦多次用藥均不見效，皇帝很不高興，限三天內治好。李防禦思無良策，在家中煩惱，忽然聽到門外有人叫賣咳嗽藥，一文一帖。

李防禦立即派人買來十帖，此藥色淺綠，只需用淡菜湯加麻油數滴調服即可。李防禦為了試其藥性是否猛烈，就把三帖藥合在一起試服，服後未感不適。於是，他另取三帖合而為一交給皇妃，囑其分兩次服用。皇妃服藥以後，當夜即止咳，次日臉腫也隨之消失。

皇帝大悅，厚賞李防禦。後來，李防禦讓僕人延請賣藥人到家中，盛情款待，打算以重金買此藥方。賣藥人如實相告，他少年從軍的時候，看見主帥有此方，竊之以度餘生。只需蛤殼一味，新瓦上煅至通紅，研末，拌入少許青黛，即成。後人稱為黛蛤散或青蛤散。

由蛤殼製成的蛤粉可以治療咳嗽、咳喘等疾病，《神農本草經》早就有所記載，書中說海蛤「主咳逆上氣，喘息煩滿，胸痛，寒熱」，並且被列為上品藥。

二至丸藥話

二至丸具有滋陰止血、補益肝腎之功效，可用於肝腎陰虛、眩暈耳鳴、咽乾鼻燥、腰膝酸痛、月經量多等症，是中醫臨床上較為常用的一種藥。

說起二至丸，還有一段來歷：明末安徽地區，有一位名醫叫做汪汝佳，他從小體質單薄，卻聰明過人。有一年，其父忽然患病，不治而亡，臨終前希望汪汝佳日後能為良醫。

於是，汪汝佳專攻醫術，幾年後就成為當地很有名氣的醫生。由於他長年苦讀，加上先天不足，不到四十歲就鬚髮早白，兩目昏花，經常腰酸背痛，渾身無力。

有一天，汪汝佳帶著徒弟上山採藥，夜宿一間寺院。在這間寺院內，汪汝佳遇到一位百歲老僧，老僧耳聰目明，鬚髮烏黑，步履矯健如飛，汪汝佳向其請教養生之道。

老僧指著院內一株高大的女貞樹說：「取女貞子蜜酒拌蒸食即可。」汪汝佳反覆琢磨，為增強其療效，又將墨旱蓮搗汁熬膏，攪和女貞末製成藥丸。試服半月，覺得效果很好，就連續服用。半年後，身體變得比以前強壯，並且精力過人。

數年後，汪汝佳行醫路過浙江麗水，順道前往探望寄籍在此的同鄉好友汪昂。汪昂見他全無昔日的病容，反而顯得光彩照人，頗感驚詫，汪汝佳如實相告。

汪昂因為家境富有，閒居日久，而且放縱酒色，已經有肝腎不足之虞，聞之亦試用此法，結果也獲得良效。汪昂素愛岐黃之書，就以厚俸延聘汪汝佳。歷時四年，汪汝佳著書四部，並且將女貞子和墨旱蓮組方收入《醫方集解》中，稱之為「二至丸」。

【分辨虛證與實證】

病證的發生和發展及其變化，是病邪和正氣兩種力量的對比和抗衡的結果。透過辨證虛實，可以幫助瞭解致病因素的強弱、抗病能力的盛衰。

虛，主要是指正氣虛，其主要症候是：精神萎靡，面色蒼白，身倦無力，或五心煩熱，形體消瘦，心悸氣短，自汗盜汗，或大便溏泄，小便頻數或失禁，舌質淡，舌面光淨無苔，脈細弱無力。有些手足不溫，下利清穀（水樣大便夾有不消化的食物），少氣懶言；有些腹脹時減，減後復脹，或腹痛喜按，按之痛減，此類虛證有時候會與寒證同時存在，而且多見於久病、慢性病、機體抗病能力不足或臟腑整體功能衰退的時候。

實證的主要症候：呼吸氣粗，心神煩躁，胸脅或胃腹脹滿，疼痛拒按，大便秘結或腹瀉裡急後重，小便不通或淋漓澀痛，舌紅，苔黃厚膩，脈實有力，有些會發熱、煩渴、狂躁、胡言亂語、無汗、汗出而熱不退。此類實證會與熱證同時存在，多見於急性病邪氣盛、正氣足，新病，機體反應亢奮，抗病能力較強的時候。

慢性病患者正氣已虛，邪氣又實，即形成虛實夾雜證。真虛假實，其本質是虛，現象似實；真實假虛，其本質是實，現象似虛。虛實的轉化，取決於正邪兩種力量對比的改變。

曲煥章與雲南白藥

曲煥章，字星階，生於清光緒六年（西元一八八〇年），他是雲南白藥的發明人。年輕時期的曲煥章獨自去雲南，以販賣土布為生。有一次，他突然肚子痛，痛得他死去活來。此時，有一位草藥醫生姚連鈞從旁經過，姚連鈞及時救活他，使他擺脫痛苦。

從此，曲煥章立志學醫，並且拜姚連鈞為師。由於他勤學好問，不出幾年盡得姚連鈞真傳。之後，曲煥章跋山涉水，歷盡艱辛，尋找多種民間中草藥，並且進行反覆試驗，最後配製出一種白色粉末狀的藥，這就是迄今名揚中外的雲南白藥。

在民間，還有一個曲煥章創制雲南白藥的傳說：有一天，曲煥章進山採藥，遇見兩條巨蟒在搏鬥，其中一條被咬得遍體鱗傷，氣息奄奄。

這條受傷的蟒蛇，好不容易爬到一塊草地上，慢慢地蠕動身體。過了一會兒，蟒蛇身上的鮮血止住了，傷口也好了。曲煥章看得驚呆了，難道這裡的草能治蟒蛇的傷？

等到蟒蛇遊走以後，他把草揪下來，回家以後反覆試驗，發現這種草有止血的功能，而且效果非凡。後來，他把這種止血神草和其他中草藥混在一起，研製成雲南白藥。

辛亥革命以後，雲南省政府請他幫助醫治傷患。由於他的高超醫術和白藥的神奇功效，他被雲南省長唐繼堯任命為東陸醫院滇醫部主任醫師，並且贈以「藥冠南滇」的匾額。

後來，滇軍外出打仗，也隨身攜帶此藥，因此逐漸傳到全國各地，白藥的知名度也越來越大。一九三八年初，曲煥章來到重慶，希望可以在重慶開闢市場，可是卻被國醫管館館長焦易堂軟禁起來。曲煥章因為不肯交出白藥秘方，備受摧殘，終於憂憤成疾，同年八月病死異鄉，時年五十九歲。

中華人民共和國成立以後，曲煥章的妻子繆蘭英毫無保留地把雲南白藥的秘方獻給政府，由昆明製藥廠生產銷售。如今，雲南白藥聲名遠播，暢銷於世界各地。

王老吉涼茶

王老吉涼茶，由崗梅、火炭母、木蝴蝶、五指柑、淡竹葉、金沙藤、金錢草、山芝麻、布渣葉、金櫻根等中草藥組成，能清熱解暑、去濕生津，可用於保健和防病。

王老吉涼茶，是廣東鶴山人王澤邦於清道光八年（西元一八二八年）創立的，最初稱為阿吉涼茶。由於嶺南地區氣候炎熱，易於「上火」，王澤邦得到一位道長的真傳，創制這種藥茶。

阿吉涼茶具有清熱解毒之功效，故能去火，很多人飲用以後立見其效，阿吉涼茶很快就名聲遠播。據說，欽差大臣林則徐微服入粵查菸，曾經親身體驗阿吉涼茶的神奇功效，後來派人送來一個刻有「王老吉」三個金字的銅壺，贈予王澤邦。

從此，王澤邦以王老吉為號，首創涼茶鋪，兼賣王老吉生藥茶包，並且流傳到海外。

【暑邪致病的特點】

暑是夏季的主氣，具有明顯的季節性，易致夏令熱病。暑為陽邪，其性炎熱，致病的時候容易出現高熱、口渴、汗多、脈象洪大等火熱症候。

暑性升散，容易上犯頭腦，內擾心神，導致肌膚汗孔開泄，耗氣傷津。夏季炎熱，多雨濕，或貪涼飲冷，暑邪經常挾濕入侵人體，出現胸悶嘔惡、不思飲食、困倦乏力等症候。

史可法與史國公酒

史國公藥酒，是由虎骨、當歸、鱉甲、羌活、防風、秦艽、牛膝、蠶砂、松節、茄根、枸杞等中藥浸泡於高粱酒中而製成，可用於治療風寒濕氣、骨節酸疼、四肢頑痲等症。

史國公藥酒的由來，與赤心報國的史可法還有一段淵源。史可法是明末的抗清英雄，崇禎皇帝自殺、清兵入據北京之後，他以兵部尚書兼東閣大學士的身分，督師揚州，指揮江北前線的抗清軍事。清兵大舉圍攻揚州的時候，他以三千孤軍守城，最終因為力量懸殊而壯烈殉國。

史可法在督師期間，與士卒同甘共苦。弘光元年（西元一六四五年），他率軍到達白洋河，正值隆冬臘月，天氣特別冷，史可法經常穿著冰冷的鎧甲睡覺，以便隨時準備投入戰鬥。

由於條件艱苦，他多年未癒的風濕病發作了。醫生為他配製一種藥酒，飲用以後，病痛大大減輕。由於當時許多士兵也患有風濕病，於是他命軍中按照處方配製，給士兵們飲用。

當時，史可法的地位相當於國公，深受士兵們的敬仰。於是，士兵們將這種藥酒取名為「史國公酒」，以紀念這位抗清英雄。

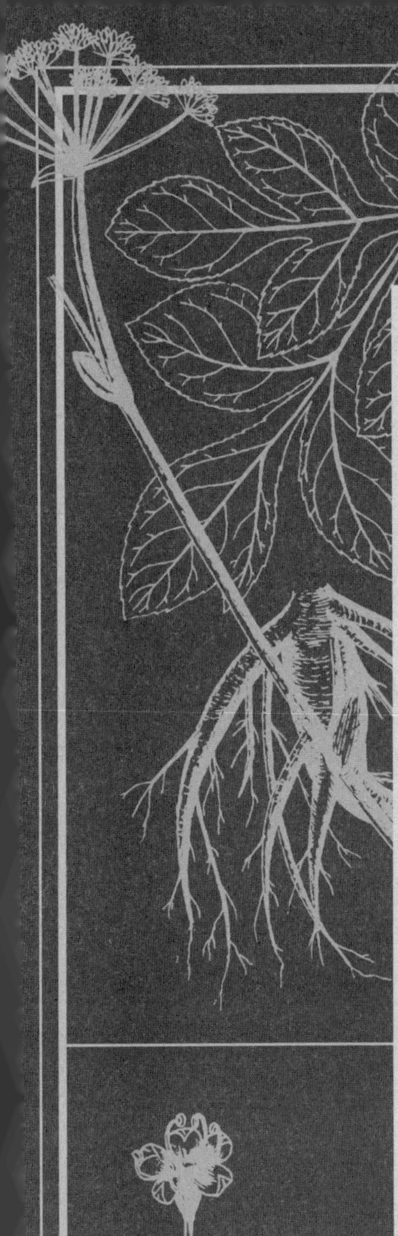

第三章

藥物探源

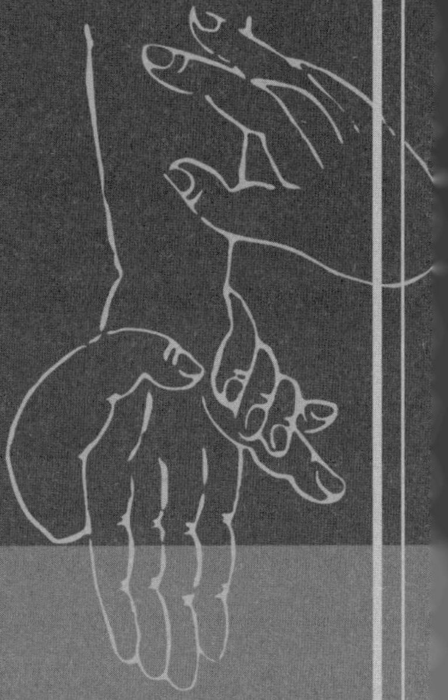

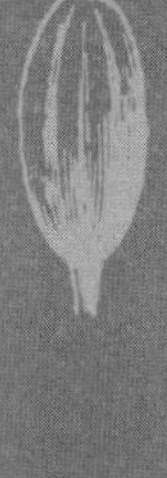

淫羊藿的來歷

柳宗元是中國唐代著名的文學家，曾經被貶到永州（今湖南零陵）。當時，永州是一個偏僻貧困的地方，冬天寒冷，夏天酷熱。這種惡劣的條件，使柳宗元來到不久就疾病纏身，尤其是他的雙腿痿弱無力，走起路來很艱難，行動十分不便。

一位老藥農看到柳宗元的病情，告訴他永州有一種叫做靈毗的草藥，經常服用，雙腿可以很快康復，甚至像年輕人那樣身姿矯健。於是，柳宗元找到這種草藥，按時服用。結果讓他喜出望外，這種看似普通的草藥，真的治癒他的頑疾。

靈毗，又名淫羊藿、仙靈脾、三枝九葉草、羊合葉，味辛，性溫，有補腎壯陽、強筋健骨、祛風除濕、止咳平喘之功效。《神農本草經》言其「治陽痿絕傷，莖中痛，利小便，益氣力，強志」。《本草綱目》言其「性溫不寒，能益精氣」。

淫羊藿配伍熟地、當歸、白朮、枸杞、杜仲、仙茅、巴戟天、山茱萸、蛇床子、韭菜子、肉蓯蓉、制附子、肉桂，稱為「贊育丹」，可治陽痿、早洩。

淫羊藿配伍威靈仙、蒼耳子、川芎，可治關節疼痛；淫羊藿不拘多少，煎湯漱口，可治牙痛；取淫羊藿加矮地茶煎湯服用，可治慢性支氣管炎，其祛痰鎮咳作用比較明顯；淫羊藿與黃芪、黨參、附子、細辛、麻黃煎煮同用，可治病態竇房結症候群和房室傳導阻滯。

腎虛陽痿、性功能下降者，用本品煮粥常服，可補腎助陽，增強性功能。如果有口乾、手足心發熱、潮熱、盜汗等症狀，屬陰虛相火易動者，則不宜服用淫羊藿。

說起淫羊藿名稱的由來，還有一則趣聞。據說，生長在西川北部的羊群每天頻繁交配，被人們視為「淫羊」。人們不知道羊群過多交配的原因，直到陶弘景論證淫羊藿名稱的時候才道出原委。陶弘景說：「西川北部有淫羊，一日百遍合，蓋食此藿所致，故名淫羊藿。」

當時，人們稱豆葉為藿，三枝九葉草的葉片很像豆葉，亦稱藿，在山區比較常見，是一些草食動物的美食佳品。現代藥理研究顯示，本品對狗有促進精液分泌的作用，葉及根部作用最強，果實次之，莖部最弱；有雄性激素樣作用，可以使動物交配亢進。

【博通物性，以意為之】

明代謝肇淛在《五雜組》中指出：「意難於博，博難於理，醫得其意，足稱國手矣。夫醫者，意也，以醫取效，豈必視方哉？然需博通物性，妙解脈理而後以意行之，不可妄而輕試，足以殺人而已。」

可見，為醫者想要達到「以意行之」的境界，首先要在「博」上下功夫，不一定要恪守成方，墨守成規，但是必須通曉體察物性，體會脈學的精妙之處，才可以稱得上是「國醫聖手」，否則胡亂用藥，足以殺人。

豁痰醒神說菖蒲

菖蒲與蘭花、菊花、水仙被人們稱為「花草四雅」，其葉片像一柄柄利劍，中國廣東、江西、湖南一帶又稱菖蒲為水劍草，認為它可以驅妖除邪。

古代醫家和道家對其頗為推崇，《仙經》稱其為「水草之精英，神仙之靈藥」，其入藥始載於《神農本草經》，被列為上品，謂其「主風寒濕痺，咳逆，開心孔，補五臟，通九竅，明耳目，出音聲」，並且「久服輕身，不忘，不迷惑，延年，益心智，高志不老」。

菖蒲的品種很多，有水菖蒲和石菖蒲及菖蒲的變種錢蒲。歷代本草統以菖蒲為名而敘述，並未細分，沒有單列石菖蒲。現今《中國藥典》規定，藥用者為石菖蒲。

石菖蒲，味辛、苦，性溫，功能化濕開胃、開竅豁痰、醒神益智，可用於脘痞不饑、噤口下痢、神昏癲癇、健忘耳聾，石菖蒲是入心經要藥。

明末清初，名醫傅青主有一方，治療因為心火鬱熱而致口舌生瘡，往往一劑而癒：菖蒲三克，黃連六克，水煎服。他說：「此方不奇在黃連，而奇在菖蒲。菖蒲引心經之藥……此所以奏功如響也。」

相傳，宋代詩人陸游與唐琬婚後不久，唐琬即患尿頻症，晝夜排尿不止。一天，名醫好友鄭樵來訪，見其形色憔悴，問明情況以後，將石菖蒲與黃連研末，用酒沖服。數日後，病症全消。陸游很感激鄭樵用石菖蒲治好妻子的病，於是寫下一首《石菖蒲》：「雁山菖蒲混山石，陳叟特來慰幽寂，寸提蹙密九節瘦，一拳突兀千金值。」

有一種與石菖蒲相近的「九節菖蒲」，又名「小菖蒲」、「節菖蒲」，其功效與石菖蒲相似。山西省垣曲縣的特產菖蒲酒，就是使用九節菖蒲。根據史料記載，這種酒已經有兩千多年的歷史，被歷代宮廷列為端午節必飲的御用酒漿，視其為稀世瓊漿，滋補玉液。

《後漢書》記載：有一位叫做孟佗的人很想當官，但是又缺才無功，於是想出一個辦法，不惜重金買一罈菖蒲酒，送給當朝宰相張讓。張讓收到以後，喜形於色，當即下令，封孟佗為涼州五品刺史。一罈菖蒲酒換來五品刺史的官職，足見菖蒲酒之價值。

《千金要方》曰：「七月七日取菖蒲為末，酒服方寸匕，飲酒不醉，好事者服而驗之，久服聰明。」宋代《太平聖惠方》記載：「菖蒲酒，主大風十二痺，通血脈，調榮衛，治骨立萎黃，醫所不治者。」《本草綱目》云：「菖蒲酒，治三十六風，一十二痺，通血脈，治骨萎，久服耳目聰明……」可見，菖蒲酒有抗衰老和強身健體之效。

精製品青黛

青黛並非一種植物，而是來自於多種植物的加工品。《中國藥典》規定，青黛是馬藍、蓼藍、菘藍的葉或莖葉經過加工製得的乾燥粉末或團塊。

秋季採收以上植物的莖葉，加水浸泡，至葉腐爛，葉片脫皮的時候，撈去落葉，加適量的石灰乳，充分攪拌至浸液由烏綠色轉為深紅色，撈取液面泡沫，曬乾而成。

青黛堪稱中藥中的「精製品」，其別名靛花、藍靛。青黛入藥，始載於《藥性論》，味鹹，性寒，功能清熱解毒、涼血消斑、清肝瀉火、定驚。

青黛外用，能治「熱瘡惡腫、金瘡下血、蛇犬等毒」。《本草綱目》載有青黛外用治蜘蛛咬傷的故事：張薦在劍南為張延賞判官，忽然被斑蜘蛛咬到項上。當夜咬處有二道赤色，細如箸，繞項上，從胸前下至心。經兩宿，頭面腫痛，大如數升碗，腹漸腫，幾至不救。

張延賞出錢五百萬，外加張薦自出數百萬，募能療者。忽然一人應召，稱其可治。張延賞不相信，欲驗其方。其人說：「不惜方，但療人性命爾。」

隨後，他取青黛汁一碗，將蜘蛛投入其中，蜘蛛至汁即死。又取青黛汁加麝香和雄黃，再投入一隻蜘蛛，蜘蛛化為水。張延賞非常吃驚，遂令點於咬處。兩日悉平，作小瘡而癒。

養身補腎肉蓯蓉

肉蓯蓉，習稱大芸，又名肉鬆蓉、縱蓉、金筍，是一種寄生植物，本身無根，也無葉綠體，不能進行光合作用，主要靠吸取寄主植物的養分生活。

肉蓯蓉開花前，一直在沙漠下生長，只要不出土，就會一直生長，一旦出土，就會開花結果，然後植株枯萎死亡，完成其生命週期。

肉蓯蓉生長方式特殊，在古代漫長的歲月裡，一直被人們認為是一種神奇植物。南朝陶弘景《本草經集注》記載：「多馬處便有，言是野馬精落地所生，生時似肉。」

宋代蘇頌所編的《本草圖經》亦云：「或疑其初生於馬瀝，後乃滋殖，如茜根生於人血之類是也。」直到清朝後期，才瞭解肉蓯蓉是一種寄生植物，揭開肉蓯蓉的神秘面紗。

肉蓯蓉入藥，首載於《神農本草經》，列為上品，味甘、鹹，性溫，具有補腎陽、益精血、潤腸通便的功效，可用於陽痿、遺精、不孕、赤白帶下、腰酸背痛、腸燥便秘等症。

明代倪朱謨《本草匯言》記載：「養命門，滋腎氣，補精血之藥也……此乃平補之劑，溫而不熱，補而不峻，暖而不燥，滑而不泄，故有從容之名。」

肉蓯蓉潤腸通便之功效，明代以前許多醫生還不甚瞭解，經過明代醫家繆希雍的實踐，才被後世醫家所採用。相傳，有一位名叫唐震山的耄耋長者，請繆希雍來治病，老人白髮蒼蒼，形體消瘦，容顏憔悴。他對繆希雍說，他感覺胸口悶，還有大便不暢。

繆希雍替他切脈察舌之後說：「這是因為血液枯槁引起的腸燥便結，用肉蓯蓉治之有效。」唐震山服後，果然大便通暢，胸中快然，精神矍鑠。

又一日，唐震山舊病復發，請另一位醫生診治，並且將繆希雍所開的處方拿給那位醫生看，醫生看後搖搖頭說：「蓯蓉是溫燥之品，有助火卻陰之弊，豈可通便？」於是，改用其他藥物治療，症狀不僅未見改善，反而有所加重。唐震山仍然用繆希雍之方配服，病去人爽。

事後，有人向繆希雍請教，繆希雍說：「蓯蓉是滋補精血之良藥，驟用之，反通大便，藥書已有記載。唐震山年邁力衰，精血不足，運化失常，腸燥便結，胸悶不舒，重用肉蓯蓉能補精填虛，滋液而潤燥，自然藥到病除。」

【中醫治療原則：標本緩急】

標本，是指疾病的主次本末和病情輕重緩急的情況。一般認為，標是疾病表現出來的現象和症候；本是疾病發生的機理，即疾病的本質，或是相對地指先病的臟腑及其病理表現。

在病情變化過程中，一般是按照「急則治其標，緩則治其本」和「間者並行，甚者獨行」的原則進行治療。疾病的發展過程中，如果出現緊急危重的症候，影響到病人安危的時候，就必須先行解決危重症候，而後再治療其本，即為「急則治其標」。

如脾虛所致的鼓脹，則脾虛為本，氣脹為標，但當鼓脹加重，腹大如釜，二便不利，呼吸困難的時候，就應該攻水利尿，待水去病緩，然後再健脾固本。

對於病情變化比較平穩，或是慢性疾病，一般採用「緩則治其本」的原則。如陰虛燥咳，無咯血等危急症狀，應該滋陰潤燥以止咳，陰虛之本得治，則燥咳之標自除。

如果標本俱急，則必須標本同治。如見咳喘、胸滿、腰痛、小便不利、一身盡腫等症，其病本為腎虛水泛，病標為風寒束肺，乃標本均急之候，所以必須用發汗、利小便的治法，以求表裡雙解。

木瓜趣聞

自古以來，木瓜就被視為康樂吉祥之物，《詩經》中有「投我以木瓜，報之以瓊琚」。相傳，春秋五霸之際，群雄混戰，相互爭霸，弱肉強食。當時，衛國與狄國相戰，大敗而歸，沿通糧河道而逃，被齊桓公相救。齊桓公封之以地，贈之以車馬器服等物。

衛國人十分感激，欲厚報而不能，於是歌曰：「投我以木瓜，報之以瓊琚。匪報也，永以為好也。」從此，齊衛兩國永結盟好，齊桓公之名也相傳於世，千古流芳。

木瓜入藥，始見於《名醫別錄》，列為中品，味酸澀，性溫，具有舒筋活絡、和胃化濕之功效，可用於濕痺拘攣、腰膝關節酸重疼痛、吐瀉轉筋、腳氣水腫等症。

宋代名醫許叔微《類證普濟本事方》記載：安徽廣德人顧安中罹患腳氣病，筋急腿腫不能行走，只好從外地乘船回家。在船上，他無意將兩腳擱在一個盛滿東西的麻袋上，下船登岸，發現腫脹的腳已經減輕，疼痛消失，於是詢問船家袋中所裝何物，才知道是木瓜。顧安中回家以後，買來木瓜切片盛於袋中，每日將腳擱在上面，不久之後，腳氣病就痊癒了。

木瓜屬於酸斂之品，「食酸太多，令人癃閉，小便不通」。清代汪昂《本草備要》記載：有船途經金陵，船員們喜愛木瓜的芳香，購買數百顆置於舟中，不久之後，全船人因為解不出小便而痛苦不堪，治以通利藥亦不能奏效。

於是，聘請名醫鄭奠一（安徽歙縣人）上船診治。鄭奠一聞到船上四面皆木瓜香，笑謂諸人曰：「搬去此物，溺即出矣。」船員們遵從醫生的指示，將木瓜盡投江中，「溺皆如舊」，癃閉不藥而癒。

關於木瓜的產地，《本草綱目》有「木瓜處處有之，而宣城者最佳」。根據史書記載，大約自南北朝宋武帝劉裕時期開始，宣城木瓜被奉為貢品，供皇室使用。

苦冠天下的黃連

中藥黃連之味苦，可謂聞名天下。

黃連入藥的歷史悠久，《神農本草經》列為上品，味苦，性寒，功能清熱燥濕、瀉火解毒，可用於濕熱痞滿、嘔吐吞酸、瀉痢、高熱神昏、心火亢盛、心煩不寐、血熱吐衄、目赤、牙痛、消渴、癰腫疔瘡；外用，可治濕疹、濕瘡、耳道流膿。

金元時期，名醫張元素在《珍珠囊》總結黃連的功效為：「其用有六：瀉心火，一也；去中焦濕熱，二也；諸瘡必用，三也；去風濕，四也；治赤眼暴發，五也；止中部見血，六也。」

自古至今，人們都認為黃連是治痢之上藥，正如金元醫家劉完素所說：「古方以黃連為治痢之最……治痢以之為君。」著名的治痢成方，如香連丸、葛根芩連湯、芍藥湯、白頭翁湯，均以黃連為主藥。古人使用黃連治痢的經驗，也得到今人的證實。

同是黃連，古代醫家認為，其產地有別，效用各有側重。正如蘇敬在《新修本草》中說：「黃連，蜀道者粗大節平，味極濃苦，療渴為最；江東者節如連珠，療痢大善。」

功宜婦女益母草

根據歷史記載，武則天注重保養容顏，除了內服延緩衰老的藥物以外，還不忘外塗美容藥。《新唐書》記載：「太后雖春秋高，擅自塗澤，令左右不悟其衰。」

武則天去世以後，王燾在《外台秘要》中專門記載武則天曾經長期使用的一個外塗美容藥方，其主要藥物是益母草，稱為「近效則天大聖皇后煉益母草留顏方」。

據說，此方功效特異，用之洗面，感覺面皮手滑潤，顏色光澤，經月餘生血色，紅鮮光澤，異於尋常。如果經年用之，朝暮不絕，年四五十婦人，如十五女子。

唐代《新修本草》記載「武則天留顏方」製法如下：農曆五月初五，採益母草全株，曬乾研細，用適量水和麵粉調和成團。然後在黃泥爐底鋪炭，中間置藥，武火燒約一頓飯時間，再改用文火煨一晝夜，取出研末，加適量滑石粉與胭脂調勻備用，每日早晚以此藥擦洗臉面和雙手。

益母草藥用的歷史悠久，入藥首載於《神農本草經》，被列為上品，名「茺蔚」，以其生長充盛密蔚而名。《名醫別錄》稱之為貞蔚，宋代《本草圖經》始有益母草之名。

《本草綱目》記載：「此草及子皆茺盛密蔚，故名茺蔚。其功宜於婦人及明目益精，故有益母、益明之稱。」益母草，味苦、辛，性微寒，功能活血調經、利尿消腫，主治月經不調、痛經、經閉、惡露不盡、水腫尿少、急性腎炎水腫等症。

益母草是婦科經產諸證常用要藥，可用鮮者絞汁沖服，或加紅糖熬膏沖服，或配伍當歸、川芎、丹參同用。歌曰：「益母草苦，婦科為主，產後胎前，生新祛瘀。」益母草能祛瘀生新，若崩漏下血而無瘀滯者，則不宜服用本品。

【古人論病因】

宋代陳無擇提出著名的「三因論」，把致病因素分為「外感六淫」、「內傷七情」，以及飲食不節、勞倦、外傷，形成中醫的病因學說。

「六淫」，是指風、寒、暑、濕、燥、火六種自然氣候（稱為「六氣」）的反常變化。在一般情況下，隨著季節的變遷，出現上述六種氣候特點，原本是正常的現象。但是如果氣候反常，暴寒暴暖，當寒反暖，當熱反涼，都容易使人受病。六淫致病，自外而入，稱為外因。《三因極一病證方論》：「然六淫，天之常氣，冒之則先自經絡流入，內合於臟腑，為外所因。」

「七情」，是指喜、怒、憂、思、悲、恐、驚七種不同的情志變化。如果人在精神上受到過度刺激，喜怒憂思過於強烈，有害於人的五臟。中醫經常說的「喜傷心」、「怒傷肝」、「思傷脾」、「憂傷肺」、「恐傷腎」，就是這個意思。

護膚美容的珍珠

珍珠入藥，首載於南朝陶弘景所著的《本草經集注》，具有清熱滋陰、平肝明目、安神定驚、解毒生肌的作用，適用於目赤翳障、小兒高熱、怔忡驚悸、癲癇、驚風抽搐、中風、咽喉腫痛、瘡瘍久不收口等症。珍珠一般只作丸散，不入煎劑。

珍珠護膚美容，唐代開始盛行，是宮廷中王后貴妃和宮娥嬪妾的美容化妝必備之品。據說，慈禧太后每隔十天要服一銀匙高級珍珠粉，從來不間斷，七十歲的時候，皮膚仍然柔軟光潤。

珍珠粉不容易被人體吸收，服用的時候應該將其研得極細。唐代李珣說：「於臼中搗細重篩，更研兩萬下，方可服食。」清代黃宮繡亦云：「珍珠體最堅硬，研如飛麵，方堪服食。」

一般認為，珍珠產於廣東廉州合浦縣者為正宗，稱為「南珠」，已經有兩千多年的歷史。相傳，合浦海中有珠池，海底有一座城郭，大蚌居其中，有怪物守之不可近，蚌之細碎蔓延於城郭之外者，始可採而得之。每年，刺史親監珠戶入池採珠，以充貢賦。

漢朝時期，廣州合浦是珍珠的最大產地，當地太守百般盤剝，珠戶憎惡他們的貪暴，離開合浦海域。後來，孟嘗為合浦太守，革易前弊，珠戶復還。

根據歷史記載，明朝皇帝為了採集南珠，派出太監到合浦，強迫百姓修建一座方圓一公里的小城，這座海邊小城用珍珠貝殼混合泥土砌成，名叫珍珠城。

艾，袪病又避邪

古人經常稱艾葉為醫草。中國民間，每年農曆五月五日端午節，人們經常摘艾、插艾、燃燒艾葉，有些人還把艾葉插在髮際和耳朵上，據說這樣能袪病避邪。孟子曾經說：「七年之病，求三年之艾。」意思是說，罹患七年之久的慢性疾病，選用三年的艾就可以治好。

艾，中國大多數地區均有分布，產於湖北蘄州的稱為「蘄艾」。蘄州是李時珍的故鄉，歷史上以蘄艾為最，蘄艾與蘄竹、蘄蛇、蘄龜被稱為李時珍故里的「四大奇珍」。

艾葉，味苦、辛，性溫，具有溫經止血、散寒止痛、安胎的功效，可用於心腹冷痛、泄瀉轉筋、久痢、吐衄、下血、月經不調、崩漏帶下、胎動不安等症。

李時珍對艾葉曾經做出高度評價：「服之則走三陰，而逐一切寒濕，轉肅殺之氣為融和。灸之則透諸經，而治百種病邪，起沉痾之人為康泰，其功亦大矣。」

艾灸法具有溫陽培元、增強體質、防病保健之功效，因此古代養生學家曾經說：「若要安，三里常不乾。」尤其是中老年人，艾灸法可以產生有效的保健延年作用。

根據史料記載，晉代煉丹家葛洪的妻子鮑姑是用艾灸治病的第一人。根據《雲笈七籤》中所說，鮑姑是河南陳留縣人，名潛光，仕宦家庭出身，自幼博覽群書，尤喜醫學，精通針法。

後來，她和葛洪在廣東羅浮山煉丹行醫。她治療贅疣和贅瘤最得心應手，將採自越秀山腳下的紅腳艾製成艾絨，用火點燃，在臉上薰灼，不久之後，臉上的疙瘩就全部脫落。《鮑姑祠記》中記述：「鮑姑用越崗天產之艾，以灸人身贅瘤，一灼即消除無有，歷年久而所惠多。」

相傳，藥王孫思邈經常用艾葉溫灸足三里穴，後來活到一百零一歲。《針灸集成》記載：廣西有一人，少時多病，遇一異人，教令每歲灸臍中（即神闕穴），自後康健，竟年逾百歲而甚健壯。

《舊唐書》記載：柳公度八十餘歲，步履輕便，別人向他請教養生之術，他回答：「吾初無術，但未嘗以元氣佐喜怒，氣海（穴位名）常溫耳。」

艾灸法是中國醫學的重要組成部分，是中華民族的瑰寶。現代研究證實，艾灸法可以調節胃腸運動、血管舒縮、腎上腺等內分泌腺功能，增強機體的防禦免疫功能。

李時珍說：「老人丹田氣弱，臍腹畏冷者，以熟艾入布袋，兜其臍腹，妙不可言。寒濕腳氣，亦宜以此夾入襪內。」據此，有人用艾葉製成艾枕、艾袋、艾墊，用之很有神效。

【中醫的刮痧療法】

刮痧療法就是利用某種工具，如牛角刮板、銅錢銀元、木梳背，蘸上水、香油、潤滑劑之類，在人體某處皮膚上進行反覆刮動和摩擦，使皮膚充血發紅，呈現出一塊塊或一片片紫紅色的斑點為止，進而達到防治疾病的目的。

明清時期，許多醫家將疫癘所致發病暴急和變化疾速的病症統歸為「痧症」，並且對痧症的急救總結許多方法，其中以刮痧和放血為主。他們認為，痧在肌膚者，刮之而癒；痧在血肉者，放之而癒，此二者該痧之淺者。

若乎痧之深重者，除了刮放之外，還需用藥以濟之。

由於刮痧療法簡便安全，隨時隨地可以使用，而且幾乎無副作用，所以在民間很快推廣。

明目話決明

相傳，在廣東惠州地區，有一位豪俠名叫黃志遠，為人豪爽慷慨，胸存大志而醉心於書本，埋頭於書案，久之，染上眼疾，多方求醫不癒。

某夜，黃志遠在燈下讀書，時至二更，不料家中鬧賊，抓住一個竊賊。這個竊賊從異地而來，投親不遇，想偷一些東西作為盤纏返鄉，初次就被捉住。

黃志遠說：「吾念你異地初竊，乃放你歸去，送你十兩銀子，望能改過。」

竊賊磕頭道謝，雙手捧過銀兩，但見黃志遠用手巾擦眼，又觀其雙眼紅腫，才知患有眼疾，於是說：「公子，家父是山野郎中，我自幼跟隨家父學醫，略知一些草藥性能。公子眼疾，是風熱內淫以致血不上行，肝腎虛火，當以決明治之。」

黃志遠聽了覺得有道理，就留下竊賊為自己治療眼疾。他以決明子為主，又配合一些補肝腎的中藥，煎湯服用，不久之後，黃志遠的眼疾遂告痊癒。

決明子入藥，首載於《神農本草經》，被列為上品，味甘、苦、鹹，性微寒，功能清熱明目、潤腸通便，可用於目赤澀痛、羞明多淚、頭痛眩暈、目暗不明、大便秘結。

《神農本草經》記載，決明子「主青盲，目淫膚赤白膜，眼赤痛淚出，久服益精光」。決明子之名的由來，有人考證認為正是由於決明子具有明目的功能。

唐代詩人白居易晚年罹患眼疾的時候，寫下這樣的詩句：「案上漫鋪龍樹論，合中虛貯決明丸。」山西民間俗稱此藥為「千里光」，也是對決明子明目功能的肯定和讚譽。

《廣群芳譜》記載：「決明子可做茶食，治目中諸病，助肝益腎。」決明子炒熟以後用以泡茶，既明目又通便，實在是大有裨益。治療眼疾，經常搭配菊花、穀精草等藥同用。

陽虛畏寒有蟲草

西元八世紀，僧醫馬哈亞納和藏族翻譯家昆盧遮納隨同唐代金城公主入藏，他們根據唐代醫書，編譯現存最早的藏醫古代文獻《月王藥診》。

這本古老的藏醫文獻中，總共收有三百多種藥材，其中有譯自唐代醫書的中藥，也收載部分青藏高原的特產藥物，冬蟲夏草就是其中的一種。

冬蟲夏草最初在藏族地區使用，以後逐漸傳到內地，為中醫所採用。中醫使用冬蟲夏草的歷史不長，因為清代以前的中醫典籍中，都沒有冬蟲夏草的記載。

冬蟲夏草是一種真菌類的低等植物。蝙蝠科昆蟲蝙蝠蛾的幼蟲冬季在土壤中冬眠，被麥角菌科真菌冬蟲夏草菌侵入體內，菌絲充滿蟲體而死亡。夏季的時候，菌絲從蟲體的頭部長出一個類似草芽的「子座」，露出地面，就形成冬蟲夏草。雖然菌絲破壞幼蟲體內器官，但是蟲體整體角皮基本完整無損，夏季子座從蟲體頭部長出，露出地面，就像一株小草。

冬蟲夏草夏至前後採挖以後，除去泥土和外表膜皮曬乾入藥。冬蟲夏草主產於四川、青海、西藏、甘肅、雲南、貴州等高原地區，生長環境在海拔三千公尺以上的高山雪嶺。

冬蟲夏草，簡稱蟲草，藏語稱為「雅扎貢布」，味甘，性平，具有補肺益腎、止咳化痰之功效，可用於久咳虛喘、勞嗽咯血、陽痿遺精、腰膝酸痛等症。

《文房肆考圖說》記載：桐鄉烏鎮，有一位名叫孔裕堂的人，其弟患有一種病，虛汗大泄，經常怕冷，即使在炎熱的盛夏，處在密室圍帳之中，還是畏寒怕風。

這一病就是三年，醫藥無效。後來，有一位親戚從四川回來，帶來冬蟲夏草三斤，其弟每天用冬蟲夏草和其他葷菜一起燉食，後來竟然使疾病痊癒。

香冠天下的麝香

麝香是一味極為名貴的中藥，在中國已經有兩千多年的藥用史，《神農本草經》將其列為上品，釋名射父、香獐。李時珍說：「麝之香氣遠射，故謂之麝……其形似獐，故俗呼香獐。」據說，山有香獐，必聞氣香，香獐就是成熟的雄麝。

相傳，麝的肚臍一見太陽就張開，從中散發出異常的香味，招惹蟲蛾蚊蠅紛紛飛來，趴在肚臍上吸吮香氣。麝感覺癢的時候，就把肚臍一合，把許多蟲蛾蚊蠅包進去。久而久之，肚臍就變成一個大包，也就是所謂的香包。麝把牠的香包看得比自己還要寶貴，只要獵人不能一擊致命，麝就會立即把香包吞進肚裡，不讓獵人獵獲其香包。

其實，麝香不是長在麝的肚臍上，而是產於雄麝的香囊中。雄麝的肚臍和生殖孔之間，有一條麝香腺，特別在發情季節，會流出一種分泌物。五六月分泌的稱為初香，九月以後分泌的，呈顆粒狀，這是成熟的麝香，藥效最好，價同明珠。

通常一～十三歲為麝一生中產香盛期，此期間大約一隻麝每年可取香十克左右。以往採麝香，多是獵捕宰殺，這種殺雞取卵的方法，招致野生香麝越來越少的嚴重後果，甚至有些地方幾乎要絕種。從二十世紀五〇年代開始，許多地方已經改為野麝馴化，人工取香的方法，才使麝香的生產有好的轉機。

麝香，位列靈貓香、海狸香、龍涎香四大動物香料之首，以其芳香之性而名聞天下，被譽為「諸香之冠」。可是，剛從香囊中取出的麝香顆粒，不僅毫無香氣，反而有一股難聞的惡臭。這是因為它的香氣太濃烈的緣故，如果將其高倍稀釋，就會散發出馥郁的芳香。

《神農本草經疏》記載：「麝香，其香芳烈，為通關利竅之上藥。」明清劉若金《本草述校注》記載：「麝香之用，其要在能通諸竅一語。」可謂是對麝香作用的高度概括。

麝香借其芳香之性，能開竅醒神，如中風、驚癇、猝然倒地、神志昏迷、肢厥痰湧所用的至寶丹；能袪瘀療傷，如用於跌打內傷、風濕骨痛的七厘散、麝香止痛膏；能消癰排膿，如用於癰疽腫毒的六神丸；能催產下胎，如用於胎死腹中、胞衣不下的香桂散；能宣痺通陽，如用於胸痺心痛的蘇合香丸、麝香保心丸。

益精壯陽話鹿茸

鹿茸為鹿科動物雄性梅花鹿或馬鹿頭上所生之尚未骨化的幼角，上面密生黃褐色的茸毛，來自梅花鹿的習稱花鹿茸，來自馬鹿的習稱馬鹿茸。

《神農本草經》將鹿茸列為中品藥物，謂鹿茸「主漏下惡血，寒熱驚癇，益氣強志，生齒不老」，而將鹿角熬製成的鹿角膠列為上品，謂其「主傷中勞絕，腰痛羸瘦，補中益氣，婦人血閉無子，止痛安胎，久服輕身延年」。

鹿茸，味甘鹹，性溫，具有壯腎陽、益精血、強筋骨、調沖任、托瘡毒之功效，常用於治療陽痿、滑精遺精、宮冷不孕、腰脊冷痛、筋骨痿軟、崩漏帶下、陰疽不斂等症。

鹿茸是與人參齊名的中藥，雅號「九女春」，乃補腎壯陽之佳品，功效卓著。相傳，清代咸豐皇帝早年寵幸慈禧，後來又鍾情於麗妃，為使精力旺盛，特地在承德山莊飼養大批梅花鹿，每年冬春季節飲鹿血，夏秋季節服用鹿茸粉末。

創建於清同治十三年，著名的百年藥店杭州胡慶餘堂，生產著名成藥「全鹿丸」的時候，在製造之前抬鹿遊行以招徠民眾，擴大影響。這個「活廣告」的做法，後來被創建於西元一九〇八年，著名的重慶桐君閣所沿用，在製造全鹿丸的時候，當眾宰殺梅花鹿。

將鹿角切成小段，加水煎取膠汁，用文火濃縮至稠膏狀以後冷凝，切成小塊陰乾，即為鹿角膠。鹿角膠，味甘鹹，性溫，能溫補肝腎、益精養血，適用於陽虛、血虛等症。

鹿角膠的補益強壯之功效，為歷代醫家所肯定，都認為鹿是純陽之物，其頭常向尾，善通督脈，其精華在角，以此煎熬為膠，氣味濃厚，精血有力，莫過於此，非尋常草類所比，功在補精氣，助火衰，興陽道，健腰膝，被譽為「捷勝之神物」。

《古今醫案按》記載一則用鹿角膠治眉毛脫落的故事：一男眉毛盡脫，後來遇見方士教其服用鹿角膠，每日早晨用酒浸化一二錢服用。半年後，眉毛開始陸續長出，年餘復舊。

鹿角熬膠以後的灰白色鹿角塊，即為鹿角霜，含有大量鈣質，溫補之力遜於鹿茸和鹿角膠，能溫腎助陽，收斂止血。

【維持生命活動的動力——精】

精不僅是構成人體的基本物質之一，還是維持生命活動的根本動力。精可以分為先天之精和後天之精。先天之精秉承於父母，儲藏於腎臟，因此也稱為腎精。

腎精有促進身體生長、月經來潮、產生精子、提高生殖能力等作用。隨著年齡的增長，腎精會逐漸減少，人體也隨之開始老化，生殖機能逐步衰退。此外，腎精可以作為衛氣和元氣的原料，必要的時候還可以轉化生成血和骨髓等重要物質。

後天之精是在脾胃的共同作用下，從飲食裡獲得的水穀精微中生成的。後天之精被運送到全身組織和臟器，產生維持人體生命活動的能量源作用。還有一部分後天之精被運送到腎臟，補充因為生長發育所耗損的先天腎精。

皂莢的考證

皂莢始載於《神農本草經》，列為下品，《本草綱目》有皂莢「治風熱大腸虛秘、瘰癧、腫毒、瘡癬」。豬牙皂最早出現於《名醫別錄》，有「如豬牙者良，九月十月採莢陰乾」。

過去曾經認為豬牙皂與皂莢的來源不同，後來經過證實，豬牙皂與皂莢同生於一樹。豬牙皂是由於皂莢樹因為受傷刺激和衰老等原因引起的生理失常而長成的畸形果實，或是因為栽培歷史長久而發生單性結實現象，即未受精而子房膨大，但是不結種子。

宋代龐安時《傷寒總病論》記載：元祐五年（西元一〇九〇年），湖北蘄州和黃州一帶，自秋至春流行急喉痺（白喉病），常法治療很少見效，死人很多。黃州有一個叫做潘昌的推官，得到「黑龍膏」藥方，用大皂莢為主藥熬成膏，專治各種喉痺，治癒許多人。

《本草綱目》錄其處方（皂角與人參、甘草）、製法、主治病症、用法，並且認為皂角「吹之導之，則通上下諸竅；服之，則治風濕痰喘腫滿，殺蟲；塗之，則散腫消毒，搜風治瘡」。

豬牙皂，味辛、鹹，性溫，有小毒，功能祛痰開竅、散結消腫，用於治療中風口噤、昏迷不醒、癲癇痰盛、關竅不通、喉痺痰阻、頑痰喘咳、大便燥結；外治癰腫。

豬牙皂通竅開閉效果甚佳，宋代錢竽《海上方》有詩云：「懸樑自縊聽根源，急急扶來地上眠。皂角細辛吹鼻內，須臾魂魄自還原。」即說豬牙皂可救治懸樑自縊者。

一般認為豬牙皂的品質較好，所以藥用者通常為豬牙皂，《中國藥典》收載的正是豬牙皂，規定為皂莢的乾燥不育果實。

藥食兩用的山藥

《湘中記》記載：永和初年，有一個採藥人來到衡山，因為迷路而糧盡，只好到山崖下休息。忽然看見一位老翁，看起來就像只有四五十歲，對著石壁作書。

採藥人告之以饑，老翁給他食物吃，這種食物是署預，並且指示他出山的路徑。採藥人經過六天才到家，還不知饑餓，由此深知署預功效神奇。

署預，又作薯蕷，是山藥之古稱。中國在周朝時期（大約西元前十一世紀）已經種植山藥，如今山藥的種植很廣，但是以焦作一帶出產的山藥品質最好，藥效最高。

山藥原本為食物，根形似芋，味甜如薯，入藥始見於《神農本草經》，被列為上品，謂「署預，味甘溫，主傷中，補虛羸，除寒熱邪氣，長肌肉，久服耳目聰明，輕身不饑，延年」。

山藥，味甘性平，生山藥功能補脾養胃、生津益肺、補腎澀精，常用於脾虛食少、久瀉不止、肺虛喘咳、腎虛遺精、帶下、尿頻、虛熱消渴；麩炒山藥，功能補脾健胃，常用於脾虛食少、泄瀉便溏、白帶過多。即補陰宜生用，健脾止瀉宜炒用。

清代名醫陳修園說：「山藥為尋常服食之物，不能治大病。」對此，近代名醫張錫純說：「非也。若果不治大病，何以《金匱》治勞瘵有薯蕷丸？」

張錫純單獨應用大量山藥治療許多危急重症，他曾經治療一位婦人，產後十餘日，大喘大汗，身熱勞嗽，醫者用黃芪、熟地、白芍等藥，汗出越多。後來，經由張錫純診視，脈甚虛弱，數至七至，審證論脈，似在不治。其急用生山藥六兩，煮汁徐徐飲之，飲完添水重煮，一晝夜所飲之水，皆取於山藥中，翌日又換山藥六兩，仍然如此煮飲之。三日後，諸病皆癒。

再如，又治一人，年四十餘，得溫病十餘日，外感之火已消十之八九。大便忽然滑下，喘息急促，而且有煩渴之意。其脈甚虛，兩尺微按即無。亦急用生山藥六兩，煎汁兩大碗，徐徐溫飲下，以之當茶，飲完煎渣現飲，兩日共用山藥十八兩，喘與煩渴皆癒，大便亦不滑瀉。

神奇的麥飯石

《本草綱目》有一則故事：中嶽山人呂子華，用麥飯石研製成膏，為人治療癰疽，每天登門求醫者不計其數。有一位裴員外，用金錢美女引誘呂子華，希望得到此秘方。

呂子華為人耿直，對這位魚肉鄉里的老惡棍深惡痛絕，拒不獻藥。裴員外勾結河南地方縣令，以研石行騙的罪名將他逮捕入獄。

呂子華寧絕榮望，守死不傳其方。無奈，官府貼出告示，有誰再用麥飯石治病，將與呂子華一樣治罪。從此，為免遭殺身之禍，無人再用麥飯石治病。

麥飯石，因其形狀如一團大麥飯而得名。宋代醫學家李迅對麥飯石有比較詳盡的描述：「麥飯石，處處山溪中有之，其石大小不等，或如拳，或如鵝卵，或如盞，或如餅，大略狀如一團麥飯，有粒點如豆如米，其色黃白，但於溪間麻石中尋有此狀者即是。」

麥飯石，味甘，性溫，無毒，能止痛散結、祛腐生肌、拔毒排膿、補脾養肝。《瘍醫大全》記載：「如瘡未潰，能令內消；如已潰，則排膿如淌水，則逐日見瘡收斂。如患瘡久，肌肉腐爛，筋骨出露，用舊布片塗藥以貼瘡上……一日一洗一換藥，十日後兩日一換藥。」

唐代劉禹錫在《傳信方》中記載一則病案：北齊馬嗣明治楊遵彥背瘡，取粗黃石如鵝卵大者，猛火燒赤，納濃醋中，當有石屑落醋中，再燒再淬，石至盡，取屑搗篩研極細末，和醋塗之，立癒。此處的黃石，即為麥飯石。

現代研究證實，麥飯石是一種火山岩礦石，含有多種對人體健康有益的微量元素。麥飯石的表面積比同量活性炭的表面積大，可以吸收、分解、清除各種物質及病菌。

麥飯石可以透過吸收和分解的方法電離有毒物質，並且在水中釋放出人體不可缺少的各種礦物質，如鉀、磷、鐵、硫黃、錳、鎂，這些物質對酶和荷爾蒙的合成產生重要作用。

止汗妙品話桑葉

《夷堅志》記載：嚴州山寺有一位遊僧，形體羸瘦，飲食甚少，夜臥汗出，次日晨衣皆濕。如此二十餘年，無藥能治。監寺僧曰：「吾有妙方，為汝治之。」遊僧試治之，三日後宿疾痊癒。其方為：乘露採摘桑葉，焙乾為末，每日兩錢，空腹以溫開水調服。

桑葉入藥，首載於《神農本草經》，列為中品，味甘、苦，性寒，功能疏散風熱、清肺潤燥、清肝明目，可用於風熱感冒、肺熱燥咳、頭暈頭痛、目赤昏花等症。

古人用桑葉，均言及「經霜者」。《百草鏡》記載：「須大雪壓過，次日雪晴採下，線穿懸戶陰乾，其色多青黑色，風吹作鐵器聲，故名鐵扇子，冬至後採者良。」

名醫朱丹溪在《丹溪心法》中說：「經霜桑葉研末，米飲服，止盜汗。」明末清初的名醫傅青主，很擅長用桑葉止汗，並且稱讚桑葉為「收汗之妙品」。

桑葉還可以生髮，《千金要方》記載：「治頭髮不長，桑葉、麻葉煮泔水沐之，七次，可長數尺。」據說，光緒皇帝和慈禧太后常用此方。不僅如此，慈禧太后經常服用「明目延齡丸」與「明目延齡膏」，其實就是以霜桑葉與菊花兩藥製成，交替服用。

桑的嫩枝名桑枝，味苦，性平，功能祛風通絡、利關節，可用於風濕痺痛、四肢拘攣，尤宜於上肢肩臂關節酸痛麻木，無論寒證和熱證均可用之，但是以熱痺更為適宜。

趙溍《養痾漫筆》記載：越州有一位少年，久嗽而百藥不效，後來用南向柔桑枝條一束，每條寸折納鍋中，以水五碗煎至一碗，盛瓦器中，渴即飲之，服一月而癒。

桑的果穗即桑葚，古稱桑實，入藥始載於唐代《新修本草》，列為中品，味甘、酸，性溫，功能養肝益腎、滋陰補血、潤腸，可用於內熱消渴、津傷口渴、血虛便秘、心悸失眠、眩暈耳鳴、鬚髮早白等症。《新修本草》言其「單食，主消渴」。

李時珍《本草綱目》記載：史言魏武帝軍乏食，得乾葚以濟饑。金末大荒，民皆食葚，獲活者不可勝計，則葚之乾濕皆可救荒，平時不可不收採也。

桑樹的根皮中藥名為桑白皮，入藥始載於《神農本草經》，味甘，性寒，功能瀉肺平喘、利水消腫，可用於肺熱咳嗽、水腫、衄血、咯血等症。

歷史上還有將桑白皮用於外科剖腹手術的記載。《本草綱目》記載：桑白皮作線縫金瘡腸出，更以熱雞血塗之。唐代安金藏剖腹，用此法而癒。

逐水通便的牽牛子

牽牛子乾燥成熟的種子呈卵形，具有三稜，種皮堅硬，顏色有黑褐色與淡黃白色兩種，前者稱黑丑，後者稱白丑，二者混雜稱為二丑或黑白丑，「蓋因丑屬牛也」。

為何稱為牽牛子？陶弘景有「此藥始出田野，人牽牛謝藥，故以名之」。「牽牛謝藥」的故事並未從文獻中找到，後來人們據此演繹出一則故事。

牽牛子入藥，首載於陶弘景《名醫別錄》，列為下品，味苦，性寒，有毒，功能瀉水通便、消痰滌飲、殺蟲攻積，屬於峻下逐水藥，作用較為峻烈，可用於水腫脹滿、二便不通、痰飲積聚、氣逆喘咳、蟲積腹痛。

李時珍是善用牽牛子之高手，他在《本草綱目》中記載兩則病案：一位宗室婦人，年近六十歲，長年大便秘結，十多天大便一次，十分痛苦。服用養血潤燥通便藥，會導致胸膈滿悶不適；用芒硝和大黃等瀉下通便藥，毫無效果。這種狀況已經三十多年。

這個病人身體比較肥胖，細皮嫩肉，但是心情憂鬱，每天泛吐酸水碗許以後才覺得舒服，又經常罹患熱病。李時珍認為「此乃三焦之氣壅滯，有升無降，津液皆化為痰飲，不能下滋腸腑，非血燥比也。潤劑留滯，硝黃徒入血分，不能通氣，俱為痰阻，故無效也。」

於是，就給她用牽牛子來治療，將牽牛子末和皂角膏和成丸服用，大便立即通利。此後，只要感覺有腸結症狀，服一次就可以使腹脹消除，精神大爽。用牽牛子通大便收到奇效，李時珍總結說：「蓋牽牛能走氣分，通三焦。氣順則痰逐飲消，上下通快矣。」

李時珍的外甥柳喬，平時耽於酒色，罹患一種怪病，即陰部腫脹疼痛，二便不通，不能坐臥，痛哭呻吟七晝夜。其他醫生用通利藥無法取效，只好請李時珍診治。

李時珍認為，這是濕熱之邪阻滯在精道，並非一般人認為的病因在大腸與膀胱之間，而是在兩陰之間，故前阻小便，後阻大便。於是，他用川楝子、茴香、穿山甲等藥，加入大劑量的牽牛子，水煎服，結果病情「一服而減，三服而平」。

【津液也是寶，不多不少正常才為好】

中醫將人體中正常存在的水液統稱為津液。津液是人體進行生命活動的基本物質之一，是非常寶貴的，既不可以隨意丟失，又需要在身體中循行有序而不氾濫為害。

津液屬於水穀精微的範圍，並且依賴脾的氣化轉化而來。透過脾的消化而得到的津液，在脾、肺、腎三臟的共同作用下，透過三焦的通路，運送到全身各處。

分布在人體不同部位的津液，性質各不相同。《黃帝內經》記載：「津液各走其道，故三焦出氣，以溫肌肉，充皮膚，為其津；其流而不行者，為液。」

津，性質較清稀，流動性較大，散布於體表皮膚、肌肉和孔竅，能滲注於血脈，產生滋潤作用；液，性質較稠厚，流動性較小，灌注於骨節、臟腑、腦、髓等組織，產生濡潤作用。

脾胃消化異常以及過度耗傷津液等原因，都會導致津液不足。此外，熱邪入侵體內損傷津液，大量流汗所致的津液流失，都是津液不足的原因之一。津液不足所表現的症狀有口、咽、鼻等呼吸器官乾燥、皮膚鬆弛、頭髮失去光澤，以及便秘等症狀。

如果負責將津液送往全身各處的肺臟和脾臟出現功能失調，就會使津液在體內瀦留，進而導致水濕凝聚成「痰」，並且進一步導致氣血流通受到阻礙，影響其正常循環，變生諸病。

清熱解毒蒲公英

蒲公英入藥，首載於唐代《新修本草》，味苦、甘，性寒，功能清熱解毒、消腫散結、利尿通淋，可用於治療疔瘡癰毒、乳癰、瘰癧、目赤、咽痛、濕熱黃疸、熱淋澀痛。

唐代名醫孫思邈在《千金要方》序言中記載，他在貞觀五年七月十五日夜間，左手中指不小心碰撞在庭院的樹木上，第二天早晨發生劇烈疼痛，難以忍受。十天後，手指腫痛不僅沒有好，而且腫痛得更厲害。有一位老人告訴他，用蒲公英可以治癒。孫思邈立即使用，內服外敷，很快痛止腫消，未十日而平復如故。

乳癰早期，紅腫熱痛，可以單用蒲公英鮮品搗爛外敷，也可以與金銀花、連翹、炒穿山甲、天花粉配伍。《新修本草》記載，蒲公英「主婦人乳癰腫，水煮飲之及封之即消」。

蒲公英治療乳癰，名醫張山雷曾經這樣評價：「治乳癰乳癤，紅腫堅塊，尤為捷效。鮮者搗汁溫服，乾者煎服，一味亦可治之，而煎藥方用必不可缺此。」

蒲公英善清胃火，清代陳士鐸在《本草新編》中說：「陽明之火，每至燎原，用白虎湯以瀉火，未免太傷胃氣……故用白虎湯以瀉胃火，乃一時之權宜，而不可恃之為經久也。蒲公英亦瀉胃火之藥，但其氣甚平，既能瀉火，又不損土，可以長服久服而無礙。凡係陽明之火起者，俱可大劑服之，火退而胃氣自生。」並且說：「蒲公英至賤而有大功，惜世人不知用之。」

附子殺人也救逆

附子，為烏頭塊根上所附生的子根（側根）的加工品，因其附烏頭而生，狀如子附母，故名附子。附子入藥，首載於《神農本草經》，將其置於大毒之列。

《漢書・外戚列傳》記載：西漢宣帝本始三年，霍顯為使其女兒霍成君（當時為宣帝之妃）能爭得皇后的位置，買通淳于衍，用大毒之藥附子製成的藥丸毒殺臨產的許皇后。許皇后服藥以後，即覺頭面涔涔汗出而煩懣，旋即殞命，這是最早見於正史的附子毒殺案。

附子，味辛、甘，性大熱，有毒，功能補火助陽、回陽救逆、逐風寒濕邪，可用於亡陽虛脫、肢冷脈微、心腹冷痛、陽痿、宮冷、虛寒吐瀉、陽虛外感、寒濕痺痛等症。

附子內服有回天之力，外用有引火歸源之功，古今皆用之。例如：《摘玄方》治虛火上行，自感背內發熱如火炙者，用附子末，津調，塗湧泉穴，能引火下行，背熱自除。《經驗方》治久患口瘡，屬虛火為患者，用生附子為末，醋麵調，貼足心，男左女右，日再換之。

《浙江通志》記載：明代醫家嚴觀，不拘古方，很有膽略，常用薑汁制附子，以獲奇效，人皆稱之嚴附子。近代四川名醫祝味菊，善用附子，人亦多以祝附子稱之。

祝味菊，浙江紹興人，先祖世代業醫，至其父改行經商，但是門風猶存，耳濡目染，自幼愛好醫學。及冠進蜀，拜蜀中名醫劉雨笙等三人為師，不幾年，學而有成。

一九二六年，因為躲避「川亂」而遷居上海，在三〇年代即為上海名醫之一。凡遇重症，祝味菊一力承攬，不加推諉。起初，同道中對其好用附子很不理解，有些人甚至從中誹謗。

一九二九年秋，滬一巨賈，罹患傷寒，遍請中西醫高手診治，不僅毫無效果，而且病勢日增，命垂一線。祝味菊力排眾議，全力承攬，「具結」擔保，果斷採用附子、乾薑及麻、桂之劑截斷病勢，不數日而癒。當時，醫界為之轟動，不僅讚嘆其醫術，更嘉許其「具結」之勇氣。

古人云：「善用毒藥者，方為良醫。」附子有毒，用之不可不慎，但亦不可因噎廢食。《淮南子》記載：「天下之物，莫凶於奚毒（即烏頭），然而良醫橐而藏之，有所用也。」

《古方藥議》記載：「附子雖為雄悍大毒之品，但於陽氣脫垂之際，卻可奏回陽奇效於瞬息之間，這正是其他諸藥所不及之處。」李時珍云：「烏附毒藥，非危病不用。」自古至今，醫家在運用附子的時候，累積許多寶貴的配伍經驗。

【調和陰陽】

陰陽之氣的平衡，是生命健康的基本條件，《黃帝內經》記載：「夫陰與陽皆有俞會，陽注於陰，陰滿之外，陰陽勻平，以充其形，九候若一，命曰平人。」

陰經和陽經在俞穴交會，氣血在陽經充盈就注入陰經，在陰經中充滿以後又外溢於陽經，這樣一來，陰經和陽經內的氣血都均勻而平衡，以此來充養人身，人身得到氣血均勻的充養，各部位的功能正常，三部九候的脈象都是一樣的，沒有偏盛偏衰的現象，這樣的人就稱為平人。

陰陽失去平衡，是疾病發生和發展的根本原因，因此調整陰陽，恢復陰陽的相對平衡，就是治療的最基本原則。陰陽不足則補陰陽，陰陽偏衰則瀉陰陽，陰陽亡失則急救固脫，陰陽格拒則交通陰陽。

石膏妙用醫案

石膏入藥，首載於《神農本草經》，列為中品，味甘、辛，性大寒，無毒，功能清熱瀉火、除煩止渴，可用於外感熱病、高熱煩渴、肺熱喘咳、胃火亢盛、頭痛、牙痛。

漢代名醫張仲景用石膏為君藥組成的石膏湯，為清熱之代表方，主治內外熱證及寒邪入裡化熱。劉跂《錢乙傳》記載：宗室子病嘔泄，醫用溫藥加喘。錢乙曰：「病本中熱，奈何以剛劑燥之，將不得前後溲矣，宜與石膏湯。」宗室與醫者皆不信，後二日果來召。錢乙曰：「仍石膏湯證也。」竟如言而癒。

溫病派吳鞠通善用石膏，《吳鞠通醫案》記載：治何叟誤服熱藥，導致手足拘攣，吳鞠通在每劑白虎湯中用生石膏兩百五十克（舊制八兩），治療五十餘日，共用石膏十多公斤。

清末名家張錫純善於靈活運用石膏，而且頗具心得。他認為，石膏治外感實熱宜生用重用，「生石膏以治外感實熱，輕症亦必至兩許。若實熱熾盛，又恆重用至四五兩，或七八兩。或單用，或與他藥同用，必煎湯三四茶杯，分四五次徐徐溫飲下，熱退不必盡劑。」

張錫純《醫學衷中參西錄》記載一個醫案：患者五十歲，周身發冷，兩腿疼痛。醫者投以溫補之藥，其冷益甚，欲作寒戰。診其脈沉伏，重按有力，舌苔黃厚，小便赤澀。

張錫純考慮當時為仲春之時，斷其病為春溫之熱，鬱於陽明而未發，出現假象（中醫有真熱假寒、真寒假熱之說），欲用白虎湯加連翹治之。

病人聞之駭然，張錫純說：「預購生石膏一百二十克，出現發熱難忍的時候煎湯飲用，可以吧？」

病人說：「恐怕沒有這樣的機會。」

張錫純說：「用白茅根煎湯服用以後，發冷就會變為發熱，並且是大熱。」

病人雖然不信，但是要試試他說的話能否應驗，就用鮮白茅根去淨皮以後絞汁一碗，煮數沸取其湯當茶飲。過了一會兒，開始發熱難忍，再診其脈洪大。張錫純將所購的生石膏煎湯，給病人分三次服下，其熱遂消。

張錫純認為，石膏之性，最宜與阿斯匹靈並用。治外感之熱，已入陽明胃腑，其人舌苔猶白者，是仍然帶表證，就用阿斯匹靈一片，發汗以解其表熱，再用生石膏兩許煎湯飲之以清裡熱。治療斑疹之毒，鬱而未發，其人表裡俱熱，張錫純仍然以生石膏五六錢，煎湯沖服阿斯匹靈半片，服後微似汗出，內毒透徹，斑疹可全然托出。

重用石膏者，不乏其人，亦很有效驗。清代紀曉嵐《閱微草堂筆記》記載：乾隆癸丑春夏間，京中多疫。以張景岳法治之，十死八九；以吳又可法治之，亦不甚驗。有桐城一醫，以重劑石膏治馮鴻臚（官職名）星實之姬，見者駭異，然呼吸將絕，應手輒痊。踵其法者，活人無算。有一劑用至八兩，一人服至四斤者……實自古所未聞矣。

峻猛將軍說大黃

大黃，味苦性寒，是瀉下通便的良藥。清代詩人袁枚曾經罹患痢疾，某醫用參芪補藥治療，結果導致病情加劇。好友饋贈「制大黃」，讓他服用。醫者驚恐，認為不可以用之。

袁枚毅然服之，三劑而癒，於是賦詩致謝：「藥可通神信不誣，將軍竟救白雲夫。醫無成見心才活，病到垂危膽亦粗。豈有鴆人羊叔子？欣逢聖手謝夷吾！全家感謝回天力，料理花間酒百壺。」詩中所說的「將軍」，即為大黃之別名。

《神農本草經》收載大黃，謂其「蕩滌腸胃，推陳致新，通利水穀，調中化食，安和五臟」。大黃推陳出新，作用極為峻快，「奪土鬱而通壅滯，定禍亂而致太平」，故有「將軍」之名號，因其主產於四川，又有「川軍」之別名。

元代王好古在《湯液本草》中說：「大黃，陰中之陰藥，泄滿，去陳垢而安五臟，謂如定勘禍亂以致太平無異，所以有將軍之名。」明代張景岳把大黃和附子並稱為「藥中之良將」。

古今有許多名醫善用大黃，醫聖張仲景為善用大黃之首者。他創制大承氣湯、小承氣湯、調胃承氣湯，以及大陷胸湯、大黃黃連瀉心湯、桃核承氣湯、抵當湯等以大黃為主藥的眾多名方，含大黃複方多達三十六個。

宋代孔平仲《續世說》記載：南北朝時期，梁代名醫姚僧垣繼承家學，醫術高超，治癒許多疑難雜症。西元五四五年，梁武帝因病發熱，寢食不安，朝中群臣競相獻方。

梁武帝聽從御醫，欲服大黃以瀉熱，姚僧垣診脈辨證以後力主不可，認為「至尊年已八十，臟腑皆虛，雖有積熱，不可輕用峻瀉之藥，恐怕傷及正氣」。梁武帝自恃知醫，不以為然。

姚僧垣又云：「至尊豈不聞當朝名醫陶弘景之言，『大黃，將軍之號，當取其峻快也』。依臣之見，至尊之疾只宜緩圖，萬不可輕投峻下之劑。」武帝不悅，詔令退下。

當天夜裡，姚僧垣被急召入宮。原來，梁武帝服用大黃以後，熱勢不僅不退，反致昏瞀。姚僧垣即以溫和之法，取平補之藥，斂苦寒所傷之陽氣，連進數劑，得以逐漸康復。

梁元帝繼位以後，授給姚僧垣諮議參軍之職。一次，元帝腹中痞滿，疼痛不已，不思飲食，於是召諸醫討論治療方案，群醫皆以武帝服大黃而致病重為誡，乃以平和之品組方。

姚僧垣力排眾議，並且云：「脈洪大而實，應指有力，加之膳食不進，胃脘痞滿，此腹中宿食不化所致，非用大黃蕩滌攻下，推陳致新不可。」梁元帝聽從姚僧垣之言，服藥以後果然大下宿食，痞滿腹脹之疾頓失。

元代名醫朱丹溪善用大黃治眩暈，獨創「一味大黃散」，即僅以大黃一味，用酒炒三遍為末，用茶調服一二錢，治眩暈很有效驗。

近代名醫張錫純曾經敘述一件奇事：楊氏少婦，得奇疾，赤身臥帳中，其背腫熱，若有一縷著身，即覺熱不能忍，百藥無效。後有乘船自南方來赴北闈鄉試者，精通醫術，延為診視，言係熱毒，俾用大黃十斤，煎湯十碗，放量飲之，數日飲盡，竟霍然而癒。

名醫徐小圃曾經為一位富翁治腹悶痰喘之症，處方為大黃半斤，數次分服，患者且疑且懼，但是服後爽然痊癒。請教徐小圃：「眾醫屢用不效，先生一味奇功，何秘也？」徐小圃曰：「君素食膏粱厚味，壅塞熱痰，大黃性清下，味香辛，獨行則力猛功專，疏塞清穢，何秘之有？」

【知其正常，方知病象】

正常的脈象，從容和緩，不浮不沉，不遲不數，不細不洪，節律均勻，一息（一呼一吸）脈搏四或五至，而且應指有力，中醫將其歸結為「有胃氣、有神、有根」。

有胃氣：正常的脈象，不浮不沉，不快不慢，從容和緩，節律一致，就是有胃氣。即使是病脈，無論浮沉遲數，但是有徐和之象者，就是有胃氣。脈有胃氣，則為平脈；脈少胃氣，則為病變；脈無胃氣，則屬真臟脈，或為難治或不治之徵象。

有神：即脈來柔和。如見弦實之脈，弦實之中仍然帶有柔和之象；微弱之脈，微弱之中不至於完全無力者，都是有脈神。神之盛衰，對判斷疾病的預後有一定的意義。

有根：三部脈沉取有力，或尺脈沉取有力，即為有根。病中腎氣猶存，先天之本未絕，尺脈沉取尚可見，就有生機。若脈浮大散亂，按之則無，則為無根之脈，為元氣離散，表示病情危篤。

靈丹妙藥話白芷

蘇軾在杭州擔任刺史的時候，與三台山寺廟中的一位老和尚交往很深，經常一起討論詩詞。有一次，兩人談興很濃，一直談到深夜才盡興。

當時，已經是初秋天氣，蘇軾從山上寺廟回家途中受到風寒，第二天覺得頭痛和鼻塞，非常難受。老和尚聽說以後，託人帶來一包藥材，說是煎湯服用，效果奇佳。蘇軾服後果然痊癒，專門上山去感謝老和尚，想要知道這是什麼「靈丹妙藥」，一問方知是白芷。

白芷入藥，始載於《神農本草經》，列為中品，因為具有特殊的芳香氣味，所以又名香白芷，味辛，性溫，功能散風解表、通竅止痛、消腫排膿、燥濕止帶，主治感冒頭痛、鼻塞、鼻淵、牙痛、白帶、瘡瘍腫痛。

《本草綱目》謂白芷「長肌膚，潤澤顏色，可作面脂」，與白僵蠶、白附子、菟絲子共研細末調製成面膜敷臉，可收柔面增白之效；用白芷、玉竹、川芎、防風研成細粉，用食醋調成稀膏，可以治療黃褐斑。

白芷可以治毒蛇咬傷，其法內服和外敷皆可。《夷堅志》記載：臨川有一人以弄蛇賣藥為業，一日被蛇咬傷，一側上臂腫大如腿，少頃遍身皮肉腫脹成黑黃色，似乎已死。

一位道人正好從旁邊經過，看看弄蛇人以後，對眾人說：「此人死矣，我有一種藥能治療，但恐怕毒氣已深或不可治，諸君能相與證明，方敢為之出力。」

眾人為之證明，於是道人向眾人討要二十文錢買藥。買藥歸來以後，取新汲井水調藥，從傷者之口灌之。服藥之後，只見黃水從其口中流出，臭穢薰人，四肢腫脹漸消。其人已經可以坐起，與未受傷的時候無異，遍拜眾人，尤其鄭重拜謝道人。

道人說：「此藥甚易辨，我不惜傳與諸人，僅香白芷一物，用法當以麥冬煎湯調服，今天事情急迫，故以水代之。我今天救活一人，可行矣。」有一位名叫郭邵州的士人學得其方，曾經遇到鄱陽一個兵卒，夜間值勤的時候被毒蛇咬傷。次日清晨，赤腫欲裂，以此法治之，亦獲痊癒。

黃芪醫案

黃芪的藥用已經有悠久的歷史，最早可以追溯到漢代以前。湖南馬王堆漢墓出土的《五十二病方》中，就有以黃芪為主藥的組方。

黃芪，味甘，性溫，生用補氣固表、利尿托毒、排膿、斂瘡生肌，可用於氣虛乏力、食少便溏、中氣下陷、久瀉脫肛、便血崩漏、表虛自汗、氣虛水腫、癰疽難潰或久潰不斂，蜜製以後的炙黃芪益氣補中，可用於氣虛乏力、食少便溏。

金代名醫劉完素總結黃芪的功用有五：「補諸虛不足，一也；益元氣，二也；壯脾胃，三也；去肌熱，四也；排膿止痛，活血生血，內托陰疽，為瘡家聖藥，五也。」清代名醫黃宮繡在《本草求真》一書中，將黃芪推崇為「補氣諸藥之最」。

《石室秘錄》記載明末清初名醫傅青主用黃芪治療鶴膝風的藥方：藥用黃芪三兩，肉桂一錢，薏仁四兩，茯苓二兩，白朮二兩，防風五錢，水十餘碗，煎二碗，分作二服。上午一服，臨睡一服，服後以厚被蓋之，必出大汗，不可輕去其被，令其汗自乾而癒，一服可也，不必再服。

傅青主認為：「黃芪以補氣，蓋兩足之所以能動而舉步者，氣以行之也。今鶴膝之病，則人之氣虛不能周到，行步自然艱難。今用黃芪三兩，則氣旺矣，又佐之肉桂以通其氣，防風以散其邪，始相惡而相濟，白朮、薏仁以去寒濕之氣，邪氣去則正氣自固，此所以速成也。若以為人不能受，畏而不用，則反害之矣。」

黃芪治氣虛血滯引起的中風半身不遂和肢體麻木的療效顯著，《新唐書・許胤宗列傳》記載：許胤宗初任新蔡王外兵參軍之職，王太后罹患中風，口噤不能言，脈沉。許胤宗用黃芪、防風二味藥煎幾十斛熱湯，置於太后床下，以藥之蒸汽薰口鼻、皮膚，一晝夜許，王太后逐漸甦醒，可以言語，後來逐漸痊癒。

黃芪具有利水消腫的作用，對面目四肢浮腫、小便不利、心悸氣促等症都有很好的療效。清代《冷廬醫話》記載一則醫案：海寧許珊林治山陰王某患腫脹，自頂至足皆腫，氣喘聲嘶，大小便不通，危在旦夕。許珊林用黃芪四兩，糯米一酒杯，煎一大碗，服盡而喘平，小便大通，腫亦隨消。繼加祛濕平胃之品，至兩月後，獨腳面有錢大一塊不消。後來更換醫生，極力詆毀之前所用方法，改為迭進祛濕猛劑，竟然使病人漸至危殆。許珊林仍然以前方挽回，服用黃芪至數斤，最終使腳面之腫全消而癒。

近代名醫張錫純善用黃芪治重症，他曾經治療董氏女，年二十餘，胸腹滿悶，心中怔忡，動則自汗，其脈沉遲微弱，診為「胸中大氣下陷」，令用黃芪一兩煎湯服之。董氏族兄在座，其人頗知醫學，懷疑藥不對證，張錫純回答：「勿多疑，倘有差錯，余職其咎。」服後果然諸病皆癒。

又一產婦四五日，大汗淋漓，數日不止，氣息奄奄，病勢危篤，其脈微弱欲無，張錫純亦斷為「大氣下陷」，用生黃芪六錢，配伍玄參、生白芍、桔梗，一劑汗減，三劑病癒。

張錫純說：「黃芪，不僅能補氣，用之得當，又能滋陰。」有一位張氏婦人，年近五旬，身熱勞嗽，先用六味地黃丸加減煎湯服不效，繼用左歸飲加減亦不效。改用生黃芪六錢，知母八錢，煎湯服數劑，見輕。又加丹參、當歸各三錢，連服十劑痊癒。

張錫純認為，「蓋虛勞者多損腎，黃芪能大補肺氣以益腎水之上源，使氣旺自能生水」，再作適當配伍，則滋陰「生水之功益著也」。

桂枝誤用也殺人

相傳，清朝乾隆年間，倪福昌是浙江永嘉的富戶。一天，倪福昌的小妾生病，請當時的名醫金慎之醫治。金慎之經過仔細檢查，又細問病情，斷定是罹患傷寒，就用張仲景《傷寒論》中的「桂枝湯」，其中桂枝只用五分，寫好以後交給倪福昌。

倪福昌拿著藥方，去當地有名的「三益堂」配藥。不料，一個新來藥店不久的學徒，錯將五分桂枝配成五錢。結果，倪福昌的小妾服藥以後病情加重，未到次日清晨即一命嗚呼。

倪福昌眼見這種藥吃出人命，豈肯甘休，就向衙門告狀，金慎之被抓到縣衙。金慎之認為自己是對症下藥，不應該導致倪福昌的小妾喪命，就請縣官把三益堂老闆叫來查對。

藥店老闆拿處方一看，藥方確實無誤。縣官又會同一群名醫對此案研究，一致認為倪福昌的小妾罹患確實是傷寒，金慎之的用藥也無任何差錯。後來查看藥渣，發現桂枝數量很多，遠遠超過五分之量，最終查出是新學徒配藥過重而誤傷人命。

結果，三益堂老闆承擔倪家全部喪葬費用，還在墓旁建造一座亭子，並且取名「桂枝亭」。金慎之為此事也差點受到冤屈，於是寫出一聯解嘲：時來砒霜救人，運去桂枝喪命。

桂枝是肉桂樹帶木質心的嫩枝，味辛、甘，性溫，能發汗解肌，可用於風寒感冒、身熱頭痛、惡寒怕風等症；能溫經止痛，可用於風寒濕痺、胃寒腹痛等症；能助陽化氣，可用於脾陽不運、痰飲內停、背寒脅脹、小便不利等症。

桂枝在《神農本草經》被列為上品，為歷代醫家所常用。醫聖張仲景用得最廣泛，不僅外感常用，內傷病亦多用之，時方用桂枝更是不勝枚舉。

清代鄒澍《本經疏證》把桂枝的功用歸納為六點：和營，通陽，利水，下氣，行瘀，補中。《長沙藥解》謂桂枝「升清陽之脫陷，降濁陰之沖逆，舒筋脈之急攣，利關節之壅阻。」

過去曾經有「南方無其傷寒」之說，認為張仲景之桂枝麻黃，僅可施於北方人，非南方體質柔弱者所能勝。金代張元素還有「桂為春夏之禁藥」的告誡。

近代名醫張錫純記載一則醫案：一媼，年六旬，春初感冒風寒，投以發表之劑，中有桂枝數錢，服後即癒。家人為其方靈，貼之壁上。至孟夏，復受感冒，自用其方取藥服之，遂致吐血，經醫治療始癒。事後，張錫純深有感觸地說：「病家自用桂枝治夏季溫病，可不戒哉？誤用桂枝則吐血，誠是確當之論。」

古人認為，芳香藥能護正辟邪，「香者，氣之正，正氣盛則除邪辟穢也」。芳香藥正是借其清氣之正，鼓舞人體正氣，辟除穢濁之氣，進而達到養生防病的目的。

史書中記載，唐太宗李世民勤理朝政，群臣凌晨就要拜朝。有一位老臣胸前常掛一香袋，太宗不解，即問其故，老臣拜曰：「賤臣年近花甲，體弱不支，以此助之。」

原來，老臣體弱有病，清晨精神困頓，特請御醫院藥師為其配此香囊，內裝肉桂、沉香、檀香等名貴芳香藥末，懸於胸前以醒腦提神。

肉桂是肉桂樹皮去除最外層栓皮以後的樹幹皮，中醫將其具體地稱為

「肉桂」。雖然肉桂和桂枝是同一個「娘家」，都屬於肉桂樹的產物，但是由於各自的藥用部位不同，其性味功能主治與臨床應用也不盡相同。

肉桂，味辛、甘，性大熱，能溫中補陽，用於腎陽衰微、下元虛冷、腰腳軟弱、小便不利等症，如金匱腎氣丸、右歸丸；能散寒止痛，用於虛寒性胃痛、腹痛、疝痛等症，可單味研末用，亦可與其他溫中散寒藥同用。

《泗洲志》記載：明朝時期，有一個人罹患口瘡久治不癒，召泗洲名醫劉順往療之。劉順削肉桂一片令其含之，其人面露難色，因為口瘡多屬熱證，肉桂乃熱藥也，豈能以熱治熱？劉順說：「口瘡久治不癒，乃因服清涼之藥過多也，非此不痊。」遵言行之，果然獲癒。

威靈仙治痺痛

《本草圖經》記載：商州（今陝西商縣）有人罹患風癱重病數十年，手足不遂，足不能履地，四處求醫無效，親人將其置之道旁，以求有人能救他一命。後來，遇到一位雲遊至此的新羅僧人，他說有一種藥可以治這種病，但是不知道此地有沒有這種藥，並且入山為他找到這種藥。原來，這種藥就是威靈仙，病人服後數日，就可以下地行走。

威靈仙入藥，首載於南北朝時期梁代姚僧垣的《集驗方》，後來被收載於唐代《新修本草》，因其性猛烈，故稱「威」；因其功效卓著，故曰「靈仙」。

威靈仙，味辛、鹹，性溫，能祛風除濕、通絡止痛，可用於風濕痺痛、肢體麻木、筋脈拘攣、屈伸不利、骨鯁咽喉等病症。明代《藥品化義》記載：「靈仙，性猛急，善走而不守，宣通十二經脈，主治風、濕、痰、壅滯經絡中，致成痛風走注，骨節疼痛，或腫或麻木。」

威靈仙治痺痛，可以根據部位的不同加上不同的引經藥。一般在治療上半身的痺痛配伍羌活，治療下半身的痺痛配伍牛膝。

甘草救御醫

明代陸粲《庚巳編》記載：一天早晨，御醫盛寅剛進御藥房，即感頭痛眩暈，突然昏倒不省人事。太醫院的醫生不知道他病從何起，束手無策，皇帝命令急速救治。

有一位民間醫生自薦為盛寅治病，他配藥一劑煎湯給盛寅服下，稍後盛寅即甦醒。皇帝很驚奇，問他所用何方，這位醫生回答：「草民認為，盛御醫是因為未用早膳而進藥房，胃氣虛弱，無法抵禦藥氣鬱蒸，中了諸藥之毒，故而昏仆。能調和諸藥，解百藥之毒，唯有甘草。所以，我僅用一味甘草。」皇帝立即詢問盛寅，果然如民間醫生所言未用早膳。

甘草以其味至甘而得名，其入藥的歷史十分悠久。早在西元前兩百年左右，中國最古老的辭書《爾雅》已經有甘草的記載。西漢武帝時期，在《淮南子》一書中，對甘草的藥用也有記述，稱「甘草主生肉之藥也」。

《神農本草經》將甘草列為上品，名「美草」、「蜜甘」，其應用十分廣泛，是所有中藥使用頻率最高的一味，所以陶弘景說：「此草最為眾藥之主，經方少有不用者。」

生甘草，味甘，性平，有補脾益氣、緩急止痛、袪痰止咳、清熱解毒、調和諸藥等功效，可用於脾胃虛弱、咳嗽痰多、心悸氣短、倦怠乏力、脘腹及四肢攣急疼痛、癰腫瘡毒。炙甘草功能補脾和胃、益氣復脈，可用於脾胃虛弱、倦怠乏力、心動悸、脈結代。

晉代以前，已經發現甘草是解毒良藥，可「治七十二種乳石毒，解一千二百般草木毒」。唐代藥王孫思邈對甘草解毒之功頗為讚賞，曾經說

「甘草解百藥毒，如湯沃雪」。

甘草，別名國老，古人云：「諸藥中以甘草為君……調和眾藥有功，故有國老之號。」明代李時珍讚美說：「甘草協和群品，有元老之功，普治百邪，得王道之化……可謂藥中之良相也。」

明代張景岳《本草正》記載：「得中和之性，有調補之功，故毒藥得之解其毒，剛藥得之和其性，表藥得之助其外，下藥得之緩其速……隨氣藥入氣，隨血藥入血，無往不可，故稱國老。唯中滿者勿加，恐其作脹；速下者勿入，恐其緩功，不可不知也。」

人參補人亦誤人

清朝初年，人參又稱為「棒槌」。根據考證，清初曾經規定，禁止百姓上山採挖人參，於是參客諱提「參」字，稱人參為「棒槌」，採參為挖棒槌，亦稱為放山。

採參者，手持一棍，名索羅木棍。其放山分三期，初夏為放茅草，其時百草甫生，參芽發露，覓之尚便。夏末秋初為放黑參，時則叢林濃綠，辨別最難。秋季為放紅頭，則參苗頂心，結子淺紅，識之甚易。事畢下山，曰輟棍。

人參入藥，始載於《神農本草經》，被列為上品，謂其「主補五臟，安精神，定魂魄，止驚悸，除邪氣，明目，開心，益智，久服輕身延年」。

人參，味甘、微苦，性平，能大補元氣、復脈固脫、補脾益肺、安神，可用於體虛欲脫、肢冷脈微、脾虛食少、肺虛喘咳、久病虛羸、驚悸失眠、陽痿宮冷。

明代李士材《本草圖解》記載，人參「補益之功，獨魁群草」。《本草正》記載：「人參，氣虛血虛俱能補。陽氣虛竭者，此能回之於無何有之鄉；陰血崩潰者，此能障之於已決裂之後。」

清代醫家陳士鐸《本草新編》記載：「夫獨參湯可治療陽脫於一時，血失於頃刻，精走於須臾，陽決於旦夕，他藥緩不濟事，必須用人參一二兩或三四兩，作一劑煎服以救之，否則陽氣遂散而死矣。」

西元一六四二年，明朝薊遼總督洪承疇兵敗被清軍捉住，絕食數日，氣息奄奄，飲下皇太極妃博爾濟吉特氏端上來的一小壺人參湯，頓時精神大振。

人參，被譽為「補虛第一要藥」，能預防高山症，還有防癌和抗癌作用。雖然人參被推崇為養生長壽之補品，能「大補元氣」，然而它畢竟是藥，用之不當反為害。

清代名醫費伯雄記錄一則人參致盲醫案：鄭某，體形豐滿，素喜進補，曾經將上好人參二兩納入鴨腹煮食，五日後覺得目光模糊，十日後兩目青盲，不能視物，遍治無效，求診於費伯雄。

費伯雄說：「五臟六腑之精，上輸於目，因食參過量，氣機遇阻，清氣不能上蒸，精氣不能上注，故盲也。」囑咐鄭某日服梨汁一碗，使大便日利二至三次。十餘日後，兩目已能見物，服至一月，兩目復原。

清代陳其元《庸閒齋筆記》記載：陳其元的曾祖父陳通奉對中醫有很深的造詣，有一次奉命進京診病，「一時求診者，充門塞戶」，一直看到深夜，病人才逐漸散去。

此時，皇帝的哥哥儀親王永璇忽然派人來接，說是其妻子病得厲害。陳通奉因為過度疲勞，推辭不欲前往，派來的使臣要求先給一些藥丸服用，等到天亮以後再接他去診治。

陳通奉不知道所患何病，一時無藥可給，正好桌上有一包萊菔子末，就順手給使臣，讓病人先服此藥。因為萊菔子藥性平和，沒有毒性，可以用它臨時敷衍一下。

沒想到，第二天他還沒有起床，外面已經是馬蹄聲隆隆，原來儀親王親自乘車來拜謝。因為昨天晚上儀親王夫人煩悶欲死，服了他一劑靈丹，霍然病除，安睡至今，現在請他去複診。

原來，儀親王夫人只是受到風寒，其煩悶欲死是因為誤服人參所致，用萊菔子正好對證，所以服藥見效甚速，儀親王厚厚地酬謝陳通奉。

後來，陳通奉經常把這個誤用人參的例子當作笑話。陳其元在記錄這件事情的時候還說：「人參誤服傷人，在富貴家不一而足。」告誡人們以此引以為戒，應該牢記之。

【中醫論「氣」的運行】

氣的運動，簡稱氣機。「升降出入」是氣運動的基本形式。氣的升降出入運動，是人體生命活動的根本，推動和激發人體的生命活動，一旦停止，就表示生命的終止。

肺的呼是氣出，吸是氣入；宣發是氣升，肅降是氣降。又如脾胃和腸的消化功能，以脾主升清、胃主降濁來概括整個機體對食物的消化、吸收、輸布、排泄的全部過程。

因此，機體的各種生理活動，實質上都是氣升降出入的具體表現。從局部來看，不是每種生理活動都必須具備升降出入，而是各有側重。例如：肝、脾主升，肺、胃主降。

但是，從整個機體來看，升和降、出和入之間必須協調平衡，才可以維持正常的生理活動。中醫學把這種氣的升降出入運動之間的協調平衡狀態，稱為「氣機調暢」。

苦參利與弊

苦參入藥，首載於《神農本草經》，列為中品，味苦，性寒，功能清熱燥濕、殺蟲、利尿，可用於熱痢、便血、尿赤、赤白帶下、陰脹陰癢、濕疹、濕瘡、皮膚瘙癢、疥癬。

《儒門事親》記載一則用苦參治疥瘡的故事：有一次，一位賣柴人去買苦參治疥瘡，他自己不知道藥性緩急，只聽人說這味藥可以治疥瘡。他把買來的苦參濃煎一碗以後服用，稍後大吐涎水一盆，兩三天後，疥瘡竟然結痂而癒。

苦參可以治齲齒，《史記・扁鵲倉公列傳》記載：倉公（淳于意）治療齊國大夫所患之齲齒病，經灸治左手陰陽脈，並且以苦參湯頻頻含漱，僅五六日其痛即癒。

苦參，味苦性寒，有傷腎之弊。根據《夢溪筆談》記載：沈括曾經被腰部沉重的病痛折磨，坐的時間長了，走路就很困難，必須先慢走十幾步以後，才可以像正常人那樣走路。

有一位武官問他，是不是用苦參擦牙？當時，沈括因為牙痛用苦參擦牙已經很多年。武官說：「苦參擦牙，藥氣入體，會傷腎，使人腰部沉重。」

後來，有一位管理宗廟禮儀的官員，名叫舒昭亮，也用苦參擦牙，時間久了，也覺得腰部沉重。從此，沈括深知苦參的弊病，再也不用。苦參這種弊病，以前的方書從未記載。

【萬事有度，過則為害】

《素問·經脈別論》指出：「故春秋冬夏，四時陰陽，生病起於過用，此為常也。」過用，指超越常度。因為過勞而導致疾病，是人體致病的普遍規律。

《素問·宣明五氣》：「久視傷血，久臥傷氣，久坐傷肉，久立傷骨，久行傷筋。」進一步強調過度勞累和安逸，都會導致疾病的發生。

何謂勞？何謂傷？《古今醫統大全》：「勞者，勞於神氣；傷者，傷於形容。饑飽過度則傷脾，思慮過度則傷心，色欲過度則傷腎，起居過度則傷肝，喜怒悲愁過度則傷肺。」

《三因極一病證方論·五勞證治》記載：「五勞者，皆用意施為，過傷五臟，使五神不寧而為病，故曰五勞。以其盡力謀慮則肝勞，曲運神機則心勞，意外致思則脾勞，預事而憂則肺勞，矜持志節則腎勞。是皆不量稟賦，臨事過差，遂傷五臟。」

神草靈芝

靈芝，通稱靈芝草，古稱瑞草、仙草、長壽草，並且視其為祥瑞的象徵。《山海經》有炎帝幼女「瑤姬」精魂化為「芝草」（靈芝）的神話故事。

相傳，炎帝的女兒名叫瑤姬，聰明伶俐，貌美如花，被炎帝視為掌上明珠。瑤姬剛到出嫁之年卻意外夭折，這位滿懷熱情的少女將精氣飄蕩到「姑瑤之山」，化為靈芝。

《神農本草經》載有紫芝、赤芝、青芝、黃芝、白芝、黑芝六種，均列為上品。《本草綱目》記載的靈芝，僅有青、赤、黃、白、紫五種。根據調查發現，中國僅存赤色和紫色兩種野生靈芝。所以，《中國藥典》收載的靈芝為紫芝和赤芝兩個品種。

靈芝被人們視為吉祥與美好的象徵，並且被當作起死回生和返老還童的神藥，經常被當作貢品。宋代王安石在《芝閣記》中，記述民眾被逼迫尋找靈芝的情景：「希世有力之大臣，窮搜而遠採，山農野老攀緣狙杙，以上至不測之高，下至澗溪壑谷……人跡之所不通，往往求焉。」

儘管靈芝在兩千多年前已經入藥，主耳聾、利關節、保神、益精氣、堅筋骨、美顏色，但是此藥比較難得，所以不被醫學家廣泛應用。《本草綱目》只是輕描淡寫地描述靈芝「療虛勞，治痔」，並且說：「古今皆以為瑞草，又云服食可仙，誠為迂謬。」然而在民間，靈芝卻受到百姓的偏愛，認為它能治「百病」，是神草仙藥。

由於靈芝長在高山險峰，不可多得，人們又視為仙草，所以古時採取靈芝是一件非常神聖之事。葛洪《抱朴子》記載：「凡求芝草，入名山，必以三月、九月，乃山開出神藥之月，必以天輔時，出三奇吉門，到山須六陰之日，明堂之時，帶靈寶符，牽白犬，抱白雞，包白鹽一斗，及開山符檄，著大石上，執吳唐草一把入山，山神喜，必得見芝……若人不至精久齋，行穢德薄，又不曉入山之術，雖得其圖，鬼神不以與，人終不可見得也。」

這些可以看作採靈芝非常費勁，不可足信。

久負盛名的阿膠

阿膠，為馬科動物驢的皮經煎煮而濃縮製成的固體膠，與人參和鹿茸齊名，並稱為中藥三寶，其入藥首載於《神農本草經》，又名傅致膠，被列為上品。晉唐時期，因為「歲常煮膠以貢天府」，所以又有貢膠之稱。

阿膠，味甘，性平，功能滋陰潤燥、補血止血、安胎，主治血虛心悸、虛勞咳嗽、吐血衄血、便血尿血、婦女月經不調、崩中胎漏。使用的時候搗成碎塊，或以蛤粉燙炒成珠用。

其實，阿膠最初是以牛皮做原料，《神農本草經》有「煮牛皮作之」的記載，後來牛皮和驢皮皆用之。《食療本草》提出以牛皮製作者為黃明膠，沿用至今。從此，阿膠以驢皮為製膠原料，《本草綱目》有「大抵古方所用多是牛皮，後世乃貴驢皮」之說。

阿膠名稱的由來，與其產地有關，《名醫別錄》注曰「出東阿」。歷史上，此膠產於阿井，是用當地阿井水煎熬而成，故名阿膠。據說，阿膠的品質與阿井水有密切的關係。

《本草圖經》記載：「阿膠，以阿縣城北的井水作煮者為真。」根據歷史記載，阿井水是濟水之源，乃洪範九泉之水所匯歸，性屬甘溫，合此水製膠最善。

清代東阿鎮製膠業十分興旺，著名的福牌阿膠即產於此地。關於福牌阿膠的傳承，還有一段故事：清朝咸豐皇帝的懿貴妃懷孕的時候患有血症，御醫遍治而不得癒，當時的戶部侍郎是山東東吳城（東阿鎮）人，他推薦用山東鄧氏樹德堂所產的阿膠化汁服用。

懿貴妃服用阿膠以後，血症得癒，並且足月生下一個男孩，即後來的皇帝同治。為此，咸豐皇帝重賞樹德堂主人，並且為其所製阿膠賜「福」字，作為品牌稱號。

雌雄鳴唱稱蛤蚧

蛤蚧，是兩億年前盛極一時的古蜥蜴類的後裔，又有仙蟾、石牙、蛤蟹的別名。蛤蚧喜歡鳴唱，雄性叫聲似「蛤」，雌性叫聲如「蚧」，人們就以聲音為雄性定名為「蛤」，雌性定名為「蚧」。由於雄性與雌性總是形影相隨，成雙成對，故合稱為「蛤蚧」。

蛤蚧的尾長和身長相等，遇到危險的時候，往往是「丟卒保車」，棄尾而逃。宋代《證類本草》記載：「蛤蚧最護惜其尾，或見人欲取之，多自齧斷其尾，人即不取之。」

清代名醫黃宮繡說：「其藥力在尾，尾不全者不效。」斷尾的蛤蚧品質最差，所以人們不會捕捉已經斷尾的蛤蚧。但是蛤蚧的尾巴具有很強的再生能力，而且再生的尾巴比較粗。

蛤蚧入藥，始載於《雷公炮炙論》。蛤蚧，味鹹，性平，功能補肺益腎、納氣定喘、助陽益精，可用於虛喘氣促、勞嗽咳血、陽痿遺精。

李時珍在《本草綱目》中說：「蛤蚧補肺氣，定喘止咳，功同人參；益陰血，助精扶羸，功同羊肉。近世治勞損痿弱，許叔微治消渴，皆用之，俱取其滋補也。」

某日，施今墨於重慶乘坐滑竿遊覽，看見轎夫口含一物，雖然爬山越嶺也不氣喘。他很好奇，詢問之，知口含者為蛤蚧尾。此後，施今墨用以治療腎虛之喘，屢屢奏效。

【表證與裡證的區別】

外感病大多數是從表入裡，由淺到深。病初起的時候在表，病位淺，病邪內傳入裡的時候，則病位轉深。病邪由表入裡，表示病勢發展；由裡出表，表示病勢向癒。表裡的症候，往往與寒、熱、虛、實兼見，如表（裡）虛、表（裡）實、表（裡）寒、表（裡）熱之類。

表證的主要症候：惡寒發熱，頭痛身痛，四肢酸痛，鼻塞，流涕，喉癢，咳嗽，舌苔薄白，脈浮，可見於上呼吸道感染、多種熱性病的前驅期、外科瘡瘍初起。

裡證可以分為兩種類型，一種類型是指熱性病的裡證，經常表現為裡熱、裡實，主要症候是：不惡寒，反惡熱，汗出而熱不退，煩躁，口渴，面紅目赤，神昏譫語，腹痛拒按，大便秘結，舌紅苔黃，脈洪大滑數，或沉實有力。

另一種裡證，是指一切內臟病證，包括裡虛、裡實、裡熱、裡寒。神疲體倦，少氣懶言，心悸，心慌，自汗盜汗，舌嫩苔白，脈沉弱，此為裡虛；畏寒肢冷，口淡不渴，大便稀溏，小便清長，舌苔白滑，脈沉遲，此為裡寒；痞塊、蟲積、食積、血積、積水，均是裡實；血淋、消渴、赤痢、急性嘔瀉，都是裡熱。

水蛭療法

《搜神記》記載一則故事：春秋戰國時期，楚惠王與群臣一起用膳。醃菜中有一條水蛭，本來想把它挑出來，又怕會使廚官受到處罰，就把水蛭裹在菜裡吃下去。楚惠王原本患有冷疾，這次因為吃水蛭導致嘔吐，病卻好了。

水蛭，古代稱為「蜞」，俗稱螞蝗，《神農本草經》將其列為下品，謂其「主逐惡血，瘀血，月閉，破血瘕積聚」。水蛭，味鹹、苦，性平，有小毒，功能破血、逐瘀、通經，可用於治療症瘕痞塊、血瘀經閉、跌打損傷、腹部腫塊等症。

水蛭不僅可以入湯劑內服，活水蛭也可以用於治病。古代把水蛭的局部吸血療法稱為「蜞針法」，晉代名醫葛洪記錄「取水蛭令嗜去惡血」以治療毒腫的外治法，宋代陳自明《外科精要》收載「蜞針法」。

根據《豐順縣志》記載：馮芝馨，清代豐順縣名醫，治病不拘泥於方書，自出新方，所治皆能見效。曾經有一人罹患鼠疫，身上核結腫如碗大，馮芝馨命取大水蛭多條，截取竹竿為筒，立於核上，以水蛭投其中，使它吸其毒血，吸飽則更換之，如是者四次，核平為止，並處方服之，果然治癒。

伴隨中國古代醫術的海外流傳，蜞針法在十三世紀即被日本採用。日本有資料論及：「凡患炎症，皆因多血停聚，可用蜞在人身上任何一處吮血，猶中國之用針砭也，用蜞吮血之法，凡人身熱痛紅腫，先將皮膚洗淨，取蟥數條，多或一二十條，放玻璃杯內，以杯覆蓋腫處，任其噬吮。」

水蛭療法在西歐各國曾經大為流行，美國、印度、阿拉伯國家曾經用水蛭作為放血工具。第一次世界大戰中，水蛭應用甚廣。後來，由於醫學的進步，人們逐漸拋棄風行一時的蜞針法。

祛風扶陽話烏頭

烏頭，因其根形狀呈倒圓錐形，酷似烏鴉之頭而得名。戰國時期，莊周的《南華經》就有關於烏頭的文字記載，最早稱為「堇」，後來又稱為「芨」（《爾雅》）。秦漢時期，《神農本草經》稱烏頭、烏喙、毒公，後來又有金鴉、千秋、耿子、帝秋等雅號。

古代的烏頭都是野生的，後來逐漸栽培以供藥用。根據考證，川烏頭之栽培，始見於宋代蘇頌《本草圖經》，宋代以前所稱之川烏頭，似亦屬野生之烏頭。

烏頭，味辛、苦，性溫，有大毒，功能祛風除濕、散寒止痛，常用於治療風寒濕痺。由於有劇毒，所以歷史上有許多因為服用烏頭中毒喪命的慘痛記載。

《本草綱目》記載：「吾蘄郝知府，自負知醫，因病癬痺，服草烏頭木鱉子藥過多，甫入腹而麻痺，遂至不救，可不慎乎？」

根據史料記載，古代獵人經常取生草烏搗濾取汁，曬乾成膏，即成劇毒之品——射網，以作毒箭之用。《魏書》云：「秋收烏頭為毒藥，以射禽獸。」南北朝時期的陶弘景說：「草烏，搗莖汁日煎為射網，獵人以縛箭，射禽獸十步即倒。」

由於烏頭為大毒之品，所以要加以炮製，以減其毒而後用之。相傳有一次，雷公拿著一塊烏頭回家，路過好友開的豆腐店，他順手將烏頭放在豆腐缸旁邊，就與好友喝起酒來。

回家以後，雷公想起放在豆腐缸旁邊的那塊烏頭，如果掉入豆腐缸內就麻煩了。雷公急忙派人到豆腐店尋找那塊烏頭，但是未見其蹤影。會不會是混在豆腐中一起煮了？於是，讓店夥計在鍋內打撈，果然找到那塊烏頭，此時烏頭顏色已經變白許多。

後來，雷公將與豆腐同煮過的烏頭切片曬乾，繼續用於治療風濕痺痛。然而意外的是，雷公發現與豆腐同煮過的烏頭毒性大減，因此找到炮製烏頭的方法。

炮製烏頭最常用的方法是用清水漂洗數日，然後再用甘草黑豆共煮之熟透，直至用舌嘗之無麻辣感為度。烏頭一般要先煎一小時以上，只宜暫用而不可久用。《黃帝內經》云：「大毒治病，十去其六。」

對於烏頭減毒使用，也有醫家存有異議。因為他們喜用其生，善用其毒，認為「此藥乃醫家重要之劑，其效尤為他藥所不能及」。《淮南子》云：「天下之物，莫凶於奚毒，然而良醫橐而藏之，有所用也。」

槐的藥話

《晏子春秋》記載：齊景公尤愛槐樹，特令人守護。守槐者制定「犯槐者刑，傷槐者死」的規定，有人因為酒醉而犯槐，官府要加以刑罰，其女兒去找宰相晏子，並且說：「妾聞明君不為禽獸傷人民，不為草木傷禽獸；今君以樹木之故罪妾父，恐鄰國謂君愛樹而賤人也。」晏子因此面見齊景公，景公頗受感動，遂令「罷守槐之役，廢傷槐之法，出犯槐之囚」。

齊景公之所以愛槐，也許與古人認為長期服用槐實可以延年益壽有關。《名醫別錄》記載：「槐角久服，明目益氣，頭不白，延年。」《普濟方》也記載：「將槐子去皮，裝入牛膽，陰乾，取槐子，每晨空腹服一粒，久服可白髮變黑、齒落更生、輕身延年。」

槐實健身卻老未必是真，但它是一味常用中藥卻不假。《神農本草經》將其列入上品，味苦，性寒，功能清熱瀉火、涼血止血，可用於腸熱便血、痔腫出血、肝熱頭痛、眩暈目赤等症，歷代醫家主要將其用於痔疾和多種出血症。

明代繆希雍說：「槐為苦寒純陰之藥，為涼血要品，故能除一切熱，散一切結，清一切火。」槐角入藥，有不同的炮製品種：生槐角長於清熱涼血，炒槐角能增強止血作用。

明代醫家倪朱謨曾經有一方，主治吐血、咯血、嘔血，或鼻衄、齒衄、舌衄、耳衄，用槐角八兩，麥冬五兩，水煎熬膏，每日早中晚各服三大匙。

槐花入藥較槐實為晚，大約到了唐宋之時才有醫家使用的記載。夏季槐花未開放的時候，採收的花蕾稱為「槐米」；槐花開放的時候，採收的花朵稱為「槐花」。無論槐花還是槐米，均有清熱、涼血、止血的作用，功同槐實，可治一切血熱所致的多種出血症。

槐樹枝條是治痔良藥，唐代劉禹錫《傳信方》記載，硤州民間郎中王及有用槐湯灸痔法，是以槐枝濃煎湯，先洗痔，然後再用艾灸局部。西川安撫使判官曾經長途騎騾引發痔瘡，到驛站以後，「其痛甚楚」，用槐枝湯薰洗，後來用艾灸之法，很快治癒，「登騾而馳」。

【六腑病的辨證】

六腑病的辨證，大多與其生理功能及相應的五臟活動有關，膽證多有口苦、耳鳴、黃疸，胃證多有上腹脹滿、打飽嗝、口臭、牙齦腫痛、嘔吐，大腸證有腹痛、便秘或腹瀉、下鮮血或有紅白黏液、肛門墜脹或脫肛，小腸證有尿短黃、尿痛、臍下痛、睾丸隱痛、口舌生瘡，膀胱證有小腹脹滿、小便失禁或不通暢等症候。

化州名藥化橘紅

橘，原產於中國，別名木奴。相傳，漢代丹陽太守李衡於武陵氾洲上種橘千株，臨終謂其子曰：「吾洲裡有木奴千頭，不責衣食，歲絹千匹。」後來即稱柑橘樹為「木奴」。

橘子的皮、核、絡、實皆可入藥。橘皮入藥，以色紅日久者為佳，而且以陳久者良，故有陳皮之名。若除去內層的橘白，就稱為橘紅。

化州橘紅產於廣東省化州境內，因其上有茸毛，又有「毛橘紅」之名。它與中藥陳皮和橘紅有根本的不同，因為它並非出自橘，而是來自於芸香科植物化州柚的外層果皮。化州橘紅入藥最早的文字記載，始見於康熙十四年《廣州通志》。化州橘紅，味辛、苦，性溫，功能散寒、燥濕、理氣、消痰，可用於風寒咳嗽、喉癢痰多、食積傷酒、嘔惡痞悶等症。化州橘紅被譽為治痰珍品，清代被列為宮廷貢品。

《嶺南雜記》記載：「化州仙橘……其實非橘，皮厚肉酸，不中食。其皮厘為五片、七片，不可成雙。治痰症如神，每片真者，可值一金……化皮贗者多，真者甚難得。」

《嶺南雜記》中說，化州仙橘是由仙人羅辨種橘於石龍腹上，而且唯此一株，每年所產，按照慣例要「報明上台，屆期督撫差親隨跟同採摘批製」。後來，化州仙橘樹為大風所折，即其地補種，氣味更殊。今稱化州橘紅者，率以增城各處所出香柚皮偽代之。

另有傳言，說是化州仙橘近龍井處，下有礞石。中藥礞石是強有力的墜痰藥，橘樹得礞石之氣，故化州橘紅化痰力更勝。

護身靈藥話紅花

紅花，又稱為草紅花、紅藍花、刺紅花，早在漢代已經引入中國，根據晉代張華《博物志》記載，紅花是西漢張騫得種於西域，當初主要在新疆一帶栽培，後來逐漸擴大到全國。

古代埃及，紅花只有貴族階層有使用權，法老的木乃伊下葬的時候，用它來染外用的壽衣，以顯示其高貴。羅馬尼祿王朝時期，紅花被視為一種「護身靈藥」而流傳。

中國紅花入藥，首載於宋代《本草圖經》，其味辛，性溫，功能活血通經、散瘀止痛，多用於血滯經閉、痛經、惡露不行、症瘕痞塊、跌打損傷等症，為婦科和傷科之良藥。

宋代顧文薦《船窗夜話》記載：宋代醫家浙江奉化人陸日嚴醫術精湛，當時極有盛名。新昌縣有一個徐姓婦女產後病危，不遠二百餘里去請陸日嚴，陸日嚴剛來到，產婦已經昏死過去，只是胸膈部位尚溫。陸日嚴仔細診脈以後，認為是產後血悶（血暈），讓主人速去購買紅花數十斤。紅花買來以後，陸日嚴用大鍋煮藥，等到藥湯煮沸，倒入木桶中，然後上面加一個花格木窗，讓產婦躺在上面，以藥汽薰蒸。藥湯稍冷，就再換一桶，如此反覆，過了一會兒，病人僵硬的手指開始伸動，後來病人竟然逐漸甦醒，脫離險境。

古代，紅花還常用作染料和化妝品，唐代李中在《詠紅花》中說：「紅花顏色掩千花，任是猩猩血未加。染出輕羅莫相貴，古人崇儉戒奢華。」

【薰洗療法】

薰洗療法是利用藥物煎湯，趁熱在皮膚或患處進行薰蒸和淋洗的治療方法。一般先用藥湯蒸氣薰，待藥液漸溫的時候再洗。它是借助藥力和熱力，透過皮膚和黏膜作用於肌體，促使腠理疏通、脈絡調和、氣血流暢，進而達到預防和治療疾病的目的。

現代醫學實驗證實：薰洗的時候，濕潤的熱氣能加速皮膚對藥物的吸收，同時皮膚溫度的升高，可導致皮膚微小血管擴張，促進血液和淋巴液的循環，因此有利於血腫和水腫的消散，其療法有局部薰洗法和全身薰洗法，局部薰洗法又有手薰洗法、足薰洗法、眼薰洗法、坐浴薰洗法等多種方法，藥浴被認為是全身薰洗的外治法。

藥浴是在中醫理論的指導下選配適當的中草藥，利用經過煮沸以後產生的蒸氣薰蒸，或是藥物煎湯取液進行全身或局部洗浴，以達到防治疾病的目的。

早在三千多年前的殷商時期，宮廷中就盛行用藥物進行沐浴，以防治疾病，至清代其治療範圍已經遍及內、外、婦、兒、五官、皮膚等科疾病，在藥浴種類上有洗、沐、浴、浸、漬、澆等法。

西洋參的發現

西洋參原本為進口藥材，生長在加拿大南部和美國北部，又稱為洋參、花旗參、美國人參。西洋參的發現，以及成為一種產業，與中國人參市場有直接關係。

一六九七年，有一位叫做鮑德倫的學者，在法國科學院首次宣讀關於中國人參的醫療作用的論文，使歐洲人逐漸認識到人參的用途。後來，在中國的法國牧師雅圖斯以「韃靼植物人參」為題寫一篇論文，敘述長白山中人參的形態特徵和藥用價值，並且附上繪製的原植物圖，發表在一七一四年英國皇家協會會刊上，使得歐洲人對中國人參的關心程度越來越高。

後來，論文傳到加拿大魁北克的法國傳教士拉弗多神父手上，他仔細研究中國的人參植物標本，認為當地森林與遠東地區人參產地的自然環境相近，應該有人參存在。

於是，他雇用印第安人在加拿大南部蒙特婁的森林中展開尋找，於一七一六年終於發現與人參類似的植物，立刻送往法國巴黎植物學家鑑定，認為同屬五加科植物，但是不同種。

他們為了與中國的人參做出區別，就把這種採自大西洋沿岸叢林中的神奇植物命名為「西洋參」。不久，在加拿大東南部和美國東部也找到野生的西洋參。

由於康熙皇帝曾經詔令禁止在長白山砍伐森林，一草一木都不准動，造成人參供應的緊張，進而使得朝鮮高麗參、日本東洋參、北美西洋參得以相繼流入中國。

西洋參發現初期的資源蘊藏量是驚人的，根據研究西洋參的先驅者斯坦丁的描寫，從明尼蘇達州到卡羅萊納州，森林中一些地段到了不踐踏參苗難以通行的程度。

一七五二年，僅法屬加拿大專賣業每年就向中國輸出價值五千萬法郎的西洋參。此外根據記載，一七七三年有五十五噸西洋參從美國（當時還是英國的殖民地）的波士頓運到中國。

十九世紀，美國的西洋參以中國為主要出口對象，由於大量採挖，野生西洋參迅速減少，逐漸產生栽培西洋參。十九世紀末期，美國創辦第一家西洋參種植場，以後加拿大也開始人工種植。二十世紀以來，野生資源減少，現今的西洋參藥材均是栽培品。

西洋參販運到中國可以換得大量的黃金，因此在北美一直有「綠色黃金」的美稱。西洋參傳入以後，清代太醫院的御醫們對西洋參進行研究鑑別，並且按照中醫藥學理論研究西洋參的性味、歸經、功能、主治。

《本草備要》將西洋參列入新增的第一種藥，稱「西洋參，苦甘涼，味厚氣薄，補肺降火，生津除煩，虛而有火者相宜。」這是中外古今首次將西洋參收載於醫藥文獻中。

後來的《本草綱目拾遺》和《藥性考》等醫藥學古籍，都對西洋參有詳細論述，認為西洋參性涼，味苦、微甘，功能補陰、生津、止渴。中國紅參溫補，西洋參涼補，療效各有長短，可視病患實際需要酌選應用，不可簡述孰好孰差。

第四章

醫家軼事

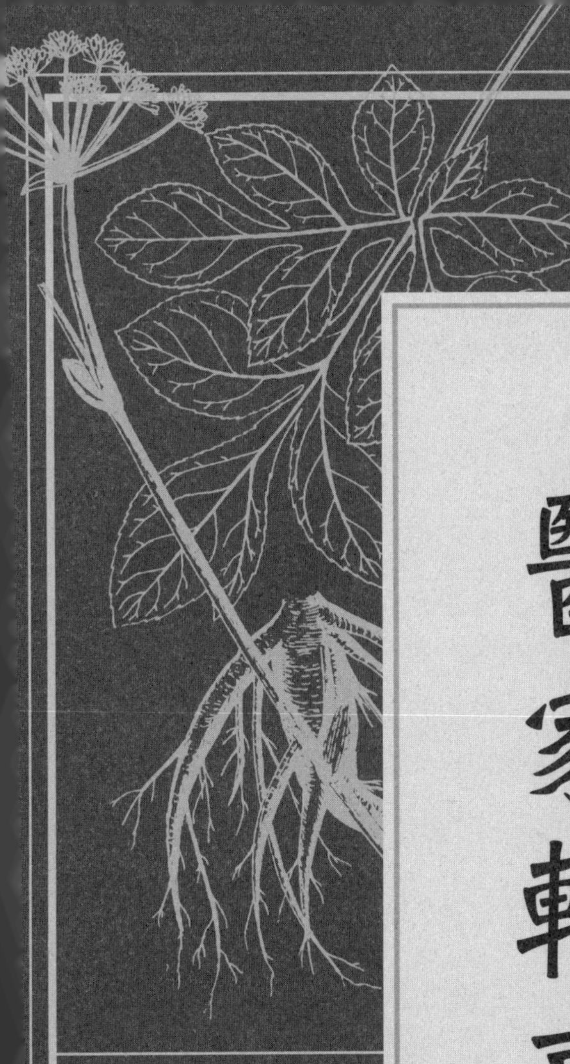

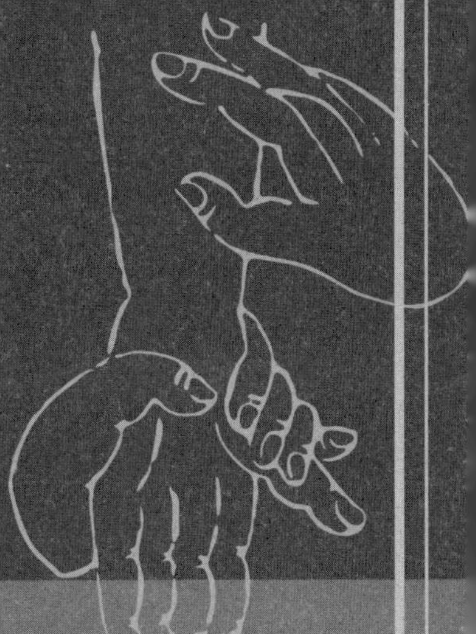

神醫扁鵲

扁鵲是被中國歷史學家專門立傳的第一位醫學家，大約生活於春秋戰國之交，姓秦，又名越人，是北方渤海人氏。據說，他曾經家居盧國，也稱為盧醫。

扁鵲年輕時期，擔任過許多年的舍長，相當於現在的招待所主管，但是這份工作卻給他最終以行醫為職業的機緣。某日，有一位名叫長桑君的客人來他主管的客舍，他的氣宇與一般客人不一樣，令扁鵲非常看重，對他的招待始終認真細心。

有一天，長桑君避開旁人，私下對扁鵲說：「我有一些治病的秘方，一直在物色一個能傳承的人。我選中你，想將平生所學全部傳授於你。」

待扁鵲拜過師，長桑君取出事先藏在懷中的藥，遞給扁鵲說：「用竹葉或草木上的露水服下，三十日以後，就可以隔牆看物。」說完，又將記載秘方的簡冊交與扁鵲。扁鵲受寵所贈，抬頭看的時候，他的恩師已經不知去向，從此再未見到。

從此以後，扁鵲就以「天目通」為人看病，盡見五臟癥結，並且以診脈而名於天下。根據歷史記載，扁鵲擅長各科，行醫幾乎遍及當時的中原，在趙國主做帶下醫，在秦國主治兒科。

有一天，扁鵲行醫來到虢國的都城，聽說虢國太子剛病死，就來到皇宮的宮門下，問中庶子：「太子所患何疾？」

中庶子說：「太子突然昏倒，不省人事，救治無效，暴亡而去。」

扁鵲問：「有多長時間了？」

中庶子回答：「從雞鳴到現在。」

扁鵲又問：「入棺收殮了嗎？」

中庶子說：「還沒有入殮。」

扁鵲說：「我是渤海秦越人，請轉告國君，我可以救活太子。」

中庶子聽了，不以為然地說：「人死了豈能復活？弄不好是要殺頭的。」

扁鵲說：「你若是覺得我的話不可信，請去試診太子，看看他的鼻翼是否在動。如果順著太子的兩條腿撫摸到陰部，應該還有體溫。」

中庶子把此事向虢國國君報告，虢國國君得知此訊，大為驚訝，立刻到宮廷的中門接見扁鵲。扁鵲安慰他：「太子是由於陽氣下陷入陰，脈絡被阻塞，身體上部絡脈的陽氣已經斷絕，下部樞紐的陰氣已經破壞，所以身體像死人的形狀，其實太子沒有死。」

說罷，扁鵲以針刺之，一會兒太子就甦醒過來，然後用藥物煮熱熨暖太子兩脅之下，太子隨即坐起來，繼而又調理陰陽，服湯藥兩旬，太子的病就痊癒了。

因此，當時所有人都說扁鵲可以讓死人復活，但是扁鵲說：「我不是可以使死人復活，這是他有活過來的生機，我只是使他恢復而已。」

扁鵲行醫路過齊國，去朝見齊桓侯田午。扁鵲仔細觀察一會兒，對齊桓侯說：「君王已經患病，現在疾病還處在表皮部位，如果不及時治療，就會越來越嚴重。」

齊桓侯說：「寡人素來身體很好，哪裡會有什麼病？」扁鵲走了以後，齊桓侯對左右的大臣說：「這些醫生總是喜歡故弄玄虛，醫治那些沒有病的人來請功求賞。」

過了幾天，扁鵲又見到齊桓侯，著急地說：「君王的病已經到肌肉裡，如果再不及時治療，病將會更深入體內。」

齊桓侯聽了，不高興地說：「寡人不是好好的嘛，治什麼病？」

又過了幾天，扁鵲再見到齊桓侯，十分焦急地說：「君王的病已經到了腸胃，如果再拖延下去不治療，恐怕病情就會越來越嚴重。」齊桓侯聽了，還是不予理睬。

又過了幾天，扁鵲見到齊桓侯的時候，一句話也沒有說，轉身就走。齊桓侯感到很奇怪，急忙派人去問扁鵲。扁鵲說：「如果病在表層，服一些湯藥，再熱敷一下，病就會好；病在肌肉裡層，用針刺艾灸也可以治療；病在腸胃裡，可用清熱除火的藥物加以治療；病進入骨髓深處，就關係到生命的危險，醫藥是沒有辦法了。現在，君王的病已經深入骨髓，我無話可說，只好惋惜而匆忙地離開這裡。」

又過了幾天，齊桓侯果然生病了，於是火速派人去尋找扁鵲，扁鵲卻已經離開齊國。沒過多久，齊桓侯就病死了，這就是成語典故「病入骨髓」的由來。

髓，為中醫奇恆之腑之一，由先天之精所化生，後天之精所充養，有養腦、充骨、化血之功。病入骨髓，形容病勢嚴重，無法醫治，也比喻事態嚴重，無法挽救。

自從扁鵲望診齊桓侯以後，其名聲傳遍各國。有一天，魏文王詢問扁鵲：「你家兄弟三人都從醫，到底誰的醫術最好？」

扁鵲回答：「長兄最好，中兄次之，我最差！」

魏文王驚訝地問：「你最差，但是為何最出名？」

扁鵲說：「我長兄是在病情未發作之前進行治療，一般人都不知道他可以前瞻觀察疾病於未起之先，並且及時將病因清除。我長兄的高明醫術，不是每個人都可以理解，別人無法知曉，因此他的名氣就無法傳播，只有我們才知道他的真正本領。

我中兄擅長於在病情初起之時進行治療，可以及時將疾病清除於未禍之先。一般人都缺乏發展的眼光，只看到表面，誤以為我中兄只能治療一些輕微的毛病，所以他的名氣只是在本鄉範圍內傳播。我卻是在病情嚴重之時進行治療，一般人都可以親眼看到，所以大家都以為我的醫術非常高明，於是名氣也傳遍全國。」

治病，貴在預防和及早施治，需要有防患於未然的戰略眼光；等到病入膏肓，恐怕為時已晚。事後彌補不如事中控制，事中控制不如事前預防。臨渴而掘井，不是聰明人的主張。

雖然扁鵲擁有高超的醫術和崇高的聲譽，卻遭到當時的官醫和巫醫的嫉恨。他在大約九十歲的時候，帶領弟子到秦國行醫，每到一處，求醫問藥者絡繹不絕，就連一些貴族和大臣也慕名而來。此時，秦國國君秦武王患病，身居太醫令的李醯等官醫對此束手無策，於是秦武王打算請扁鵲治病。

李醯等人聽到這個消息以後十分嫉恨扁鵲，害怕扁鵲治好國君的病而砸了自己的飯碗，就向秦武王進讒言：「君主是千乘之身，何等尊貴。一個江湖遊醫有多大的能耐，萬一出了差錯，那還得了？更何況，扁鵲的身分不明，是不是其他國家派來的刺客？」李醯的讒言讓秦武王猶豫不決，李醯又暗中派人行刺扁鵲，一代名醫就這樣遭到小人的暗算。

扁鵲行醫數十年，傳說留有《扁鵲本草》，可惜已經失傳。根據史料記載，他把自己豐富的醫療經驗傳授給弟子，其弟子有名字可考的有子儀、子陽、子越、子遊、子明等人。

【中醫獲取病情資料的方法：四診】

「四診法」，即望、聞、問、切診法，是中醫診察和收集疾病有關資料的基本方法，是中醫辨證施治的重要依據。四診之間不是孤立的，而是相互聯繫的。

所謂「望診」，就是觀察病人的神、色、形、態的變化。「神」是精神和神氣狀態，「色」是五臟氣血的外在榮枯色澤的表現，「形」是形體豐實虛弱的徵象，「態」是動態的靈活呆滯的表現。這就是對病人全身進行觀察，以瞭解病人的「神」。

所謂「聞診」，是指聽病人說話的聲音、呼吸、咳嗽、嘔吐、呃逆、噯氣的聲動，還要以鼻聞病人的體味、口臭、痰涕、大小便發出的氣味。

所謂「問診」，就是問病人起病和轉變的情形、病人的體質、生活習慣、現在的症狀及過去的病史和家族史，具體地講包括問寒熱、汗、大小便、飲食、胸腹、耳、口等各種狀況。

所謂「切診」，就是脈診和觸診。脈診就是切脈，掌握脈象。觸診就是以手觸按病人的體表病變部分，藉以體察脈象變化，辨別臟腑功能盛衰和氣血津精虛滯的一種方法。透過切診，察看病人的體溫、硬軟、拒按或喜按，以助診斷。

中醫歷來強調「四診合參」，這就是說，必須將四診收集到的病情，進行綜合分析，去粗取精，去偽存真，才可以做出由表及裡的全面的科學判斷。

拿著藥囊上朝的秦代御醫

秦代的官職中，正式設有太醫令丞，屬於九卿下少府所設的六丞之一，太醫令丞主管全國與宮廷之醫療事宜，下面分設侍醫和醫長等職，侍醫就是在皇帝身邊的御醫。

秦代的御醫雖然官位不高，但是他們的責任重大，需要與皇帝形影不離，即使是上朝的時候，也要拿著藥囊侍奉在皇帝左右，隨時聽候皇帝的召喚。

《史記・刺客列傳》記載：荊軻受到燕國太子丹的派遣，到秦國刺殺秦始皇。秦始皇一向小心謹慎，左右的侍衛都是遠遠在一邊守護，不允許過於接近。為了能接近秦始皇，荊軻用秦將樊於期的人頭和燕國的地圖作為誘餌，誘使秦始皇允許他向前。

荊軻將匕首藏在地圖卷軸裡，當他為秦始皇完全展開地圖的瞬間，就拿起匕首刺向秦始皇。秦始皇左右的衛士因為沒有命令而不能靠近，根本不能前來救主。

情急之下，站在秦始皇身邊的御醫夏無且扔出手中的藥囊，擋住荊軻的匕首，進而使秦始皇逃過一劫。此時，秦始皇不知所措，只是圍繞著柱子逃竄，站在遠處的衛士大喊：「王負劍！」秦始皇才拿起劍以擊荊軻，砍斷他的左腿。

此事結束以後，秦始皇論功行賞，賜夏無且黃金二百鎰，並且說：「無且愛我，乃以藥囊提荊軻也。」有關御醫夏無且醫術的記載很少，但是這件事情足以讓他永載史冊。

【秦始皇焚書】

秦始皇的專制統治驚世駭俗，為了對人民實行思想控制，他竟然下令在全國焚毀《詩》、《書》，並且禁止私學。但不知是出於什麼考慮，他把醫藥、卜筮、種樹之書列為不燒之列，這些書倖免於難，也讓秦朝在醫藥方面的資料文獻得以流傳後代。

西漢時期，成帝曾經命令御醫李柱國校正前朝「方技」之書，「方技」在古時候就是指醫學。當時，李柱國校正和保存的醫書有三十六家，八百六十八卷，分為醫經、經方、房中、神仙四類，這些書籍雖然都沒有流傳下來，但是對於漢代醫學也是一大貢獻。

醫聖張仲景

張仲景是漢末南陽郡人，即當今之河南南陽。仲景只是其字，機才是其名。漢獻帝建安年間，他擔任長沙太守。那個時期，兵荒馬亂，疫病流行，染上傷寒而死的人十有六七。

親歷如此慘境，張仲景決定潛心研究醫術。他以前代經典《素問》、《靈樞》、《難經》為指導，結合瘟疫流行的現狀和自己救治的實踐，寫出《傷寒雜病論》這部醫學名著，後世醫家稱之為「備諸病之用而詳方藥之準繩」。後來，《傷寒雜病論》被分為兩書：《傷寒論》和《金匱要略》，前者主論外感熱病，後者主治內科雜病。

張仲景不僅醫術高明，而且醫德高尚，無論窮人和富人，都是認真施治，挽救無數的性命。他曾經在衙門口壘起大鍋，捨藥救人，深得長沙人民的愛戴。

皇甫謐《針灸甲乙經・序》記載張仲景為王粲診病的故事。當時，張仲景在洛陽行醫，因為聲名顯赫，各類名人都與他有交往，「建安七子」之一的王粲和他交情很好。

經過長時間的交往，張仲景發現王粲的氣色不正。某日，他對王粲說：「你身上有疾病，到四十歲眉毛會脫落，眉毛掉落以後半年，恐怕性命難保。如果現在服藥，還可以治療。」

張仲景特地為王粲配藥，可是風華正茂的王粲怎麼可能相信自己有病，根本沒有把張仲景的勸告放在心上，但是因為礙於情面，還是勉強地接受藥物，但是根本沒有服用。

過了幾天，張仲景又見到王粲，關心地問他是否有服藥，有什麼感覺？王粲不便講明，信口回答：「我已經服用了，沒什麼異樣的感覺。」

張仲景聽後，搖搖頭說：「從你的臉色來看，你並未服用我的藥，你怎麼對自己的健康完全不在乎？」自信的王粲不理會張仲景的忠告。逝者如斯，一晃就是二十年。剛過四十歲的王粲，眉毛果然全部脫盡，又撐了一百多天，終於罹病而終。

【中醫望色斷病】

望色先要分辨常色與病色。中國人健康膚色為紅黃隱隱，明潤光澤，但是有些人可能膚色稍白或稍黑，膚色還會隨著地區、氣候、職業、飲酒、運動等情況而有所變化，不可一概歸為病色。病色是指生病的時候皮膚或臉部反映出來的不正常顏色。

色，通常為青、黃、紅、白、黑五種。

青色：主風、寒、痛諸證，多見於小兒驚風、劇烈疼痛、休克。

白色：主虛證，是正氣不足、身體虛弱、氣虛、血虛、陽虛的表現。

黃色：主見於濕、虛諸證，黃而鮮明如橘子色，多為濕熱陽黃；黃而晦暗如煙薰色，多為寒濕陰黃；淡黃和萎黃為脾虛和血虛。

紅（赤）色：主要見於熱證，有表裡虛實之分。面紅、發熱或微惡寒、不渴或微汗、脈浮數，多為表熱；面紅、發熱、口渴、多汗、脈洪大為裡熱，如果兼有胡言亂語或便秘，則為裡實熱；午後兩顴發紅或低熱，多為陰虛火旺；面紅目赤，不發熱，為肝火上逆。

黑色：主寒，主痛，主水氣，主瘀血，可見於腎陽虛衰、水寒內盛、瘀血等病證。

色與澤必須同等重視。澤，是指色的榮、枯、明、暗。根據不同的色澤，可以看出氣血的盛衰和疾病的發展變化。如果色澤鮮明，多表示為新病、表病、輕病，預後較好；如果色澤晦暗，多表示為久病、裡病、重病，正氣將敗。

神醫華佗

華佗，字元化，東漢末年沛國譙縣人，即今安徽亳縣。他精於方藥和針灸，內、外、婦、兒各科都很在行，尤其擅長外科。根據記載，他曾經為患者做過腹腔外科手術。為手術鎮痛之需，他還潛心研製，首創一種名為「麻沸散」的麻醉劑。

《後漢書》記載許多華佗治病的故事：有一位名叫李成的軍官，罹患咳嗽病，咳嗽起來晝夜不眠。李成十分苦惱，求治於華佗。華佗診病以後確認為腸癰，用散劑二錢讓李成服下。

李成服藥以後，立刻吐血二升而病癒。於是，華佗告誡李成：「這種病十八年以後還可能復發，如果不及時治療，恐怕性命難保。我再給你一些藥，以備隨時服用。」

後來，李成遇到同鄉人罹患與他同樣的病，同鄉人向李成求藥，李成出於同情，就把自己的藥給他。等到十八年以後，李成果真病發，因為無藥治療而死去。

倪尋和李延都因為頭痛和發熱而找華佗看病，華佗給倪尋開了瀉下的藥，給李延開了發汗的藥。他們很納悶，都是因為頭痛和發熱而來診治，為什麼藥方會有那麼大的差別？他們向華佗請教其中的原因。

華佗說：「倪尋的病是由於中傷飲食的緣故，李延的病是由於外感風寒而引起。一個是外實，一個是內實，外實證應該用發汗藥，內實證應該用瀉下藥，所以治病的方法應該有所不同。」果然，兩人服藥以後，病很快都好了。

有一位郡府的長官，由於憂思鬱悶而患病，久久不能治癒，於是請華佗診治。華佗診視以後，認為只有激怒一法可以治癒此病，就私下與郡守的兒子商定治療之法。

華佗收下郡守的許多銀兩不辭而別，沒有留下任何藥方。臨走前，還留下一封書信，把郡守大罵一頓。郡守聞知以後，怒不可遏，氣得口吐黑血，憂鬱症也隨之而癒。

華佗不滿足於醫術的精益求精，他覺得使人們「病不生」更重要。為了每個人都可以健體強身，他留心觀察各種動物的體態動作，選取虎、鹿、熊、猿、鳥作為摹仿對象，創為「五禽戲」，這是一套五種活動筋骨關節的體操運動。

雖然華佗醫術超群，但是未得善終。據說，華佗之死與曹操有關。曹操罹患頭風症，聽說華佗醫術高明，就召華佗來。頭風症發作的時候，華佗就給他針灸，很快就可以康復。

華佗以行醫為業，樂於為民眾看病，不願意留下來專門侍候曹操，因而對曹操說：「我離家已經很久，剛才收到家信，想回家看看。」於是，曹操允許他放假。

華佗回家以後，推說妻子有病，多次請假延誤歸期，曹操連續幾次發信，催促他趕快回來，又命令郡縣官吏督促華佗上路。華佗不願意侍候奸詐多疑的曹操，所以遲遲不肯動身。

曹操不見華佗回來，心裡非常氣憤，就派人前往察看，並且說：「如果華佗的妻子確實有病，就放寬他的假期，賜給他四十石小豆；如果其中有詐，立即把他逮捕送來。」

就這樣，華佗被逮捕，關押到許昌大牢。當時，跟隨曹操的謀士荀彧為華佗求情：「華佗的醫術實在高明，是人們生命所依靠的人，應該寬容他的罪過。」

曹操說：「不必憂慮，你以為天下沒有他這樣的人嗎？」

後來，華佗被判處死刑。臨死之前，華佗將自己平生心得著成的醫書授於獄吏，想讓自己的醫術流傳下去，獄吏卻擔心受到牽連不敢接受，投到火中，付之一炬。

華佗死後，曹操說：「華佗故意不把我的病治好，就算我不殺他，他也不會為我除此病根。」後來，曹操心愛的兒子曹沖病危，他才後悔殺死華佗，導致其子不治而亡。

【風邪致病的特點】

風原本是春季的常氣，但當其太過、不及、至非其時，四季中均可使人患病。《素問・骨空論》：「風者，百病之始也。」寒、濕、燥、暑、熱等外邪，多依附於風而入侵人體。

風為陽邪，具有升發、向上、向外的特點，容易侵犯人體的上部和肌表，出現自汗和惡風等症狀，《素問・太陰陽明論》：「傷於風者，上先受之。」風邪致病，發病迅速，變化快，病位遊走不定，如風痺的關節疼痛，多在周身幾個關節走竄，部位不定，所以《素問・風論》記載：「風者，善行而數變。」

此外，還有一種內風，其證有虛實之分。實證指「熱極生風」，多是肝火亢盛致肝風內動；虛證指「血虛生風」，是病後血虛所致。肝風妄動的時候，會出現眩暈、痙攣、顫動、抽搐等特徵，因此《素問・陰陽應象大論》記載：「風勝則動。」某些風證，甚至會出現頸項強直和角弓反張，所以《素問・至真要大論》記載：「諸暴強直，皆屬於風。」

郭玉診脈驚皇帝

郭玉的師祖是一位隱士，是四川涪水附近以釣魚為生的老翁，世人不知其姓名，所以稱為「涪翁」。根據有關史料記載，涪翁躲避王莽之亂隱居於涪水，以漁釣老，工醫，亡姓氏。有一個人叫做程高，聽說涪翁的醫術高明，就到涪水附近尋訪他，想拜他為師。涪翁沒有立即收他為徒，而是經過很多年的觀察考驗，才把醫術傳授給他。程高學成之後，也隱居於民間。

郭玉是廣漢雒縣（今四川廣漢縣）人，年輕時期拜程高為師，學習醫術。東漢和帝時期，郭玉擔任太醫丞，輔佐太醫令掌管全國的醫藥行政，他在脈學和針術方面都有獨到之處。

根據《後漢書‧郭玉列傳》記載：郭玉醫術高明，為人謙和，具有仁愛之心，對待貧苦的百姓和受役使的卑賤奴僕，從來不鄙視，一定盡心盡力予以治療，病癒神速。

但是，郭玉治療那些達官貴人的疾病，卻往往不能獲取速效。漢和帝感到很奇怪，就讓一位患病的貴人裝扮成百姓的模樣去郭玉那裡看病，結果一針灸之，立即見效。

漢和帝召見郭玉，追問是什麼原因。郭玉回答：「貴人治病，有四個難處：他們自作主張，卻不聽從我的治療，這是第一個難處；保養身體不小心謹慎，這是第二個難處；筋骨脆弱，不能接受藥物治療，這是第三個難處；貪圖安逸，厭惡勞動，這是第四個難處。」

郭玉接著說：「『醫』這個字，就是『意』的意思。病人的氣血情況，掌握在醫生的心和手之中，醫生可以用心來領悟，但是無法用語言來說明。那些貴人處在尊貴的地位，從上面監視我，我抱持惶恐畏懼的心情奉承他們。況且，針刺的深淺有一定的限度，針刺的時辰也經常會錯過，再加上在貴人面前惶恐畏懼的心情和處理問題的小心謹慎，我的治療措施不能全面實施，這就是貴人的病難以治癒的原因。」

漢和帝聽了他的回答，認為很有道理。由於郭玉的醫術確實很神奇，因此和帝想試試郭玉的診脈醫術。古時候，男醫生不能直接給權貴的女子對面診脈，而是讓其在帳內伸出手腕，醫生在帳外坐診把脈，不見其面。所以，和帝就讓手腕長得很美的後宮寵臣和宮中女子混雜在帷幕裡，讓郭玉分別診斷寵臣和宮女一隻手的脈象，問他患者哪裡感到病痛。

郭玉回答：「從脈象來看，是有男有女，脈的形狀好像是性別不同的人，我懷疑其中必有緣故。」漢和帝聽了以後，感到非常驚訝，連連稱讚，並且以實告之，佩服其脈診之神奇。

【中醫診脈，為何選擇「寸口」？】

診脈的方法有遍診法、三部法、獨取寸口法三種，其部位方法各不相同。獨取寸口法出自《難經》，其操作方便，脈象明顯，所以廣為流傳，沿用至今。

寸口，又稱為氣口或脈口，其位置在腕後橈動脈所在部位。經絡學說認為，「寸口脈」是「脈之大會」，是「五臟六腑之所始終」，隸屬於手太陰經。手太陰經朝百脈，十二經甚至全身氣血皆流注手太陰經而見於「寸口」。人體是一個統一的整體，任何疾病都會導致全身氣血陰陽的變化，因此應用「寸口」脈的變化，可以診斷五臟六腑甚至全身的疾病。

《素問・脈要精微論》指出寸關尺具體分候的臟腑：左寸外以候心，內以候膻中；右寸外以候肺，內以候胸中；左關外以候肝，內以候膈；右關外以候胃，內以候脾；左尺外以候腎，內以候腹中；右尺外以候心主，內以候腰。

皇甫謐浪子回頭

皇甫謐，幼名靜，字士安，自號玄晏先生，安定朝那（今甘肅靈台縣朝那鎮）人，生於東漢建安二十年（西元二一五年），卒於西晉太康三年（西元二八二年）。

皇甫謐小時候過繼給叔父，遷居新安（今河南澠池縣）。叔父一家人，尤其是叔母，很疼愛他。皇甫謐自幼貪玩，無心向學，人們笑他是傻子。

到了十七歲，皇甫謐人高馬大，竟然未通書史，整天東遊西蕩，像脫韁的野馬，叔母對他如此調皮搗蛋非常氣憤，恨鐵不成鋼，經常為他的前途而憂慮。

有一天，她把貪玩的皇甫謐趕出家門，想要教訓他。他到外面弄來香瓜和甜果之類，洋洋自得地呈獻給叔母，以為如此「孝順」一番，可以平息叔母的盛怒。沒想到，叔母更加氣憤，接過瓜果狠狠地摔在地上，流著淚說：「你快二十歲了，還是『志不存教，心不入道』，要真心孝順父母，就要修身篤學。」

他受到感動，發誓要悔過自新，矢志苦學。從此以後，他刻苦攻讀，虛心求教，一天也不懈怠，並且下定決心要編著一部針灸學書籍。

但是晉代以前涉及針灸內容的醫書，「文多重複，錯互非一」。皇甫謐窮搜博採，獲得大量的資料，加以綜合比較，刪其浮辭，除其重複，論其精要，並且結合自己的臨證經驗，終於寫出一部為後世針灸學樹立規範的巨著，即《針灸甲乙經》，簡稱《甲乙經》。

此書問世以後，唐代醫署就開始設立針灸科，並且把它作為醫生必修的教材。晉代以後的許多針灸學專著，大多是在參考此書的基礎上加以發揮而寫出，沒有超出它的範圍。

直至現在，中國的針灸療法雖然在穴名上略有變動，而在原則上均本於它。一千六百多年來，它為針灸醫生提供臨床治療的具體指導和理論根據。

【針灸取穴】

《素問・異法方宜論》：「聖人雜合以治，各得其所宜。」針灸治病，應該依據中醫基礎理論，在整體觀念與辨證論治原則的指導下，結合具體的病情及臟腑經絡腧穴的功能和特性，進行穴位配伍，與用藥同理，也有先後主次和君臣佐使，以便更好地發揮其療效。

君穴，是對主病或主證產生主要治療作用的腧穴，是針灸處方中不可缺少的；臣穴，是輔助君穴加強治療主病或主證的腧穴，或是針對兼病或兼證產生主要治療作用的腧穴。

佐穴，是配合君穴和臣穴以加強治療作用，或是直接治療次要症狀的腧穴；使穴，即引經穴，依據子午流注理論，選擇何時何經開何穴，並且以此引導方中諸穴氣至病所的腧穴。

例如：治療周圍性面癱，取頰車、水溝、列缺、太淵、合谷、二間、地倉、絲竹空。足陽明經穴頰車、水溝、地倉和手少陽經穴絲竹空為君穴，即近部取穴，以手陽明經穴合谷、二間為臣穴，即循經遠端取穴，以上同為主穴；配以手太陰經穴太淵為佐使，激發脈氣，共達疏風散寒、通經活絡、理氣行血之效。

煉丹濟世話葛洪

葛洪，字稚川，丹陽句容人，祖父是東吳大鴻臚，因父早喪，家道中落，小時候經常靠砍柴換取紙筆來習字讀書，雖然所學甚廣，但是志趣在於神仙導養之法，尤好煉丹。

根據《晉書》記載，葛洪曾經拜鄭隱和鮑玄為師，學習煉丹秘術。後來，葛洪與鮑玄的女兒結婚，夫妻二人志同道合，一同修道煉丹。

葛洪一生雖然數度出仕為官，也曾經率兵平亂而有軍功，但與他心性相近的還是隱歸山林的生活。這種生活可以讓他著述、煉丹、行醫，這三項也讓他傾注一生的心血。

葛洪曾經在風景秀麗的杭州西湖畔建立抱朴道院，潛心研究醫學和煉丹術，取得很高的成就，成為著名的醫學家和煉丹家。後人為了紀念他，把他居住的地方稱為「葛嶺」。

葛嶺智果寺西南為初陽台，葛洪修煉於此。初陽台下有投丹井，相傳葛洪曾經投丹於井中，此井後來歸於馬姓人家，馬家在井底發現石匣和石瓶。石匣牢固不可開啟，石瓶中有丸藥，拿來一嘗，淡而無味，就丟掉了。一個姓施的漁翁拾來吃了一枚，後來活了一百零六歲。取出石匣和石瓶以後，井水腐敗不可食，重新把石匣投入井中，井水又變得清冽如故。

葛洪對醫學中的實際問題經常親自實驗，提出以白紙蘸尿染黃如蘗者即為黃疸，以及首次發現並且描述天花之病狀，總結出許多治療急症的有效方劑和方法，如以狂犬腦髓敷傷口治狂犬病，以青蒿莆絞汁治瘧疾，以小夾板療骨折復位，這些都是醫學史上的創舉。他還重視灸法治病，並且首次記述食道異物急救和放腹水等治療技術。

晚年，他舉家遷至廣東羅浮山中，一心煉他的丹藥。長生不老的仙丹雖然沒有煉成，卻從不斷的摸索中認識許多化學規律，他是中國甚至世界的實驗化學的先驅。

因為煉丹，葛洪還獲得許多化學物質，並且將它們用來治病，如用水銀、雄黃、豬油配製的軟膏，是世界醫學史上最早的很有療效的化學藥物，可以治療疥癬之類的皮膚病。

有一天，他寫信給自己的好友鄧岳，說自己即將遠行。鄧岳前去餞別，卻見他坐在日光下，兀然若睡地已經仙逝，卒時八十一歲，顏色如生，身柔體軟。據說在舉屍入殮的時候，輕如空衣，世人以為他已經屍解得仙，尊稱他為「葛仙翁」。

山中宰相陶弘景

陶弘景，丹陽秣陵（今江蘇南京）人。據說，其母郝氏因為夢到兩位天人手執香爐來到家中，才懷上身孕生下他，他自幼也與一般孩子不同，四五歲就用荻稈在灰土上學書寫字。十歲的時候，覓得道家名人葛洪的《神仙傳》，晝夜研讀而初有養生之志。

陶弘景學識淵博，又善琴棋而工草隸，南齊高帝任以奉朝請之職。他雖然身在朱門，卻不以外物為念，仍然日日勤讀。齊武帝永明十年，最終還是上表辭官，脫下朝服。

辭官以後，陶弘景來到句容，隱居於句曲山。漢代咸陽的三茅君曾經體道於句曲山，此山因而也稱為茅山，是道教之洞天福地。陶弘景，字通明，到山中以後，又自號華陽隱居。

陶弘景在山中建造上下三層的樓宇，自居最上，弟子居中間，若有賓客前來則引至其下，名副其實地與物相絕，唯有一個家僮可以到他的房中。

他極愛聽松風傳響，在所住庭院周圍遍植松樹，每聞風過松間，欣然而樂。有時候，他也獨遊泉石，其飄然之態，人們見了都以為仙家。

梁武帝早年與陶弘景交遊，他禪得帝位以後，書問不絕，恩禮愈篤。後來又屢加禮聘，陶弘景始終不肯出仕，唯畫兩牛以明其志。所畫兩牛，一牛散放水草之間；一牛著金籠頭，被人牽著用杖驅趕。意思是只想閒處山林，不欲為俗務所拘。

陶弘景不肯出仕，梁武帝也不勉強。但是，每遇國家有吉凶征討之類大事，梁武帝都要諮詢他，無事也月致數信，時人因而謂之「山中宰相」。

這位山中宰相養生有術，善於辟穀引導，隱居山林四十多年。他精力充裕，性好著述，尤惜光陰，不僅對陰陽五行、山川地理、醫術本草無不領略，而且將平生所學述諸筆端。

根據《南史》記載，在茅山數十年間，他先後著成《論語集注》、《帝代年曆》、《本草經集注》、《效驗方》、《補闕肘後百一方》、《古今州郡記》、《玉匱記》、《合丹法式》等十餘部著作，其中醫藥方面的著述，對中國傳統醫藥學做出傑出的貢獻。

陶弘景卒於梁武帝大同二年，時年八十一歲，「顏色不變，屈申如常，香氣累日，氛氳滿山」，可謂神奇。卒後，詔贈中散大夫，諡號貞白先生。

藥王孫思邈

孫思邈，京兆華原（今陝西耀縣）人，少年時期遍習經史百家，博學多才，在隋唐時期可謂名播朝野，隋文帝、唐太宗、唐高宗曾經徵他為官，他從來不動心，一概謝絕。

成年以後，他閱讀和研究大量方藥針灸的理論典籍，又深入民間廣搜博採，將迄至隋唐的各家臨床經驗和各派醫藥理論加以總結，在唐高宗永徽三年寫成《千金要方》。

有一次，孫思邈外出行醫，碰見一個牧童砍傷一條小蛇。他很同情這條小蛇，就用衣服包好帶回家，用外傷藥敷好，包紮傷口，放回草叢中。

不久，孫思邈在外出行醫的路上，遇到一位穿白衣的少年。這個少年下馬向孫思邈跪拜：「感謝你救了我的弟弟。」孫思邈還沒有明白過來，少年又邀請他到家中一坐。

那個少年把馬讓給孫思邈，自己跟在後面走。很快來到一個城郭，有一位王者打扮的人，帶著很多侍從，起身迎接他：「深蒙先生大恩，特地讓我的孩子去請你。」

說著，指著一個穿青衣的小孩說：「前幾天，這個孩子一個人外出，被一個牧童砍傷，多虧先生脫衣相救。」又讓穿青衣的小孩磕頭拜謝。

孫思邈想起脫衣救青蛇的事情，悄悄地問一位隨從的人這是什麼地方，那個人說這是涇陽水府。王者設下酒席歌舞宴請孫思邈，在這個地方住三天以後，孫思邈就要離去。

此時，王者搬出金銀綢緞相賜，孫思邈堅辭不要。王者將一本叫做

《龍宮奇方三十首》的書送給孫思邈，並且說：「這裡有一些藥方，可以幫你濟世救人。」

然後，王者讓人用車馬將孫思邈送回家。後來，孫思邈經常用這些藥方給人治病，非常效驗，於是把它編進他撰寫的《千金要方》一書中。

此書編成的時候，孫思邈已是高齡，卻不以此為滿足，又將自己三十年的臨床心得做認真的整理，取羽翼成雙之意，另外編成《千金翼方》，作為《千金要方》的補充。

他有一句名言：「人命至重，貴於千金，一方濟之，德逾於此。」認為世間最寶貴的是生命，治病救人最為神聖。凡遇急危疑難，他從來不言放棄，有一分的可能必下百分的努力。

有一次，孫思邈外出行醫，看見路旁停放一口棺材，棺材下流出點點鮮血，有一個老太婆在那裡哭泣。孫思邈感到很詫異：「人已經死了，怎麼會流出鮮血？」於是，他急切地走上前去詢問，原來是這位老太婆的媳婦因為難產而死，正準備下葬。

孫思邈立即對眾人說：「棺材下還在滴血，這個人沒有死，也許還可以救活。」

眾人一看，棺材下確實有鮮血往下滴。哭泣的老太婆聽說媳婦還有救，立即讓眾人開棺。棺材中的產婦面如土色，孫思邈按脈以後，取出銀針在產婦身上扎下去，並且慢慢地行針捻動。片刻時間，棺材裡竟然發出嬰兒的啼哭聲，產婦也慢慢睜開眼睛。

還有一次，孫思邈遇到一位尿閉症的病人，此人腹部隆起，呻吟不止。此時，服藥恐怕無效，正在為難之際，他看見病人鄰居家的孩子拿著一根蔥管吹著玩。孫思邈眼睛一亮，於是找來一根蔥管，切下尖頭，小心翼翼地插入病人的尿道，並且像那個小孩一樣，鼓足兩腮，用勁一吹，病人的尿液從蔥管裡緩緩流出來。等到尿液放得差不多以後，他將蔥管拔出來。

然後，經過一段時間的藥物治療，病人恢復健康。孫思邈就地取材，為病人實施導尿術，被杏林傳為佳話。在醫學史上，孫思邈是世界上第一個發明導尿術的人。

唐朝貞觀年間，河南府某少尹罹患脫肛病，不時伴有夢遺滑精和頭昏眼花等症，遍請名醫和屢服良藥都不見好轉。湊巧，孫思邈途經此地，少尹聞訊，急忙派人前去相請。孫思邈坐定，按脈察舌的時候，少尹周圍美貌妾侍不下十人，就知道是房勞過度所致，於是起身告辭。

少尹連忙挽留孫思邈，苦苦相求治療之策。孫思邈見時間已到，就說：「大人如果真的想治療，就要遵守醫命。」少尹連連應允。孫思邈令其千日內獨居，不近女色。

然後，孫思邈從懷中掏出一個小瓶，囑其早晚各取瓶內粉末少許揉於鼻內，以噴嚏數十為度。隨後，又取來少尹以前用過的藥方，看見多是補氣升提之品，就順手抽出一方，在原方的基礎上添上一些補腎壯陽之品，囑其肛收即停服。

後來，少尹特地赴京感謝孫思邈，並且向其請教自己當初得病之因及其治病之法。孫思邈笑著說：「大人縱欲太過，以致腎陽虛衰，進而不能助脾陽，使中氣弱，氣不舉而下陷，不能禁固則脫肛。所送之藥只是一瓶『通關散』，能令人嚏，嚏則引氣上行。加之千日不近女色，更佐以補腎益氣之品，大人之疾豈有不癒之理？」

孫思邈不僅醫德高尚和醫術過人，還是中國醫學史上屈指可數的藥物專家之一，在民間被尊為藥王。據說，他為採藥經常攀行在五台山中，因此人們也將此山稱為「藥王山」。

【中醫對病情的預測：色脈生剋預吉凶】

古代診斷的望色，是以病人出現的青、黃、赤、白、黑五色，按照五行生剋關係，配合五臟，聯繫五時和五脈，探究其錯綜複雜的變化。一般來說，色脈相合是正常的病況，如果色脈不相合，就可以用五行生剋來辨別其順逆，相生為順，相剋為逆。

根據色脈相參，病人肝病見面色青，脈象弦；心病見面色赤，脈象洪；脾病見面色黃，脈象緩；肺病見面色白，脈象浮；腎病見面色黑，脈象沉，都屬於病患中的正常現象。

如果病人已現青色，脈象浮，浮脈就稱為「剋色之脈」，按照五行學說屬金剋木，此病就是逆證，比較凶險；若是出現沉脈，此時沉脈就稱為「生色之脈」，按照五行學說屬水生木，此病就是順證，比較容易痊癒。其他各色各脈的相應與否，也以此類推。

除此之外，脈應該「待時而至」，就是春弦、夏洪、長夏緩、秋浮、冬沉。但是春季剛到的時候，也會帶著冬脈的沉象；夏季剛到的時候，也會帶著春脈的弦象；秋季剛到的時候，也會帶著夏脈的洪數之象；冬季剛到的時候，也會帶著秋脈的浮澀之象。

這是因為時令季節剛轉變的時候，往往「母氣未絕」。夏火的時令剛到，春木的母氣還沒有立即消失和斷絕，因而會出現弦脈，否則就是時氣和臟氣閉塞的現象。當然，這種春見沉脈或夏見弦脈不是很顯著，如果十分顯著也是病態。

武則天頂禮謝醫

唐高宗李治罹患眩暈症，頭暈目眩，眼睛睜不開，不能看東西，立即召見侍醫秦鳴鶴診治。秦鳴鶴詳細診斷以後說：「風熱之毒上攻頭目，用針刺頭部，出一些血即可痊癒。」

此時，武后在簾內聽診，聽說要在皇帝頭上針刺放血，怒氣衝衝地說：「誰有那麼大的膽量，敢在皇帝頭上放血？」

秦鳴鶴嚇得跪倒在地，連連磕頭，請求饒命。唐高宗說：「醫生議論治病，照理說不應該有罪。現在我的頭目沉重苦悶，幾乎不能忍受，針刺放血未必不好，我決定讓你針灸。」

秦鳴鶴立即施針，沒過多久，唐高宗說：「我感覺眼睛變得清亮許多。」話音剛落，武后就在簾內表示感謝，並且將一些精製絲織品和珠寶賞賜給秦鳴鶴。

【中醫的獨特療法：刺血療法】

刺血療法，又稱為針刺放血療法，是用針具或刀具刺破或劃破人體特定的穴位和一定的部位，放出少量血液，以治療疾病的一種方法。

刺血療法的產生，可以追溯至遠古的石器時代。人們在勞動實踐中，發現用銳利砭石在患部砭刺放血，可以治療某些疾病。砭刺的工具隨著科學的發展，產生金屬針，以後又根據醫療實踐的需要，出現專門用來放血治療的「鋒針」。

此療法最早的文字記載見於《黃帝內經》，如「絡利者，刺小絡之血脈也」；「菀陳則除之者，出惡血也」，並且明確指出刺絡放血可以治療癲狂、頭痛、暴喑、熱喘、衄血等病症。唐宋時期，此療法已經成為中醫大法之一。

兒科醫生錢乙

錢乙，字仲陽，祖籍吳越錢塘，後來北遷鄆州（今山東省東平縣），是宋代著名兒科醫學家。錢乙的父親擅長針灸，但是性格散漫，喜歡喝酒遊玩。錢乙三歲的時候，父親跑去海上漫遊，從此杳無音信，錢乙的母親已經去世，三歲的錢乙被姑母收養。

錢乙的姑父是一個醫生，錢乙跟從他習醫。長大以後，錢乙知道父親的事情，決心尋找父親，出外找了幾次也沒有結果。直到三十多歲的時候，錢乙的父親才回家。錢乙十分孝順，在姑父去世之後，他把姑父當作親生父親一樣，為他操辦喪事。

宋神宗元豐年間，長公主的女兒有病，延請錢乙診視治病。當時，錢乙正好酒醉，看過以後說：「不要緊，她是要發疹，疹出以後就好了。」

旁邊的駙馬都尉認為他說的是醉話，錢乙默不作聲。第二天，孩子果然出麻疹，大家才知道錢乙的高明。後來，長公主奏請皇帝，希望授予錢乙翰林醫官，並且賞賜他官服。

第二年，皇子儀國公突然生病，出現抽筋。長公主朝見皇帝，向皇帝推薦錢乙，錢乙被召進宮內。錢乙開出一帖「黃土湯」方劑，宋神宗接過處方一看，上面有一味藥竟然是灶心土。皇子服下錢乙開的「黃土湯」方劑，病就痊癒了。

神宗皇帝重賞錢乙，把他從翰林醫官提升為太醫丞，並且詢問「黃土湯」可以治此病的理由。錢乙說：「土能制水，水平則風浪自息，肝木得到滋養，而抽風自止。」

宋朝的太醫大多數都是名醫之後，錢乙剛進入太醫的行列，許多太醫很不服氣。於是，經常有太醫署的人向錢乙「討教」，想知道錢乙是否真的很有能耐。

有一天，錢乙和弟子閻孝忠正在為患者治病，一位太醫帶一個錢乙開的兒科藥方來「討教」。那位太醫略帶嘲諷地說：「錢太醫，按照張仲景《金匱要略》八味丸，有地黃、山藥、山茱萸、茯苓、澤瀉、丹皮、附子、肉桂。你這個藥方好像少開兩味藥，大概是忘記吧？」

錢乙笑著說：「沒有忘記。張仲景的八味丸是給大人用的，但是小孩子陽氣足，所以我減去肉桂和附子這兩味益火之藥，製成六味地黃丸。如有不妥，請你賜教。」

那位太醫聽後，連聲道：「錢太醫用藥如神，真讓人佩服！」後來，弟子閻孝忠將此方編入《小兒藥證直訣》一書。這樣一來，錢乙創制的「六味地黃丸」就流傳下來。

【灶心土的藥用功效】

灶心土，也稱為伏龍肝，為燒柴草的土灶灶內底部中心的焦黃土。在拆修柴草灶或炭窯的時候，將燒結的土塊取下，用刀削去四周焦黑部分及雜質，留中心紅黃色或紅褐色土塊入藥。

現代藥品理論研究證明，灶心土的主要成分為氧化鋁、氧化鐵、氧化鎂、氧化鈣。此藥有溫中止血、止嘔、止瀉作用，用於吐血、便血、嘔吐反胃、腹腔痛泄、妊娠惡阻、崩漏帶下。

名醫輩出的世家

徐氏家族七代人當中，出了十二位名醫，其中徐道度、徐文伯、徐成伯、徐之才、徐之範曾經進入宮廷，有些進入太醫署任職，有些被皇帝封為高官，得到皇帝的器重。

徐家醫業的創始人徐熙，曾經做過南朝宋濮陽太守，後來到秦望山做隱士。有一天，他遇到一位道人，道人留給他一個葫蘆，並且告訴他：「你的子孫應該用醫術來救人，而且會盡享富貴。」徐熙打開葫蘆，裡面竟然是一卷《扁鵲鏡經》，於是他精心研讀，後來以醫術名震天下。

徐熙的兒子徐秋夫秉承父業，也成為一位有名的醫家。徐秋夫的兩個兒子徐道度和徐叔響，醫術也十分出色。徐道度很擅長內外科，但是他的腳有些毛病，走起路來不太方便，宋文帝為了讓他給皇子看病，允許他乘著小車入宮看病。

徐道度醫術精湛，手到病除，宋文帝曾經感慨地說：「天下有五絕，都出於錢塘一帶。」這裡的「五絕」，除了善於彈棋的杜道鞠、擅長詩文的范悅、善於書法的褚欣遠、善於圍棋的褚胤，另一絕就是擅長療疾的徐道度。

到徐家第四代，徐道度有一子徐文伯，徐叔響有兩子徐嗣伯和徐成伯，這三個人的醫術高明，聲名顯赫，徐氏家族的醫名進入巔峰時期。

徐文伯一直在皇帝身邊做御醫，有很多治療病症的絕招。宋孝武帝時期，路太后突然肚子疼痛難忍，其他御醫都束手無策，徐文伯診脈以後說：「太后的病應該是石搏小腸。」即現在所說的膽結石或是泌尿系統結石之類的疾病。經過徐文伯的治療，太后很快排出結石，肚子也不疼了，太后因此封賞徐文伯。

徐叔響的兒子徐成伯，也深得當時皇帝重用。北魏獻文帝對他的醫術十分讚賞，給他加官晉爵，並且讓他跟隨自己身邊。後來，孝文帝外出巡遊，突然染上重病，徐成伯日夜兼程趕到孝文帝身邊，為他精心診治，孝文帝很快就獲得痊癒。為此，孝文帝在舉辦筵席的時候，特別安排徐成伯坐上座，並且向文武百官講述徐成伯用高超醫術救治自己的功績。

徐嗣伯也是治療疑難雜症的高手，南齊的一位將軍因為有怕冷的毛病，當時比較流行煉丹服石，這位將軍服用五石散，就是用紫石英、赤石脂、鐘乳石、白石英、硫黃五種石藥炮製的丹藥，以為可以治好自己的寒證，不料服用之後，反而更怕冷。

徐嗣伯讓這位將軍赤身坐在冰天雪地裡的石頭上，然後讓人把冷水從將軍的頭上往下澆，將軍被澆得昏厥過去。旁邊的家人實在看不下去，立刻叫徐嗣伯停手，徐嗣伯卻說：「如果想治好將軍的病，你們就不要多管，我知道什麼時候應該停止。」

澆了一百多桶冷水之後，將軍開始能動了，背上還開始冒熱氣。再過一會兒，將軍坐起來要喝涼水。就這樣，將軍的寒證讓徐嗣伯用這種罕見的方法治好了。

徐家的第五代，徐文伯的兒子徐雄和徐成伯的兒子徐踐承襲家業，也有一些名氣，只是稍遜父輩。徐家第六代的徐之才和徐之範，又給徐家醫術帶來一代輝煌。

徐之範曾經擔任北齊尚藥典御，官至太常卿，是皇宮中有名的醫生。徐之才是徐氏家族七代名醫中最出色的一位，曾經侍奉北魏孝明帝、東魏孝靜帝、北齊文宣帝、北齊武成帝等皇帝，在每位皇帝面前都十分受寵。

徐之才從小聰慧可人，十三歲就被招為太學生，粗通《周禮》和《易經》，被人稱為神童。再大一些，他博覽經書，又知曉天文，特別是醫藥，得其家傳，更為精通。

他的醫術出名，而且口才很好，北齊武成帝長出一顆牙齒，就是所謂的智齒，問身邊的御醫是怎麼回事。因為長智齒是一件平常的事情，鄧宣文以實相告，結果武成帝非常生氣，竟然命人把鄧宣文打一頓，然後叫來徐之才，讓他說是怎麼回事。

機靈的徐之才立刻上前拜賀：「恭喜皇上，皇上長的是智齒，長智齒的人都會聰明長壽！」結果，武成帝龍心大悅，立刻給徐之才很多賞賜。

後來，武成帝罹患一種怪病，總是精神恍惚，幻覺迭出，經常看到空中有一團五色物，一會兒變成亭亭玉立的美少婦，一會兒又變成觀世音菩薩。

武成帝整日被這些幻覺纏繞，十分痛苦。徐之才給武成帝看過之後，認為是由於「色欲過度，大虛所致」，因為武成帝貪戀酒色過度，造成身體十分虛弱，才會產生幻覺。

徐之才開出一些滋補的湯藥，武成帝服用這些湯藥以後，幻覺慢慢消失了。但是，武成帝的病是因為沉迷酒色所致，所以經常還會復發，每次復發，武成帝就要把徐之才召來。

後來，徐之才被派到外地當差，不料武成帝再次犯病，徐之才立刻趕回京城，最終還是來不及趕上，武成帝在他回來前一天不治而死。

北齊武明太后生病，召徐之才的弟弟徐之範進宮給太后看病，回來以後，徐之範告訴徐之才一個童謠，徐之才根據這個童謠進行拆字，並且依據自己以前給太后看病的情況，預測武明太后不久將會不治而死。果然不出他所料，武明太后沒過多久就死了。

徐之才在藥劑學和婦產科上都有很深造詣，曾經撰修《雷公藥對》與《藥對》，把藥分為宣、通、補、瀉、澀、滑、燥、濕、輕、重十劑，不同的藥物屬性對應不同的病症。

宣劑可治淤塞不通之證，如生薑、橘皮；通劑可幫助滯氣下行，如通草、防己；補劑可補益虛弱，如人參、羊肉；燥劑可除濕邪和消腫痛，如桑白皮、赤小豆。徐之才歸納的這些藥材與疾病的關係，為後人在用藥方面提供很好的經驗。

徐之才還提出孕婦逐月養胎法，提出在懷孕的各個階段，要注重飲食調攝，注意勞逸適度，講究居住衣著，重視調理心情，陶冶性情，施行胎教，這些都是具有創造性的觀點。

徐家第七代，較為知名的醫生是徐之範之子徐敏齋，他博學多才，也很有成就。但是自此以後，徐氏家族的醫學成就逐漸走向沒落。

【中醫治則：扶正祛邪】

扶正，即培補正氣，就是使用扶助正氣的藥物或是其他療法，以增強體質，提高抵抗力，進而驅逐邪氣，即「正盛邪自祛」。祛邪，即消除病邪，就是利用驅除邪氣的藥物或是其他療法，以祛除病邪，即「邪去正自安」。

扶正適用於以正虛為主而邪不盛實的虛證，祛邪適用於以邪實為主而正未虛衰的實證。

先攻後補，即先祛邪後扶正，適用於邪盛或正虛，但是正氣尚可耐攻，以邪氣盛為主要矛盾，若兼顧扶正反會助邪的病證。

先補後攻，即先扶正後祛邪，適用於正虛邪實的虛實錯雜證，正氣虛衰不耐攻。此時先祛邪更傷正氣，必須先用補法扶正，使正氣逐漸恢復到能承受攻伐的時候，再攻其邪。

攻補兼施，即扶正與祛邪並用，適用於正虛邪實，但是二者均不甚重的病證。具體運用的時候，必須區別正虛邪實的主次關係，靈活運用。如果以正虛為主要矛盾，應該以扶正為主兼祛邪。如果以邪實為主要矛盾，應該以祛邪為主兼扶正。

因此，運用扶正祛邪的治則，要仔細分析正邪力量的對比情況，分清主次，決定扶正或祛邪，或是決定扶正祛邪的先後。總之，應該以「扶正不致留邪，祛邪不致傷正」為度。

斷案如神的法醫宋慈

宋慈是中國歷史上最早的法醫，在中國法醫學史上留下濃墨重彩的一筆。宋慈（西元一一八六～一二四九年），字惠父，南宋建陽（今福建省建陽）人，歷任長汀縣令、邵武軍通判、南劍州通判、廣東經略安撫使，其間四次出任提刑官。

宋慈為官數十年，以雪冤禁暴為己任，對於判刑斷案一向十分重視。他一生謹慎，斷案如神。有一次，接到報案有一處民居失火，燒死一個人，宋慈來到現場，死者的妻子對著燒焦的屍體哭得很傷心，看見宋慈來了，就跟宋慈說，她丈夫因為身體不適在家中休息，她出去工作，回來的時候房子已經被燒毀，丈夫也被燒死。

宋慈仔細檢查屍體，發現屍體沒有掙扎的跡象，背部貼著地面的地方燒傷痕跡較輕，而且死者的口中沒有灰塵，因此敏銳地發現其中有蹊蹺。

一般來說，清醒的人就算重病在床，房子著火也會掙扎企圖自救，因此不會出現身體著地部分燒傷程度明顯較輕的現象。另一方面，由於呼吸和呼救，必然吸入大量的煙灰。

因此，說明在著火之前，死者已經死亡。也就是說，死者不是被燒死，極有可能是有人將其殺害之後縱火，企圖製造火災的假現場。

宋慈進一步深入調查，終於發現是死者的妻子因為與他人通姦，被死者發現，於是與姦夫一起將死者勒死，之後放火焚燒屋子，造成失火死亡的假象，最後凶手認罪伏法。

巧成本草業的唐慎微

唐慎微，字審元，北宋蜀州晉原（今四川崇慶）人，家中世代業醫，自己也精通經方，在當地很有名氣。儘管如此，他仍然好學不倦，並且拜李端伯為師，因此從晉原遷到成都華陽。唐慎微醫德高尚，只要有人求他出診，總是有求必應，不避寒暑雨雪。

宋代以前，醫藥書籍幾乎全部靠手抄筆錄或是口傳心授保存下來。因此，一本新的著作問世以後，若干年後，不是流失殆盡，就是經過反覆傳抄，錯誤百出。

直到北宋時期，印刷術盛行，許多醫藥書籍才得以刻版流傳。北宋開寶年間，由政府組織人員編寫《開寶本草》；嘉祐年間，又由政府組織儒臣醫官分別編寫《嘉祐本草》和《本草圖經》兩本藥書。這兩次對本草學的整理，使許多重要的本草學著作得以保存下來。

雖然，宋代官府對本草學進行兩次整理，但是對古代的醫藥書籍只是有選擇的採錄，還有很多藥學資料被遺棄，如果不及時加以收集，許多手抄的古代藥學資料就面臨湮沒的厄運。盡可能讓前人所有的藥學知識流傳千古，就成為唐慎微的最大心願。

但是要收集眾多的古代手抄藥學資料談何容易，兩次官修本草，動用政府巨大的財力物力，向全國徵集圖書資料。官修本草的編寫，是由飽學的儒臣領銜，有朝廷的醫官參加，人員眾多。一位名不見經傳的民間醫生，怎樣才可以實現這個宏願？

有志者事竟成，唐慎微利用自身的優勢，想出一個絕妙的辦法。因為讀書人接觸的書很多，如果讓他們來幫自己收集資料就會十分方便。為此，凡是士人來找唐慎微看病，分文不取，但是有一個條件，就是希望他們幫助收集名方秘錄。

士人給予唐慎微極大的支持，他們讀書的時候，只要發現一個藥名或是一條方論，都立刻記錄下來告訴唐慎微。就這樣，經過長時期的累積，唐慎微終於收集到大量的醫藥資料。依靠這些資料，唐慎微編成《經史證類備急本草》（簡稱《證類本草》）。

唐慎微收集到許多極為珍貴的藥學資料，其中有些是朝廷圖書館沒有收藏的，有些是官府兩次篩選所遺棄的，這些是後人瞭解唐代和五代以前藥物學發展的重要資料。

《證類本草》為此後的本草學著作填補空白。因此，偉大的醫藥學家李時珍對唐慎微的貢獻給予高度的評價，他說「使諸家本草及各藥單方，垂之千古，不致淪沒者，皆其功也」。

王賏針刺救奇舌

王賏，字子亨，河南蘭考縣人，跟隨自己的岳父習醫。王賏還沒有學通醫道，就到京城開封府遊歷行醫，處境十分窮困和悲慘。

也許是他的運氣來了，當時朝廷頒布新的鹽法，一位鹽商看到布告，驚嚇得吐出舌頭，再也不能收回，已經十餘天不能進食，身體一天天消瘦，京城的醫生對此都束手無策。

鹽商的家人非常焦急，就在街市上張貼告示：「如果有人可以治好此疾，就用一千萬錢酬謝醫生。」王賏貪其豐厚財禮，於是應聘前往。

王賏看到鹽商口吐長舌不能收回的症狀，突然發笑而不能制止。病家看見醫生發笑不止的怪異行為，就追問他，王賏竟然大言不慚地說：「我所笑的是，這麼大的京城，竟然沒有人可以治療這種小病。」

王賏吩咐病家取來《針灸甲乙經》，然後不經意地查閱，沒想到竟然發現一穴，可以治療鹽商的吐舌病。王賏立即對病家說：「這種病，我一針就可以見效，但是必須給我寫下字據，萬一治不好，也不能怨恨我。」

病家實在沒有辦法，只好依從他。王賏急忙用針，過了一會兒，鹽商的舌頭就像往常那樣收縮自如。鹽商全家大喜，按照預約的財禮酬謝王賏，並且到處宣傳他的醫名。

從此，王賏諸事順利，醫名也傳遍北宋首都開封。從此以後，王賏的家庭生活逐漸富裕。溫飽解決之後，他開始立志攻讀醫學方書，終於名聞天下。

後來，王賏因為醫術高明，得到皇帝的寵愛，宣和年間晉升為朝請大夫。他著作的《全生指迷方》一書，多為後人採用。

一針成功，確屬偶然性，實為僥倖所得。所幸的是，後來有「立志攻讀醫學方書」的勤奮，才有名聞天下之舉。醫者需要不斷地學習，醫術才可以精益求精，更上一層樓。

【七情激動也傷人】

七情，是指喜、怒、憂、思、悲、恐、驚等七種正常的情緒活動，是人們的精神意識對外界事物的反應。七情分屬於五臟，以喜、怒、思、悲、恐為代表，合稱為五志。

怒為肝之志，怒則氣上，即氣機上逆之意，暴怒會導致肝氣疏泄太過而上逆為病。

喜為心之志，喜則氣緩，即緩和緊張情緒，太過會導致心氣渙散。

悲憂為肺之志，悲則氣消，悲哀太過會耗傷肺氣。

思為脾之志，思則氣結，思慮太過會導致脾氣鬱結、中焦氣滯、水穀不化。

恐為腎之志，恐則氣下，過於恐懼則腎氣不固，氣陷於下。

驚與恐不同，自知者為恐，不知者為驚，驚則氣亂，即導致心氣紊亂。

七情是人們對客觀事物的不同反應，在正常的活動範圍內，一般不會使人致病。只有突然強烈或是長期持久的情志刺激，超過正常生理活動範圍，使人體氣機紊亂，臟腑陰陽氣血失調，才會引起疾病。七情對疾病的發展也有重要影響，可以促進病情的好轉與惡化。

妙道真人

宋代名醫吳夲，人稱大道公。他自幼聰穎，剛滿十歲就經常跟著父親吳通下海捕魚。後來，其父罹患惡疾，因為無錢醫治而死。為此，吳夲立志學醫。不久，其母也因為操勞過度而病逝。

此後，吳夲雲遊四海，四處拜師學醫。起初，他跟隨蛇醫採藥捕蛇，又到一些名山古剎從師學道，苦練岐黃之術。十七歲的時候，他不僅精通醫術，並且學得一身好武藝。

吳夲雲遊歸來以後，開始在家鄉行醫。有一天，他遇到一位少年被強盜砍倒在路旁，已然奄奄一息。他立即將這位鮮血淋漓的少年背回家裡，細心地為其治療。

吳夲每天進山採來許多藥草，給這位少年內服外敷，並且用屋旁的山泉清水洗滌已經腐爛的傷口，最後終於救活這個少年。從此，吳夲高明的醫術聞名鄉野。

有一年，吳夲隨身帶著一根五寸長的銅針，背著裝滿藥丸的葫蘆，又開始浪跡江湖，醫行天下。他來到汴梁（今河南開封），看到人們圍觀一張布告議論紛紛。

吳夲湊近一看，原來是仁宗皇帝的母后患病，太醫對此束手無策，皇帝只好張榜告示天下，廣徵良醫，詔書寫道：「癒者，當賜官重賞。」

吳夲對太后的病有幾分把握，於是揭榜入朝。吳夲經過一番診視，灸以艾柱，施以銅針，並且從葫蘆裡倒出一些藥丸，交給太后早晚服用。

過了幾天，太后就完全康復。仁宗皇帝非常高興，重賞吳夲，欲封吳夲為御史太醫。吳夲卻笑著推辭：「我志在修真，慈悲濟世，拯救蒼生。榮華富貴，非我所願。」

仁宗皇帝見挽留不住，就敕封吳夲為「妙道真人」，廣濟民間。從此，吳夲的名聲傳遍京城，也傳到家鄉閩南。不久，他回到白礁鄉，住在一間破落低矮的瓦房裡。

有一天，漳州知府過生日，大辦筵席，專程派轎來接他。吳夲回話：「治病甚忙，無暇赴宴。」公差尚未離開，一個衣衫破爛的農民氣喘吁吁地走來，並且說：「我兒子被毒蛇咬傷，想要請你去救治。」吳夲立即放下飯碗，背上葫蘆，跟著農民上路。

後來，泉州一帶又有瘟疫流行，死人無數。吳夲背上葫蘆，帶著徒弟，奔走於安溪的崇山峻嶺和晉江的鄉村小道之間，採挖各種草藥，救人無數。

泉州有一座「花橋公」廟，廟首高懸一塊明朝書法家張瑞圖書寫的「真人所居」的匾額，據說就是為了紀念當年吳夲在此為窮人看病的功德。

無名醫生治名醫

宋神宗年間，有一個人叫做陳日華，當地人都稱之為小神醫，他醫術高明，醫理精深。有一年，他突然發現自己小便以後會流出數點鮮血，如逢飲酒，則尿血更多。

由於起初沒有任何不適，所以他也沒有在意，只是斷斷續續地服下一些湯藥，就這樣持續一個多月，仍然沒有好轉的跡象，也無法找出是何種原因所致。

此時，陳日華心裡有些著急，因為自己名聲在外，如今自己患病卻無法醫治，豈不是讓別人笑話，如果再請別人治療，更會讓別人看輕自己。

後來，他想起「三人行，必有我師」的古訓，於是放下架子，請一位名叫張康的醫生給自己診治。張康雖然沒有什麼名氣，但是也曾經治好很多人的病。

張康瞭解陳日華的病情以後，又細心地為他診脈，然後說：「沒有大礙，此病好治。」當即找來一些不知名的草藥，讓陳日華煎好以後加入適量紅糖服下。

陳日華雖然有些無奈，但是既然來求人治病，也只好遵命。沒想到才服用三次，竟然再也未見便後流血，於是虛心請教張康：「你給我用的是什麼靈丹妙藥，竟然有如此神效？」

張康笑著說：「這種草叫做螺厴草，又叫做鏡面草，有清熱解毒和涼血化瘀的作用。幾年前，一位僧人將此秘方傳授於我，今日有幸為先生驅除疾病，所以並非是我的功勞。」

陳日華連聲道謝，後來與張康成為好友，互幫互學，一時傳為佳話。

【燥邪致病的特點】

燥是秋季的主氣，燥邪乾枯，易傷津氣。燥邪傷人，多從口鼻入侵，始於肺部。燥病有外內之分，外燥有溫涼之分，病變多反應於肺與皮毛。

初秋尚熱，易成溫燥；深秋漸涼，易患涼燥。溫燥易致皮膚皺褶、身熱有汗、乾咳無痰、口渴等症，病情較涼燥為重。涼燥多頭痛惡寒、鼻塞、無汗、唇燥、咽乾。內燥多為津血內虧所引起，出現口燥咽乾、皮膚乾澀、毛髮乾枯、小便短少、大便燥結。

總之，燥邪傷人，易致津液虧耗，所以《素問・陰陽應象大論》記載：「燥勝則乾。」

治病有功，不忘謝扁鵲

宋代名醫許希，小時候罹患一場大病，醫治很長時間才慢慢痊癒。後來，許希立志習醫，日夜習讀醫籍經典。父母相繼去世以後，許希獨自一人到京城闖蕩。

許希最擅長的是針灸，由於醫術高超，在京城的名氣越來越大，很多顯貴人士也來找他看病。有一年，宋仁宗忽然感覺胸口劇痛，非常難受，御醫們用盡各種辦法，病情還是未見舒緩。後來，有人向宋仁宗推薦許希，宋仁宗立即傳旨請許希進宮診治。

許希經過診脈察舌以後說：「要治皇上的病，需要在心下包絡之間的地方進針。」周圍的人大吃一驚，因為在此處施針十分危險，宋仁宗自己也十分害怕。

正在猶豫不決之際，有侍臣表示自己願意為皇帝以身試針。許希立即在這位侍臣身上試針，宋仁宗看到侍臣沒有什麼異樣，才讓許希為自己施針。

許希針刺之後，宋仁宗的胸痛很快就消失。宋仁宗非常高興，重賞許希，並且任命他為翰林醫官。許希向仁宗皇帝謝恩以後，又轉身向西方行禮。宋仁宗大惑不解，問他這是為何？

許希說：「扁鵲是臣的老師，治好皇上的病不是臣的功勞，而是老師在暗中幫助，臣怎麼敢忘記老師？希望皇上恩准臣用這些賞賜興建一座扁鵲廟，以表達臣對老師的敬意。」

宋仁宗立即同意，並且封扁鵲為靈應侯。扁鵲廟修好之後，引來很多學習醫術的人到這裡參拜。後來，宋代的太醫局就設在扁鵲廟的旁邊，許希在這裡教學行醫，官至尚藥奉御。

【針治得氣與補瀉】

得氣，又稱為針感，病人感到酸、麻、脹、重、上下走竄，醫生感到針下沉澀緊。未得氣，可能是沒有扎到穴位上，及時調整針刺的部位、深淺、角度，加以提插或撚轉即可。如果遇到體質虛弱和經氣不足的病人，要稍留一會兒針以後，再提插或撚轉幾次。

針刺補瀉的手法較多，最常用的有三種：一、提插補瀉，提（退）是把針從深的地方提到淺的部位，插（進）是把針從淺的部位插進深的組織。得氣以後，將針上下提插，先淺後深，反覆重插輕提為補法；反之，先深後淺，反覆重提輕插為瀉法。

二、撚轉補瀉，是指將針體做前後左右來回的撚轉運動。行針的時候，以撚轉較重和角度較大者為瀉法；相反，以撚轉較輕和角度較小者為補法。

三、平補平瀉，是指把針扎進穴位以後，再做均勻地提插撚轉，使針下得氣，然後根據情況把針退出體外，或是留針十五～二十分鐘。

急性病，每天針灸一次，十次為一療程，休息三～七天；慢性病，隔日針灸一次，十次為一療程，休息七天。

既治病，又治國

許國禎的祖父和父親曾經擔任朝廷官員，而且都懂醫術。許國禎秉承家傳，年輕時期就以醫術出名。元世祖忽必烈尚未登基，許國禎已經授命掌管醫藥，為人也很正直。

當時，有一位御醫為王妃治眼疾，因為用針不當，使王妃的眼睛失明，忽必烈大怒，下令將這位御醫處死。此時，許國禎站出來說：「其罪該死，但御醫也是普通人，治療王妃的貴體，難免會緊張而造成失誤，如果因為此事殺他，以後誰敢來為皇親國戚看病？」

忽必烈覺得許國禎說得有道理，就赦免那位御醫。後來，忽必烈患病，讓許國禎為他診治。許國禎開出一服藥，忽必烈喝一口，覺得實在是太苦，再也不肯喝。

許國禎勸說忽必烈：「古人云：『良藥苦口利於病，忠言逆耳利於行。』皇上如果不喝下這個藥，以後病情加重，還是需要服用，豈不是要遭受更多痛苦？」

忽必烈說什麼也不肯吃藥，結果病情越來越嚴重，最後只好再次叫來許國禎，對他說：「後悔當初沒有聽你的話，你說得很對，為了把病治好，藥再苦也要吃。」

許國禎對忽必烈說：「既然皇上已經體會到『良藥苦口利於病』，『忠言逆耳利於行』想必皇上也會有所體會。」治病的同時，許國禎不忘給忽必烈灌輸治國之道。

忽必烈非常器重許國禎，不管他說什麼都不會怪罪他，只要說得有道理，還會嘉賞他。忽必烈出征的時候，許國禎經常在他身邊輔佐，為忽必烈出謀劃策，立下許多功勞。

忽必烈即位以後，在朝政治理中，許國禎也提出很多建議，並且向他推舉很多有識之士。忽必烈授予他集賢大學士和光祿大夫，召見他的時候，直接稱他為許光祿。

許國禎不僅是一位出色的御醫，而且在朝廷中的地位非常顯赫。他以御醫身分參與朝政，既照顧皇帝的身體，又輔佐皇帝治理國事，深得皇帝的信任，在歷史上是十分罕見的。

【中醫治病原則：異法方宜】

異法方宜治則，是指治療疾病不能固守一法，對不同的個體、時間、地域等情況，應該採取不同的治療方法，方為適宜。這種因人、因時、因地制宜的治療原則，是具體問題具體分析，是治病的原則性與靈活性結合。

根據病人的性別、年齡、體質等不同特點，以考慮治療用藥的原則，稱為「因人制宜」。不同性別，婦女患者有月經、懷孕、產後等生理特點，治療用藥必須加以考慮。

年齡不同，生理機能及病變特點亦不同，老年人氣血衰少，機能減退，患者多虛證或正虛邪實，虛證宜補，而邪實須攻者亦應慎重，以免傷正氣。

個體素質有強弱和偏寒偏熱之分，以及有宿疾的不同，雖然罹患同一疾病，治療用藥亦應有所區別，陽熱之體慎用溫補，陰寒之體慎用寒涼。

四時氣候的變化，對人體的生理功能和病理變化會產生一定的影響，根據不同季節的時令特點，以考慮治療用藥的原則，稱為「因時制宜」。春夏季節，陽氣升發，人體腠理疏鬆發散，應該避免開泄太過，耗傷氣陰；秋冬季節，陰盛陽衰，人體腠理緻密，陽氣斂藏於內，此時若病非大熱，應該慎用寒涼之品，以防苦寒傷陽。

根據不同地區的地理環境特點，以考慮治療用藥的原則，稱為「因地制宜」。地勢高而寒冷少雨的地區，其病多燥寒，治宜辛潤；地勢低而溫熱多雨的地區，其病多濕熱，治宜清化。地區不同，患病亦異，治法應該有別，即使患有相同病證，治療用藥也應該考慮不同地區的特點。辛溫發表藥治外感風寒證，在嚴寒地區藥量可以稍重，而在溫熱地區藥量就應該稍輕。

善用攻法的張從正

張從正，字子和，號戴人，睢州考城人，興定年間被召為太醫，但是不久就辭退。他是「金元四大家」之一，與劉完素是同時代的人，但是年齡較小。

張從正是「攻下派」的創始人，善用汗、吐、下之法治疑難怪病，並且以此著稱於世，被後世所仰效。有一個姓劉的倉長（相當於現在的倉庫管理員），大便量少而且頻繁，每天都要解上幾十次。無奈之下，他只好在兩腿之間掛上一個水瓢，弄得渾身臭不可聞，雖然到處求醫問藥，但是未見絲毫效果，如此持續十多年。

張從正知道以後，就對病人說：「大便量少而且頻繁，是欲通而不得通的徵兆，只要用藥瀉一通，什麼問題都解決，一劑藥就可以痊癒。」處以大承氣湯，病人服用以後，一直瀉肚不止，第二天回復如常。

有一個小兒，因為外感風寒而引起水腫（中醫稱為風水），醫生用大量利水藥卻適得其反，導致病人小便不利，飲食不進，全身浮腫，狀若水晶。

張從正診斷以後說：「此病是由於外感風寒所致，應該用發汗法治療。」於是，在屋內置火，以屏帳遮罩，讓小兒服用驅散風寒的胃風湯，並且用藥渣煎湯洗浴，浴後以被覆體，患兒汗出如洗。隔日再行，水腫全消，又用檳榔丸調整飲食而癒。

青州有一戶姓王的人家，家中有一個小孩已經十多歲，雙眼紅赤，淚水漣漣。張從正診斷以後說：「這種病是因為母親懷孕的時候受驚而致。」孩子的父親聽後非常吃驚，其妻子懷孕的時候，剛好遇到臨清城被圍困，確實受到驚嚇。

於是，張從正處以瓜蒂散加鬱金醫治，結果這個孩子上吐下瀉，吐瀉的都是涎沫。眾人譏笑張從正不識病態，但是第二天，孩子的眼睛已經不再紅腫，也不再流淚。張從正又用針灸刺頭、眉、鼻中諸穴，孩子再吐的時候，又用通經散和舟車丸通下，自此無恙。

張從正路經安徽亳州，遇到一位婦女，一直嬉笑不止，已經半年有餘。張從正診斷之後，用青鹽一塊，燒至通體赤紅，再放冷研細，煎為鹽湯，輔以釵探，吐出胸中痰涎，然後用大劑量的黃連解毒湯善後，幾天後就不再嬉笑不止。

或用下，或用吐，或用汗，或吐下兼用，一力攻邪，俾邪去而正安。現在流行的排毒療法，其思路即源於此。張從正神奇的醫術，也不枉百姓尊稱他為張醫王。

張從正不僅善於攻下派，還善於運用中醫學情志相剋的理論，以治療各種由心理因素引起的疾病。有一天，一位姓關的人來求診，說他妻子和別人吵架以後，就罹患一種怪病，只知道腹中饑餓，卻不想進食，整天大喊大叫，怒罵無常，吃了許多藥，都無濟於事。

張從正聽後，認為此病服藥難以奏效，就告訴病人家屬，找來兩名演戲的丑角，在病人面前做出許多滑稽動作，病人心情逐漸變好，病情有所好轉。

接著，張從正又讓病人家屬請來兩位很能吃的婦女，在病人面前狼吞虎嚥地吃東西，病人看著看著，也跟著不知不覺地吃起來。就這樣，病人竟然不藥而癒。

有一位姓衛的官宦人家，女主人遭到賊人偷盜受到驚嚇，此後只要聽到一些響聲，就會驚慌失措，跌倒在地，戰戰兢兢而不可自主，遍請當地醫家，用了許多名貴藥物，病情不僅毫無起色，而且日趨嚴重。從此，家人只能躡手躡腳地活動，不敢發出半點聲響。

最後，家人懇求張從正為其醫治。張從正得知病人膽小怕事，處事謹慎小心，沉思片刻以後說：「此病非藥物能治，我有一個辦法。」

張從正沒有開任何藥，只是安排兩位婢女扶著病人站在一張高凳上，前面置一案。張從正面對病人，突然用醒木猛擊木案，「啪」的一聲，險些把病人驚得跌下凳子。

張從正說：「我是用木塊擊案，你何必如此害怕？」病人驚恐不語。接著，他又連擊木案，響聲「啪啪」不止。病人疑惑地看著他，已經逐漸不感到害怕。

這天夜裡，張從正又讓人不斷地在病人室外敲擊門窗和鳴鑼打鼓，病人起初尚感驚懼，不久就逐漸平靜下來。連續數日如此，病人對外面時起時落的響聲已無驚恐之狀，亦能照常入睡，疾病漸趨痊癒，家人感激不盡。

後來，有人問張從正：「你這是什麼治法？」

張從正回答：「《黃帝內經》記載：『驚者平之。』平，即平常的意思，見慣自然不驚。對受驚者，治療的時候要設法讓他對受驚的誘因感到習慣，覺得跟平常一樣。」

還有一位有錢人家的婦女，由於思慮過度，兩年來經常失眠，不能入睡。丈夫到處求醫問藥，藥是吃了不少，可是沒有任何效果，最後請張從正來診治。

張從正切脈，雙脈俱緩，認為是脾臟受邪。脾主思，思慮過度，導致失眠。張從正與其丈夫商量，準備用激怒病人的辦法來治療。

於是，張從正索要許多財物，並且在她家大吃大喝幾天，沒有進行任何治療，然後揚長而去。病人因此大怒，出了一身汗，當天晚上就昏睡過去，等到醒來，脈象恢復正常。

張從正一生勤學不斷，相傳他六十多歲的時候罹患眼疾，雙目羞明腫痛，苦楚萬分，自己多方治療，收效甚微，拖延三個多月也沒有治好，只好請當時的眼科醫生姜仲安診治。

姜仲安診察以後採用針灸療法，在眉際和鼻端等穴位投針和排血，三天以後，眼疾痊癒。姜仲安的針術使張從正讚嘆不已，他說：「百日之苦，一旦解除。我學醫半世，獨不懂此法，要從頭學起！」於是，年近古稀的張從正拜姜仲安為師，鑽研針灸，此事成為醫壇佳話。

【醫之學】

孫思邈說：「故醫方卜筮，藝能之難精者也。既非神授，何以得其幽微？世有愚者，讀方三年，便謂天下無病可治。及治病三年，乃知天下無方可用。故學者必須博極醫源，精勤不倦，不得道聽塗說，而言醫道已了，深自誤哉。」

可見，作為一個名醫，必須具備博覽群書和精益求精的態度，切忌道聽塗說，一知半解，領悟皮毛，拋棄精髓。對於博、通、精三者之間的關係，清人趙彥暉在《存存齋醫話》有精彩的論述：「醫非博不能通，非通不能精，非精不能專，必精而專，始能由博而約。」

清人趙濂在《醫門補要》中，更是對醫生提出全面要求：「醫貴乎精，學貴乎博，識貴乎卓，心貴乎虛，業貴乎專，言貴乎顯，法貴乎活，方貴乎純，治貴乎巧，效貴乎捷。」

朱丹溪焚經學醫

朱震亨，字彥修，婺州義烏（今屬浙江）人，因為家居丹溪，人稱丹溪翁，是元代著名的醫學家。他自幼聰明，年長者對他很器重，但是年紀稍長以後卻棄而不學，變得崇尚俠氣，爭強好勝，如果鄉中望族仗勢欺侮，「必風怒電激求直於有司，上下搖手相戒，莫或輕犯」。

三十多歲的時候，母親有疾，諸醫束手無策，於是取古代經典醫籍細細觀之，三年而有所得。又過了兩年，竟然自己處方抓藥，治癒母親的舊疾。

三十六歲的時候，聞有朱熹四傳弟子許謙居於東陽八華山中，開門講學，及門之士，著錄者千餘人，不禁嘆道：「丈夫所學，不務聞道，而唯俠是尚，不亦惑乎？」於是，投於許謙門下，數年之後，學業漸成。

一日，地方官設宴招待應舉之士，朱震亨應試《尚書》，但是偶遇算命先生，先後兩卦均言不利。朱震亨竟然以為天命，遂絕仕進之念。

由於許謙教授學生隨其材分而定，十分鼓勵朱震亨走上醫學的道路，使他學醫的志向更加堅定，於是盡焚以往所習舉子業，一心致力於醫。朱震亨晝夜研習，但是鄉間無良師可從，於是治裝出遊，訪求名師，聞某處有某治醫就往拜而問之，但是始終沒有遇到理想的老師。

直到泰定二年（西元一三二五年），才聽說有一位名醫羅知悌，為「宋理宗朝寺人，業精於醫，得盡劉完素之再傳，而旁通張從正、李杲二家之說」，但是性格狹隘，自恃醫技高明，很難接近。朱震亨幾次往返登門拜謁，均未得親見，趑趄三月之餘。

但是朱震亨心誠意真，求之愈甚，每日拱手立於門前，置風雨於不顧。有人對羅知悌介紹朱震亨的為人與名聲以後，始獲相見，不料卻一見如故。

羅知悌已經年過古稀，臥於床上，不親自診視，只是讓弟子察脈觀色，聽回稟開處方藥。隨其學習一年之餘，朱震亨醫技大進，盡得諸家學說之妙旨。

回到家鄉，鄉間諸醫始皆大驚，不知道他在外面學到多少本事，看其處方用藥又嘲笑不已，以為不倫不類，但他正是用這種被眾醫斥為離經叛道的方法治癒許謙的痼疾。隨後，四方求治者和求學者盈門不絕，朱震亨總是有求必應，不避風雨。

有一年春天，連日陰雨，天花流行。有一位寡婦的兒子染上天花，到處求醫吃藥，病情並未減輕。寡婦的家境富裕，於是立刻雇人抬轎去請朱丹溪。

朱丹溪不敢耽擱，坐上轎子，冒雨連夜往寡婦家趕去。他們來到一條沒有架橋的溪畔，由於連日下雨，溪水猛漲，一時難以過去，因此耽誤許多時間。

朱丹溪趕到寡婦家的時候，那個孩子已經奄奄一息，朱丹溪不禁嘆息一聲。既然來了，就不能放過一線希望，他先對患兒仔細診視一番，然後將銀針對準孩子的穴位扎下，患兒還有反應。朱丹溪連忙對寡婦說：「試試看，這個孩子也許還有救。」

朱丹溪立刻開出處方，讓人趕快抓藥，又讓寡婦找來幾棵陳年黑棗做藥引，熬湯煎汁以後灌服。經過急救，孩子有存活的希望，三天後痊癒，朱丹溪才起程回到義烏。

臨走的時候，寡婦千恩萬謝，一定要用大禮相謝。朱丹溪說：「我來救你的孩子，不是為了金銀。如果要用這麼多銀兩來感謝我，就用它在溪上修一座橋，方便來往的人。」

寡婦見朱丹溪不肯收下這些銀兩，就如朱丹溪所說，用這些銀兩在溪上修起一座石橋。橋通之日，朱丹溪還為石橋題名為「貫婺橋」，意思是貫通去婺州的橋。

婺州城裡有一位教書的鄭老先生，有一次彎腰去撿地上的紙，突然覺得腰部一陣刺痛，此後腰再也伸不直。為此，家人四處求醫，但是無濟於事，後來請朱丹溪來診治。

朱丹溪趕來以後，詳細地瞭解病情，也覺得此病不好醫。夜間，朱丹溪還在思考治病之法，不小心坐偏椅子，一個踉蹌，險些跌倒。這一嚇，卻嚇出一個好主意。

朱丹溪連忙與鄭老先生的兒子商量治病之法。第二天，鄭老先生的兒子按照朱丹溪的吩咐，把父親攙扶到朱丹溪的住房。鄭老先生打算坐下的時候，只聽到「撲」的一聲，椅子的後腿突然斷裂，眼看鄭老先生就要跌倒。朱丹溪連忙用左手拖牢鄭老先生的右臂，右手頂住鄭老先生的腰脊，順勢一按一托，沒有聽他喊一聲痛，他的腰板就挺直了。

原來，這正是朱丹溪事先安排使其腰骨復位的妙法。隨後，朱丹溪又特製幾副膏藥，開出一些活血散瘀的藥方，讓鄭老先生內服外敷。過幾天，鄭老先生的怪病就痊癒了。

朱丹溪對窮人治病不惜力氣，甚至倒賠藥物，對財主劣紳卻不輕易開方用藥。義烏赤岸鎮上有一個汪財主，生性刁惡。他長出一個「對口」（生在後頸，因為瘡口對著臉部的嘴，所以俗稱「對口」），知道朱丹溪的脾氣，就扮作一個叫花子，躺在朱丹溪經常走過的路上。

朱丹溪看見一個「叫花子」躺在路旁痛苦地呻吟，原來頸後的「對口」患處已經發青，心裡很同情，如果用針挑，只怕瘀血一時難以排盡，施藥也不會見效。

朱丹溪還沒有想到更好的辦法，忽然看到路旁的水田中有螞蝗（即水蛭）在游動，他靈機一動，在水田裡抓起三條螞蝗，放到瘡口上。螞蝗叮住瘡口，貪婪地吸吮起來。

三條螞蝗的身體越來越粗，患處的瘀血也大致排盡。此時，朱丹溪笑著說：「幸好你是一個窮叫花子，如果是一個財主，診金至少要稻穀五十石，好得也沒有那麼快。」

七天之後，汪財主的「對口」痊癒了，讓人挑來五十石稻穀酬謝朱丹溪。朱丹溪知道自己受了汪財主的騙，因此這五十石稻穀他照單全收。

雖然朱丹溪治病總是怪招不斷，卻經常可以出奇制勝。根據明代戴良《九靈山房集》記載：有一位女子患病，茶飯不思，面壁而臥已經半年。家人為其請來許多醫生診治，均不見效，後來特邀朱丹溪來診治。

朱丹溪察脈，此女左手肝脈弦長，溢出寸口，就對病人家屬說：「此病是思念男子而不得，氣結於脾的緣故。」問及家人才知，其丈夫前往兩廣地區將近五年，心緒鬱悶。

瞭解起病之因以後，朱丹溪對病女之父說：「治療此病，只有激怒一法，使她怒氣暴發，鬱結之病才可以解除。」於是，朱丹溪再次進入患者房中，朝著女子臉上連擊三掌，斥責她不應該有外心。

女子大哭，怒不可遏，隨後已經可以飲食。朱丹溪又暗地告訴其父：「氣鬱雖然解除，但是要使她歡喜，才可以使脾氣不再鬱結。」於是，家人謊稱她丈夫已經寄回書信，不久即將回家，女子十分高興。三個月以後，其丈夫真的回來了，女子的病也沒有再發作。

朱丹溪經常為百姓仗義執言，凡是遇到「苛斂之至，先生即以身前，辭氣懇款，上官多聽，為之損裁」。此外，他積極組織百姓一起興修水利，為民謀福。當地有一個蜀墅塘，能灌溉農田六千多畝，但是因為堤壞水竭，屢致旱災。在朱震亨的帶領下，大家協力修築堤防，並且開鑿三條管道，根據水量而舒洩之，使百姓均得受益。

朱丹溪對前輩大家的醫學見解，既有繼承更有發揮，成就一家之言，開創丹溪學派，與劉完素、張從正、李東垣並稱「金元四大家」。

朱丹溪在醫學上的觀點，以「陽常有餘，陰常不足」為基點，其他種種，皆由此生發。有趣的是，這個觀點的形成在很大程度上承襲中華民族觀物取象的文化傳統。他從天大而地小和日實而月闕等自然現象，取物象以論人身，總結出陽有餘而陰不足。

在他看來，「人受天地之氣以生，天之陽氣為氣，地之陰氣為血，故氣常有餘，血常不足」。抑有餘而補不足，就是保健治病的重要原則。

朱丹溪晚年整理自己的行醫經驗與心得，寫成許多著作。臨終前沒有其他囑咐，只將跟隨他學醫的侄兒叫到面前教誨：「醫學亦難矣，汝謹識之。」言訖，端坐而逝。

【古代的陰陽學說】

陰陽原本是古人從大自然那裡獲得靈感與啟示而總結出來的一對概念，滲透中國傳統文化的各個方面。由於它是一對抽象的概念，所以往往給人們神秘感。

先民們在長期生活實踐的觀察和體驗中，發現自然界存在許多既相關又屬性相對的事物或現象，例如：男和女、冷和暖、明和暗。其中，最顯著的就是向日與背日所造成的各種性質迥異的現象和特點，因此從中悟出自然界的某些奧秘，並且萌生「陰」與「陽」的初始含義。隨著人類對事物的觀察範圍不斷擴展，陰陽的含義也逐漸得以延伸。

古代聖賢從「向日」和「背日」這個初始的陰陽含義展開，透過取象比類，把陰陽進一步推演和引申，將所有與「向日」特徵相類似的事物或現象都歸屬於「陽」，把所有與「背日」特點相類似的事物或現象都歸屬於「陰」，實際上這就是「陰陽應象」理論。

「應」是相應和相合的意思，「象」是指自然界事物或現象的外在表象或徵象。陰陽應象即是說，自然界的事物或現象都有一定的表象或徵象，它們都是與陰陽相應的。

陰陽可以概括實體，實體卻不能概括陰陽。以氣溫而言，炎熱和溫暖為陽，涼爽和寒冷為陰；以晝夜而言，白晝為陽，黑夜為陰；以氣候而言，晴朗為陽，淫雨為陰；以季節而言，春夏為陽，秋冬為陰；以上下而言，上部為陽，下部為陰；以水火而言，火為陽，水為陰；以方位而言，東南為陽，西北為陰；以動靜而言，運動為陽，靜止為陰；以物質形態而言，氣態為陽，液態和固態為陰；以形質與功能而言，功能為陽，形質為陰。

如此不斷引申的結果，幾乎把自然界所有的事物或現象都劃分為陰或陽兩個方面，並且用以分析和推論一些不能直接觀察或是難以理解的事物與現象。此時，陰陽已經演變為一個抽象的概念，用以概括自然界中具有對立屬性的事物或現象，具有哲學上對立統一的意義。

陰陽由具體的事物變為抽象的概念，有名而無形，可以代表相互對立的兩個事物，也可以代表一個事物內部相互對立的兩個方面。所以，《靈樞·陰陽繫日月》記載：「陰陽者，有名而無形，故數之可十，離之可百，散之可千，推之可萬。」

傳奇御醫盛寅

盛寅從學醫到成為御醫，一直是起起落落，充滿傳奇色彩。

盛寅的醫術應該算是偷學而來。當時，他從師一個叫做王賓的老師，王賓曾經想向戴思恭求習醫術，但是他覺得自己年歲大，不能做戴思恭的學生。有一次，戴思恭出診，王賓趁機偷走戴思恭的醫書，學到許多精華。

王賓死前，由於家中無子繼承自己的醫術，於是將他偷來的醫書全部傳給盛寅，盛寅醫術長進神速，不久也成為名醫。

盛寅當上御醫也很偶然，這要從一個太監說起。永樂初年，宮中一位太監罹患脹病，盛寅給他診治以後，很快就治癒，又得以回到宮中。

有一次，明成祖朱棣在校場練習射擊，這位太監前去服侍，明成祖看見這個太監非常驚訝，就問：「不是說你病死了，怎麼又活了？」

太監把盛寅如何治癒他的前後經過向明成祖報告，明成祖聽後非常欣賞盛寅，於是召他入宮，讓他給自己診脈。盛寅診脈以後，從脈象來看是有風濕病，並且開出藥方，明成祖服用以後果然見效，於是封盛寅為御醫。

御醫的生涯，讓盛寅提心吊膽。有一次，太子朱高熾的寵妃張氏經期不至已有十月，其他御醫都說張氏有身孕，並且表示祝賀。唯獨盛寅不是這樣認為，他認為張氏是患病所致。

張氏獲悉盛寅的診斷以後說：「這位醫生說得很對，有這樣的醫生，為什麼不讓他來為我診病？」於是，張氏請盛寅為自己開出處方，盛寅的處方是破血劑。

太子看到處方以後，勃然大怒，不讓張氏服用。又過了幾天，張氏的病更重了。太子只好又請盛寅來診治，盛寅開的處方仍然是破血劑。

張氏想要用盛寅的處方試試看，太子也沒有更好的辦法，但還是擔心如果張氏真的懷孕，吃下盛寅開的處方，只怕孩子保不住。於是，太子命人先把盛寅關起來，見到藥效以後再做定奪。張氏服藥以後，排出大量瘀血，病也慢慢好了。

太子非常高興，對盛寅大加賞賜，還派儀仗為前導，送盛寅回家。盛寅的家人都以為他不能活著回來，盛寅經過這一劫，雖然大難不死，但是受驚不小。太子繼位以後不久，盛寅請求派到南京太醫院任職，以免日後再生是非。明宣宗繼位的時候，盛寅又被召回北京。正統六年（西元一四四一年），盛寅因病而逝，兩京太醫院都祭奠他，足見盛寅的人品及醫術。

【妊娠用藥禁忌】

古代醫藥家很早就對妊娠禁忌藥有所認識，《神農本草經》記載六種有墮胎作用的藥。古代對妊娠禁忌藥主要提出禁用與忌用，極少提出慎用。近代大多根據臨床實際，將妊娠禁忌藥分為禁用與慎用兩大類。屬於禁用的多是劇毒藥，或是藥性作用峻猛之品，以及墮胎作用較強的藥。慎用藥主要是活血祛瘀藥、行氣藥攻下藥、溫裡藥中的部分藥。

禁用藥：水銀、砒霜、雄黃、輕粉、斑蝥、馬錢子、蟾酥、川烏、草烏、藜蘆、膽礬、瓜蒂、巴豆、甘遂、大戟、芫花、牽牛子、商陸、麝香、水蛭、三棱、莪朮。

慎用藥：牛膝、川芎、紅花、桃仁、薑黃、牡丹皮、枳實、枳殼、大黃、番瀉葉、蘆薈、芒硝、附子、肉桂。

在眾多的妊娠禁忌藥中，妊娠禁忌的理由也是多種多樣，其中會引起墮胎是早期妊娠禁忌的主要理由。隨著對妊娠禁忌藥的認識逐漸深入，對妊娠禁忌理由的認識也逐步加深，歸結起來主要包括：對母體不利，對胎兒不利，對產程不利，對小兒不利。現在，無論從用藥安全的角度還是從優生優育的角度來認識這幾點，都是應該給予高度重視。

有操守的李東垣

李東垣，名杲，字明之，祖輩家居河北真定，是有錢的大戶。李東垣為人忠誠守信，待人非常有禮貌，對交友也很謹慎，與人們往來的時候，從來不開玩笑去戲耍別人。對於被人們公認的娛樂場所和樓台戲院，他從來沒有踏入過，也許他的天性就是這樣。

朋友們感到非常疑惑，暗地裡商量好，準備一桌酒席，指使妓女對他調情而行誘惑。有一位妓女拉他的衣服，他生氣大罵，並且脫下衣服，把它燒掉。當時，鄉里豪紳們接待南宋派來的使臣，真定府府尹聽說李東垣青春年少，又有操守，暗中唆使妓女勸他喝酒。李東垣不便推辭，飲下一口之後立即吐出，然後離去。

李東垣跟隨翰林王從之學習《論語》和《孟子》，跟從翰林馮叔獻學習《春秋》。他在住宅空地裡修建一座書院，接待讀書人。如果遇到生活困難用度不足的人，他總是盡力周濟他們。遇到饑荒，李東垣總是極力救濟這些災民，得到他保全活命的人很多。

後來，李東垣的母親王氏臥病在床，請家鄉醫生救治，對於是寒證還是熱證，他們的說法各不相同，服用多種藥物也是無濟於事，最終不知道是因為什麼病而喪命。

為此，李東垣立下誓願：「如果我遇到優秀的醫生，一定努力跟他學醫。」他聽說河北易水有一位名醫張元素，此人醫術名聞天下，立即前去拜師。

醫術學成回鄉以後，他向官府交納錢財買一個官職，主管濟源地區的稅收。當時，濟源地區流行一種急性傳染病，俗名叫做大頭天行（一種瘟疫裡的變症，也叫做大頭瘟）。

醫生們查遍方書，沒有找到對症的方藥，有些醫生自持己見，隨便開藥治療，結果病人接連死亡。醫生不認為這樣醫治是錯誤，病家也認為這樣醫治沒有什麼不對。

對此，李東垣十分憂傷悲痛，他廢寢忘食，就像順著河水去找水源一樣，探求病變的現象與根源，最終他制定出方劑，給病人服用以後，見到收效。

於是，他特地把方劑刻在木板上，懸掛在人群聚集的地方，採用這種方劑的人，沒有不見效的。當時，人們認為這是神仙傳授的，又把它刻在石碑上。

最初，李東垣不是憑藉行醫出名，人們也不知道他精通醫術。後來，他為了躲避戰亂而來到汴梁，才以行醫的身分和公卿們交往，又把經歷的治驗記錄在其他的書裡。

李東垣主張使用溫補脾胃之法治療各種疾病，於是被後人稱為「補土派」。他經常結合實際研讀經典著作，提出一些與其他醫生不同的治法，挽救行將垂絕的病人。

有一次，汴京酒官王善浦罹患小便不利，腹脹如鼓，飲食幾廢，請來許多醫生，開出的都是甘淡滲泄的藥物，卻無效益。眼看病情越來越嚴重，病家慕名延請李東垣來診治。

李東垣察看前醫所開的處方，仔細診視以後說：「這個病很複雜，按照常法無法奏效，必須深思熟慮，讓我回家想想吧！」病家認為他說的有道理，也同意了。

李東垣回家以後，結合病人的症狀，默誦《黃帝內經》，苦苦冥思，未得其解。夜已經很深了，他乾脆和衣而臥。半夜，他忽然掀被躍起，連聲說：「有辦法了！」

《素問・靈蘭秘典論》記載：「膀胱者，州都之官，津液藏焉，氣化則能出矣。」病人小便出不來，是氣化不利的緣故。前醫用淡滲的陽藥可以促進氣化，為什麼不奏效？

「無陽者，陰無以生；無陰者，陽無以化」，氣化過程靠陰精和陽氣共同作用而完成。甘淡滲泄藥雖然可以化陽，但是病久傷陰，有陽無陰，所以氣化不能正常進行。李東垣想通之後，第二天來到病人家，開出「群陰之劑」。病人服後，不久小便即通，後來就慢慢康復。

步入老年，李東垣想把醫道傳給後人，但是沒有找到合適的人選。有一天，友人向他推薦：「廉台有一個人叫做羅天益，字謙甫，他的秉性與行為敦厚樸實。他曾經為自己所從事的醫術不精而感到遺憾，在學醫上很有志向，你要傳授醫道，這個人也許可以。」

後來，友人親自帶著羅天益，拜訪李東垣。李東垣見面就問羅天益：「你是來學賺錢的醫生，還是來學繼承發揚醫學遺產的醫生？」

羅天益回答：「是為了繼承發揚醫學遺產而已。」

於是，羅天益就跟隨李東垣學醫，日常生活費用，全靠李東垣提供。學了三年，李東垣因為他長期學習不知疲倦，獎勵他二十兩白銀，並且說：「我知道你家庭生活很困難，怕你半途改變主意，不能堅持到底，你可以用這些錢去供養妻子兒女。」

羅天益竭力辭謝不肯接受，李東垣說：「我在大事上都不吝惜（醫術），怎麼會在小事上（錢財）吝嗇？你不要推辭。」

李東垣對羅天益寄予厚望，他臨終的時候，把平日所著的書清檢校勘，整理成冊，分類依次排列，陳列在几案前，囑咐羅天益：「這些書交給你，不是為李東垣和羅天益，而是為天下的後來人，謹慎傳世，不要將它埋沒，要推廣應用它。」

【醫之難，難於知病】

清代楊旦升《楊氏提綱醫方纂要》記載：「醫之難，不難於治病，而難於知病。」強調認識疾病的重要性。漢代王充在《論衡》中說：「微病，恆醫皆巧；篤劇，扁鵲乃良。」小病小災，一般的醫生都可以取效；疑難大症，必須像扁鵲一樣的名醫才會奏效。

醫學是一門複雜科學，精細微妙，縱然耗盡平生，有時候也難得一二。作為一位醫生，必須具備實事求是的嚴謹態度，要有「知之為知之，不知為不知」的實事求是精神。

清代程鍾齡《醫學心悟》：「不知為不知，亦良醫也。」也就是說，醫生不要不懂裝懂，自欺欺人。只有「學到知羞處，方知藝不精」，才可以「知恥近乎勇」，不斷地學習。

王肯堂親驗資生丸

王肯堂，字宇泰，一字損仲，號損庵，自號念西居士，江蘇金壇人，祖父王臬，父王樵，均進士。王臬曾經擔任知府，遷山東按察副使，王樵官至刑部侍郎，右都御史。

起初，他因為母親生病而志於醫。有一次，其妹瀕死，經他治癒，後來延診求方甚多。為了不影響其讀書，其父不准他習醫。他喜好交遊，興趣廣泛，曾經遇繆希雍於白下（今南京），友誼頗篤；與來華傳教士利瑪竇有交往，探討曆算；與郭澹論數緯，與董其昌論書畫，與曾柏大師論參禪，對他改善知識結構和進行醫學研究是有益的。

明萬曆十七年（西元一五八九年），王肯堂中進士，同年選為翰林院檢討，備員史館四年，以博學多聞而名揚館閣，後來因為上書抗禦倭寇事，被誣以「浮躁」降職，於萬曆二十年引疾歸里。

罷歸以後，重操少時喜愛的醫學。居家期間，他一邊治療民疾，一邊撰寫醫書，廣泛收集歷代醫藥文獻，結合臨床經驗，以十年時間編著《證治準繩》。這是一部集明代以前醫學之大成的名著，書中對各種疾病的症候和治法敘述「博而不雜，詳而又要」，為歷來醫學家所推崇。

繆希雍也是明代名醫，他創制名方「資生丸」，此方由人參、白茯苓、白朮、白扁豆、陳皮、山藥、蓮子肉、砂仁、白蔻、薏苡、麥芽、神曲、芡實、桔梗、藿香、黃連、山楂、甘草諸藥所組成，擅治脾胃虛弱、腹瀉消瘦等症。

據說，王肯堂與繆希雍初次見面的時候，看見繆希雍從袖中拿出藥丸咀嚼，就問繆希雍所食是何藥。繆希雍答曰：「此係我得之秘傳，饑者服之可飽，飽者服之即饑。」

王肯堂向他索方閱之，確實是良方，但是不相信此方具有消食之功。有一天晚上，王肯堂飽食一頓，藉此機會來驗證資生丸的消食效果。他服食二丸，然後直接臥床睡覺。次日清晨，果真沒有停食飽脹的感覺，由此相信此方之神效。

此後，他又將此方獻給父親。其父年高脾虛，食少痰多，因為服食此藥而得以壽享高齡。後來，王肯堂在其所著的《證治準繩》記載此事。

戴思恭的御醫生涯

明代著名醫學家戴思恭，字原禮，浦江（今浙江省諸暨）人。他是朱丹溪最得意的弟子，是著名的宮廷醫家，曾經廣為民間百姓診治疾患。

戴思恭的祖上曾經有好幾代人做過醫生。戴思恭從小深受家庭的薰陶，勤奮好學。至正三年（西元一三四三年），戴思恭和弟弟戴思溫跟隨父親，徒步走到浙江義烏，父子三人一同拜著名醫家朱丹溪為師。當時，朱丹溪門下有眾多弟子，戴思恭穎悟絕倫，刻苦好學，最受朱丹溪的賞識，所以得到的醫學傳授最為精深。

後來，戴思恭學成回鄉，因為高明的醫術而聞名於江浙。明朝洪武年間（西元一三六八～一三九八年），戴思恭被朝廷徵為正八品御醫。由於他治病療效特別好，明太祖朱元璋非常看重他。

戴思恭曾經為朱元璋第三子晉恭王治癒肢癱的病症，但是後來晉恭王因為舊病復發而死。朱元璋大怒，逮捕王府的御醫，要將他們治罪殺死。

戴思恭上前從容進言：「我曾經為晉王治病，並且對晉王說過，今日雖然病好了，但是因為他的病已經深入膏肓，如果再復發就性命難保，今日果然如所言。」

聽了戴思恭這一席話，朱元璋才免去御醫的死罪。洪武三十一年（西元一三九八年）五月，朱元璋患病久治不癒，遷怒於御醫，下令逮捕醫官。

朱元璋唯獨慰勉戴思恭：「你是仁義人，不要怕。」仍然重用他。不久，朱元璋病逝。建文帝即位以後，將許多侍醫治罪，唯獨提升戴思恭為太醫院使。

永樂元年（西元一四〇三年），七十八歲的戴思恭因為年老告辭回鄉。三年以後，再次被徵召入朝，當時的皇帝是朱棣，他對戴思恭十分敬重。當年，朱棣患病，多醫治之不效，明太祖派戴思恭前去診治。戴思恭投藥一劑，當夜大下，皆是小蟲，病由此而癒。

戴思恭再次入朝的時候，已經是八十高齡，朱棣對他特別關照，免去他的跪拜之禮。這一年的年底，戴思恭又告老還鄉。返鄉十天以後，戴思恭病逝，享年八十二歲。

戴思恭離開朝廷返回故里的時候，朱棣曾經頒布詔書「朕復招汝，汝即來也」，可見朱棣對戴思恭的期待與敬重。戴思恭死後，皇帝傳諭旨予以祭奠，說了許多稱讚之辭。

戴思恭一生勤奮好學，博覽群書。有一次，戴思恭路過南京，看見一位醫家門前來求診的病人特別多，他認為此人醫術一定很高超，所以每天去其門口觀看。

有一天，有一位求藥的病人剛出門外，那位醫生就追出來，告訴病人：「煎藥的時候，要加一塊錫同煎。」戴思恭覺得十分奇怪，就向那位醫生請教，那位醫生說這是古方上寫的。

戴思恭求得其書，發現字跡刻錯了，是「餳」字誤刻為「錫」，醫生不加思考，以訛傳訛。「餳」，即飴糖，俗稱「麥芽糖」。戴思恭向醫生說明原委，醫生羞愧不已。

戴思恭不僅得到朱丹溪學術的真傳，而且在繼承中，對朱丹溪未竟之論予以補充和發揮。朱丹溪說：「氣有餘，便是火。」戴思恭補充：「氣屬陽，動作火。」並且進一步解釋：「捍衛沖和不息之謂氣，擾亂妄動變常之謂火。」朱丹溪說：「人身諸病，多生於鬱。」戴思恭根據臨床，對此加以引申，指出「傳化失常」是導致鬱證的關鍵。

戴思恭對朱丹溪的心法領悟最深，也善於靈活運用劉完素、張從正、李東垣之長，不拘泥於一家之言。垂暮之年的戴思恭，對恩師朱丹溪仍然抱持深深的敬重。戴思恭病逝之前，抱病祭奠先師朱丹溪的陵墓。

【勤讀書，窮其理】

宋代醫官史崧為《靈樞經》作序的時候指出：「不讀醫書，又非世業，殺人尤毒於梃刃。」由此可見讀古人之書的重要性。

清代寧松生《醫林選青》：「不讀書窮理，則所見不廣，認證不真，不臨證看病，則閱歷不到，運用不熟。」實在是至理名言。

讀書，特別是讀古書，是有講究的：要用心體會，要用腦思考，要理論結合實際。清代俞根初《通俗傷寒論》記載：「讀書無眼，病人無命。」

有些庸醫也讀書，但是他們讀書全在於獵奇，只用眼不用心，或一目十行，或囫圇吞棗，或不求甚解，如此讀書，危害極大。清代高世拭《醫學真傳》：「不明五運六氣，讀盡方書無濟；不知十二經絡，開口動手便錯。」

李時珍與《本草綱目》

李時珍，字東璧，自號瀕湖山人，湖北蘄春人，生於明武宗正德十三年（西元一五一八年），卒於神宗萬曆二十一年（西元一五九三年）。他家世代業醫，祖父是「鈴醫」。父親李言聞，號月池，是當地名醫。

那個時候，民間醫生地位很低，李家經常受到官紳欺侮。因此，父親決定讓李時珍讀書應考，以便一朝功成，出人頭地。李時珍自小體弱多病，然而性格剛直純真，十四歲中秀才以後，三次到武昌考舉人都落第。於是，他放棄科舉做官的打算，專心學醫。

當時，李時珍的家鄉有一位庸醫，此人不學無術，卻假充斯文，開口《傷寒論》，閉口《藥性賦》。此人還有藏書之癖，但是很少去讀所藏之書。

李時珍祖上世代為醫，家境溫飽而已。再加上經常為貧窮患者義診施捨，因此無錢買書，李時珍為了精湛醫道，博覽眾書，多次向這位庸醫借書，可是都被他拒絕。

有一年夏天，梅雨季節剛過，庸醫命令家人將書房內的藏書搬到院子裡晾曬。李時珍出診歸來，正好路過這裡，看見院子裡都是書，一時興起，走進院子，解開衣襟，躺在曬書的架子旁，袒胸露腹，也開始曬「書」。

庸醫一見，莫名其妙，驚問：「先生，你這是做什麼？」

李時珍笑著說：「我也在曬書啊！」

庸醫不解地問：「先生的書在哪裡？」

李時珍拍拍自己的肚皮說：「我的書裝在裡面。」

庸醫聽後，知道李時珍是在挖苦他，慚愧得滿面通紅，無言以對。

李時珍早年曾經被楚王朱英燴聘入王府，在管理祭祀以外兼管醫療。某次，楚王的兒子患病瀕危，虧得有李時珍在，才轉危為安。後來，經由楚王舉薦入京任職太醫院。其時，他已經無心官場，鄙薄利祿，任職年餘就辭去官職歸返故里。

在太醫院的日子裡，他利用太醫院中所藏大量醫藥圖籍，日夕披覽。這一年多的難得機會，尤其使他在中國傳統本草學的理論知識上，大大開拓眼界。

李時珍閱讀大量古醫典籍，又經過臨床實踐，發現古代的本草書籍，品數既繁，名稱多雜，或一物析為二三，或二物混為一品。特別是許多毒性藥品，竟然被認為可以久服延年，因而遺禍無窮。於是，他決心要重新編纂一部本草書籍。

在編寫《本草綱目》的過程中，最使李時珍頭痛的就是由於藥名混雜，往往無法瞭解藥物的形狀生長的情況。過去的本草書，雖然做出反覆的解釋，但是由於有些作者沒有深入實際進行調查研究，而是在書上抄來抄去，在紙上猜度，所以越解釋越糊塗。

例如藥物遠志，南北朝著名醫藥學家陶弘景說它是小草，像麻黃，但是顏色青，開白花，宋代馬志卻認為它像大青，並且責備陶弘景根本不認識遠志。

又如狗脊，有些說它像萆薢，有些說它像菝葜，有些說它像貫眾，說法很不一致。類似這種情況很多，李時珍一次又一次擱下筆來。

這些難題應該怎樣解決？在他父親的啟示下，李時珍認識到「讀萬卷書」固然需要，但是「行萬里路」更不可少。於是，他搜羅百氏，採訪四方，深入實際進行調查。

李時珍穿上草鞋，背起藥筐，在徒弟龐憲和兒子李建元的伴隨下，遠涉深山曠野，遍訪名醫宿儒，搜求民間驗方，觀察和收集藥物標本。

李時珍每到一地，就會向不同的人物請求。有採藥的，有種田的，有捕魚的，有砍柴的，有打獵的，他們熱情地幫助李時珍瞭解各種藥物。

李時珍瞭解藥物，不滿足於走馬看花式的調查，而是一一採視，針對實物進行比較核對。這樣一來，瞭解許多似是而非、含混不清的藥物。

鯪鯉，即今天所說的穿山甲。陶弘景說牠可以水陸兩棲，白天爬上岩石，張開鱗甲，引誘螞蟻進入鱗甲裡，再閉上鱗甲，潛入水中，然後張開鱗甲，讓螞蟻浮出，再吞食。

為了驗證陶弘景的說法是否正確，李時珍親自上山觀察。他發現穿山甲食蟻的時候，是搔開蟻穴，進行舔食，而不是誘蟻入甲，下水吞食，他糾正陶弘景的錯誤。

自古以來，蘄州就是白花蛇聚集之地。由於白花蛇是名貴中藥材，所以歷代官吏都以向皇宮進貢為藉口，挨戶攤派，逼迫民眾上山捉白花蛇。

因此，很多人從蛇販子那裡買來交差。細心的李時珍發現，蛇販子的白花蛇與蘄州當地捕捉的白花蛇有些差異，就留心察辨。

有一天，他和蘄州捕蛇者一起去盛產白花蛇的龍峰山，躲在洞旁，等待白花蛇的出現。經過數天的觀察，終於發現蘄州白花蛇最喜歡吃的是又臭又辣的石楠藤。

然後，他下山調查蛇販子，知道他們的白花蛇是從江西興國州所轄的一座山裡捉的。那個地方沒有石楠藤，白花蛇以昆蟲和鼠類為食，而且沒有毒。

李時珍向蛇販子和蘄州的捕蛇者各買一條蛇，比較以後發現：兩條蛇都是「黑質而白章」，但是蘄州蛇肋下有二十四個斜方格，而且比興國蛇短小；蘄州蛇死不閉眼，興國蛇死即瞑目。

在臨床使用的時候，發現興國蛇雖然有除風濕和止筋骨痛的效果，但是不及蘄州蛇效果好，這是因為蘄州蛇本身所含毒性，才有特殊治療作用。而且，像興國蛇販的白花蛇，全國各地都有，產量比較大，蘄州蛇僅產蘄州，外地很少見到。

於是，他把這些鑑別要點記錄下來，從此就有「白花蛇」和「蘄蛇」兩種藥名，既方便後世醫生的臨床應用，也避免大量誤用蘄州「白花蛇」而發生中毒現象。

有一次，李時珍來到太和山下，聽說山上一座道觀有「仙果」，想要瞭解它究竟是何物及其藥用功效。他向道長說明來意以後，卻被道長拒絕。無奈之下，李時珍只好在深夜潛入觀內，偷摘幾枚「仙果」和幾片樹葉，然後翻牆出院，連夜下山。

回到客棧，李時珍仔細對其進行研究，並且親嘗「仙果」，終於解開「仙果」之謎。原來，它只是一種榆樹果子的變種，名叫榔梅，其藥用功效與梅子差不多。

後來，李時珍在《本草綱目》第二十九卷五果類寫道：「榔梅，只出均州太和山，杏形桃核，氣味甘、酸、平，無毒，主治生津止渴，清神下氣，消酒。」

就這樣，李時珍經過長期艱苦的實地調查，瞭解藥物許多疑難問題，終於歷三十個春秋，寫成《本草綱目》這部被翻譯成許多文字而傳播世界的巨著。

【中藥的炮製】

中藥炮製是根據中醫臨床用藥理論和藥物配製的需要，將藥材進一步加工的傳統技術。炮製是藥物在應用以前或是製成各種劑型以前必要的加工過程，包括對原藥材進行一般修治整理和部分藥材的特殊處理，後者也稱為「炮炙」。

由於中藥材大多是生藥，其中許多藥材必須經過特定的炮製處理，才可以更符合治療需要，充分發揮藥效。中藥具體的炮製方法很多，可以分為炒（清炒與加輔料炒）、炙（酒炙、醋炙、鹽炙、薑汁炙、蜜炙、油炙）、煅（明煅、煅淬、暗煅）、蒸、煮、複製法、發酵法、發芽法、製霜法，以及其他製法。

炮製是否得當直接關係到藥效，少數毒性藥和烈性藥的合理炮製，更是確保用藥安全的重要措施。炮製的目的，大致可以歸納為以下幾點：

一、消除或降低藥物的毒性和烈性或副作用。川烏和草烏生用內服易於中毒，需要炮製以後用；巴豆瀉下作用劇烈，宜去油取霜用；常山用酒炒，可減輕其催吐的副作用。

二、改變藥物的性能，使之更適合病情需要。地黃生用涼血，如果製成熟地黃，性轉微溫而以補血見長；生薑煨熟能減緩其發散力，增強溫中之效。

三、便於製劑和貯藏。礦物和貝殼等藥物的粉碎處理，可以使有效成分易於溶出，便於製成各種劑型；有些藥物要烘焙和炒乾，便於貯藏，使其不易霉變和腐爛。

四、除去雜質和非藥用部分，使藥物純淨，以便用量準確，或利於服用。例如：洗去泥沙，撿去雜質；枇杷葉刷毛，遠志去心，蟬蛻去頭足。

溫補宗師張景岳

張景岳，名介賓，字會卿，明代中晚期浙江紹興人。他自幼聰慧，十四歲就隨父親遠遊京師，與有學問的長者交往。後來，拜在金夢石的門下，研習醫學，頗得老師的真傳。

因為功名之心未泯，張景岳年紀稍長的時候，曾經入伍從軍，先後戍河北和山東，並且出榆關，臨碣石，渡鴨綠江。功名未成的他，回到家鄉矢誓獻身醫學，以為事業。歷數十年，潛心鑽研經籍，行醫治病，成為中國醫學史上屈指可數的名家之一。

他曾經兀兀窮年，研讀醫學經典《黃帝內經》，花費三十寒暑，著成《類經》三十二卷。晚年，將其醫理心得結合臨證經驗，撰輯成《景岳全書》，計六十四卷。

在醫學理論上，張景岳有自己獨到的見解。他以明陰陽、辨六變為分析生理病理變化的綱要，又有感於醫家拘受金元四大家以來的成法，不滿於朱丹溪「陽常有餘，陰常不足」的學說，提出自己的「陽非有餘，真陰不足」的理論。

他認為：「陽惟畏其衰，陰惟畏其盛。非陰能自盛也，陽衰則陰盛矣。」因此在臨床實踐中，十分重視補「陽元」而益「真陰」，被尊為溫補派的一代宗師。

雖然被尊為溫補派的一代宗師，但是張景岳對該補該攻不一致，而是辨證施之。有一次，一位年近七旬的老婦人大便半月不通，許多醫家認為是燥結為火所致，應該用清涼之劑。

張景岳對這位老婦人進行仔細檢查和詢問，發現她足冷至股，加以年事已高和當時脈象，如果再用清火方法治療，必定會毀敗她的元氣。經過仔細辨證以後，張景岳決定施以溫補之法。數劑之後大便即通，腹脹退去，眾人無不嘆服。

有一位壯年男子，素好飲酒，正值夏季，醉酒以後露天而臥，酒醒以後二便皆閉。張景岳先以大承氣湯用大黃五、七錢，結果如石投水，閉結愈甚。後來，他仍然以大承氣湯加生大黃二兩，芒硝三錢，並且加牙皂二錢煎服。黃昏時分進藥，四鼓時分，大便始通而小便也漸暢利。

同是便秘患者，前者用溫補，後者用涼攻，都獲得理想的效果。其中的關鍵即在辨證：前者陰結，溫潤乃得安；後者陽結，峻攻乃獲癒。

【中醫的精髓：辨證論治】

辨證論治是中醫治療學的重要組成部分，同時是中醫學區別現代醫學和其他傳統科學的一大特色。辨證，就是將四診（望、聞、問、切）收集的資料、症狀、體徵，透過分析、綜合、辨清疾病的原因、性質、部位，以及邪正之間的關係，概括和判斷為某種性質的證。論治，又稱為施治，則是根據辨證的結果，確定相應的治療方法。

辨證是決定治療的前提和依據，論治是治療疾病的手段和方法。透過辨證論治的效果，可以檢驗辨證論治的正確與否。辨證論治的過程，就是認識疾病和解決疾病的過程。辨證和論治，是診治疾病過程中相互聯繫不可分割的兩個方面，是理論和實踐結合的表現，是理法方藥在臨床上的具體運用，是指導中醫臨床工作的基本原則。

敏而好學的葉天士

清朝康熙年間，江蘇吳縣有一位名醫葉天士。葉天士，名桂，號香巖，祖籍安徽歙縣。葉家世代業醫，祖父葉時甚通醫理；父親葉朝採，益精其術。

葉天士自幼耳濡目染，也有志於此道，少時即受家學。不幸的是，在他十四歲那年，父親不幸去世。此時，他的醫理已經有基礎，並且繼續跟從父親的門人朱某學醫。

葉天士神悟絕人，聞言即解。學有所成以後，他沒有志得意滿，聽說某人善治某病，總是即刻前往，執弟子之禮虛心求教。十八歲的時候，他已經拜過十七位老師，廣學醫術。

相傳，山東有一位姓劉的名醫，擅長針術，葉天士很想去學習，但是無人介紹。有一天，正好有一位姓趙的人，是那位名醫的外甥，因為舅舅無法治好他的病，特來找葉天士醫治。

葉天士專心為他診治，給他服下幾帖藥就好了，趙某很感激。於是，葉天士趁機請他介紹自己去拜姓劉的名醫做老師，他爽快地答應葉天士的要求。於是，葉天士改名換姓去當學生，他在姓劉的名醫那裡，每逢臨症處方，都是虛心謹慎地學習。

蘇州還有「葉天士也要背三年藥箱」的故事。據說，有一位上京應考的舉人路過蘇州，特去葉天士那裡求醫。舉人說：「我無其他不適，只是每天都感覺口渴，時日已久。」

葉天士聽後，勸那位舉人不要赴考，認為他罹患消渴病，內熱太重，不出百日，必不可救。舉人雖然心裡疑懼，但是應試心切，仍然啟程北上。

舉人走到鎮江，聽說有一個老僧能治病，立刻趕去求治。老僧的診斷和葉天士的診斷一模一樣，但是老僧對這位舉人說：「既有其病，必有治方。此時，梨已經上市，從今天起，你每天以梨為生，口渴吃梨，餓也吃梨，堅持吃一百天，自然會好。」

舉人依照囑咐每天吃梨，一路平安無事。他衣錦還鄉之時，在蘇州又遇見葉天士，就把經過一五一十地告訴葉天士。於是，葉天士打扮成窮人模樣，到廟裡拜老僧為師。

由於聰穎過人，好學不倦，葉天士集眾家所長，醫名著於朝野。他治病絕無成法，總是可以出奇制勝。有一年夏天，南京官僚呂維其的獨生子罹患怪病，他身上的皮膚碰不得，否則會痛得哇哇直叫，諸醫診治不效，特邀葉天士來診治。

葉天士仔細診視病人以後，問：「這種病起於何時？」

僕人回答：「四天前，少爺在後花園的荷花池旁乘涼，一覺醒來，周身難受，就罹患這個怪病。」於是，葉天士請僕人引路，到後花園去察看。

後花園的荷花池旁有幾棵柳樹，鬱鬱蔥蔥。葉天士仔細查看以後，回到書房，開出一張藥方：糯米飯團兩個。呂維其不明所以，但是只能照辦。

糯米飯團準備好以後，葉天士拿起兩個不冷不熱的飯團，走進呂維其兒子的臥室，用飯團在他的臂膀、胸前、大腿等處輕輕揩抹一遍。他沒有痛得大喊大叫，反而覺得非常舒服，揩完以後精神大振，哪裡像患病之人。

當天，呂維其為了答謝葉天士，設下宴席，並且邀請名流作陪。數天之後，葉天士回到蘇州，他在南京治病的奇聞也傳開了，眾人想要打聽明白。

葉天士淡淡一笑，然後說：「呂維其兒子的病，是樹上的刺毛所致。他貪涼睡在樹蔭下，僅穿一條短褲，柳樹上刺毛落在身上，眼睛看不見，用糯米飯團黏去即可。」

有一位貴族公子罹患眼疾，雙眼紅腫，痛不可忍，急忙派人請葉天士來診治。葉天士診察以後說：「眼疾不必顧慮，那是膏粱厚味食之太過，體內熱毒過盛所致，不治它也會好。只是七日以後，公子的足心會生癰毒，如此一來，病不可救。」

公子一聽此話，恐懼萬分。葉天士又說：「想要散去毒氣，必須安心靜息，以左手擦右足心三十六次，以右手擦左足心三十六次，每日如此七遍，七天以後再來診治。」

七日以後，再請葉天士來診治。公子說：「眼疾已癒，不知足心之毒還會不會發作？」

葉天士笑著說：「上次我說足心生癰毒是假的，那是嚇唬你的，使你斷絕其他念頭，讓你注意到足心。以手擦足，可以引火下行，眼疾可癒。」這正是：「眼病治眼，越治越重；眼病治腳，火下心靜。」

相傳，有一年夏天，某絲綢店有一位十多歲的學徒在店內賣貨。因為閒坐無事，這位學徒就將陰莖置於貨櫃門目的銅環內玩弄。不料，因為陰莖勃起充盈以後被卡住，這位學徒又羞又痛，號啕大哭，因此引來許多圍觀者，把店門堵得水洩不通。

但是對這種少見之事，大家一時無法可施。正好葉天士出診歸來，看見眾人圍在店內，於是上前觀看。他看到少年這種情況以後，悄悄取來一盆冰冷的井水，潛行到少年的背後，乘其不備，將水從頭傾倒而下。少年被突如其來的冷水一激，陰莖驚縮而脫。

由於葉天士名滿天下，傳聞附會自然多有，有些往往涉於荒誕。據說，他以落葉為藥，幫助孕婦生兒，因為落葉知秋，秋是收穫之季，落是落降之意，此即「醫者意也」。

葉天士對治病有深刻的見解，抱持嚴謹的態度。他說：「劑之寒溫視乎病，前人或偏寒涼，或偏溫養，習者茫無定識，假兼備以幸中，借和平以藏拙，朝用一方，晚易一劑，詎有當哉？病有見證，有變證，必胸有成竹，乃可施之以方。」

有一次，一位當過太醫的人，為一位飲食不當又傷風寒的患者治病，診脈開方以後，對患者身邊的人說，自己雖然開出藥方，但只是盡人事，藥的效用可想而知。

後來，這位患者經人介紹，找到葉天士。葉天士診脈以後，簡單地開出幾味藥。患者服藥以後，瀉吐漸止，精神轉佳。葉天士再處一方，服下幾劑，大病竟然痊癒。

有一位富商的公子，忽然得病，不說話也不進食，總是閉目而臥，請來許多名醫為其診治，但是未見成效。富商十分恐懼，特請葉天士來診治。

葉天士進入病人的房間，來至床前，隨即退出，然後說自己不必切脈，已經知道病情，隨即讓人將病人移居另一室，取來小便一大桶，置於病人頭側。

然後，讓人用瓢舀取小便，從高處倒入另一個空桶中。空桶滿了以後，重複再倒入原桶，如此折騰數次，病人開始呻吟，並且索取飲食，就這樣不藥而癒。

後來，有人詢問原因，葉天士說：「我進入病人的房間，聞到異香撲鼻，等我走到床邊，香氣更為馥烈，知道他是因為香竄之氣過甚而病，所以用小便之氣以收之。」

另有一位女子，新婚以後忽然暈厥，家人請葉天士為其診治。葉天士進入新房，診視病人以後說：「此病為香麝閉氣所致，可以用穢氣解之。」令人將女子抬至院中，取大糞數桶，圍繞其頭部放置，並且同時攪拌，頓時穢氣蒸騰，不久這位女子即甦醒。

遇到自己治不好的病，葉天士樂於傾聽同道的意見，虛心吸取其診病立方的長處。當時，葉天士與薛雪都是江蘇吳縣的名醫。二人既是同鄉，又是好友，兩家住得也很近，經常在一起切磋醫術。由於瘟疫在蘇州流行，因此官府在此設立醫局，名醫輪流參加義診。

有一天，醫局裡來了一個更夫，全身浮腫。由於薛雪先到醫局，於是給這個更夫診脈，然後揮手讓他出去，對他說：「你的病很嚴重，已經無法醫治，回去吧！」

更夫走出醫局的大門，正好遇到葉天士來醫局，於是求救於葉天士。葉天士經過細緻診察以後，對他說：「不用害怕，吃下這兩劑藥，病就會好了。」

更夫將兩劑藥服完以後，病果然好了。薛雪目睹這一切，認為葉天士有意給他難堪，心中又惱又恨，回家以後，把自己的書房改名為「掃葉莊」。葉天士聽說此事以後也非常生氣，把自己的書房改名為「踏雪齋」，從此兩人不再往來。

後來，葉天士的母親患病，葉天士小心翼翼地開出處方，但是不見好轉。薛雪知道此事以後，笑著說：「這種病如果在其他病人身上，葉天士早就用白虎湯，但是在自己的母親身上就沒有辦法。白虎湯藥性雖重，此病卻是非用不可。」

這些話傳到葉天士耳裡，他很佩服薛雪的見解，自己確實想要用白虎湯，但是擔心母親年老無法承受。聽了薛雪的話以後，就給母親用白虎湯，病果然好了。這件事情教育葉天士，覺得醫生應該心胸寬闊，互相學習，於是主動去薛雪家登門拜訪，兩人重歸於好。

徐大椿也是蘇州名醫，與葉天士有「瑜亮」之比，但是二人從未見過。有一次，葉天士對其門人說：「吳江來了一位秀才徐某，在外治病，頗有心思，但是藥味太雜，此乃無師傳授之故。」後來，葉天士得到宋版《外台秘要》，仔細品讀以後，又對其門人說：「我之前說徐生立方無本，誰知俱出《外台秘要》，可知學問無窮，不可輕量也。」顯示葉天士的胸襟。

葉天士最擅長治療時疫和痧痘等症，在溫病學上的成就很大，是溫病學的奠基人之一。他首先提出「溫邪上受，首先犯肺，逆傳心包」的論點，概括溫病的發展和傳變的途徑，成為認識外感溫病的總綱；根據溫病病變的發展，分為衛、氣、營、血四個階段，作為辨證施治的綱領；在診斷上，發展察舌、驗齒、辨斑疹、辨白疹等方法。清代名醫章楠高度評價《溫熱論》，認為它不僅是後學指南，而且彌補仲景書之殘缺。

有一年夏天，葉天士的外孫剛滿一歲，罹患痘疹，但是閉而不出，病情十分危重。葉天士的女兒將其抱回娘家請父親救治，葉天士診視以後，認為病情已經難以挽救。

女兒聽後，大哭大鬧，以頭撞父，並且說：「父親經常說，痘無死證。自己的外孫罹患痘疹，怎麼救不活？如果你的外孫活不了，你的女兒也不想活了。」

葉天士不得已，只能苦思救治之法，思索良久以後，吩咐將外孫裸體置於一間空屋中，不准任何人進去，並且鎖上門，自己帶著鑰匙就去打牌。女兒欲進屋觀看，沒有鑰匙進不去，派人去找父親，他玩得正酣，不肯回去，氣得女兒在家裡哭得死去活來。

半夜時分，葉天士終於回家，然後去看自己的外孫，見其痘疹已出，粒粒如珠，甚是佳象。原來，空屋中蚊子很多，借其叮人皮膚促使痘發，再經過一段時間的調理就會痊癒。

葉天士一生對醫藥很嚴謹，在他看來，醫生這個行業，不是隨便可以做的，必須有先天的悟性和後天的刻苦，才可以具此活人之術以濟於世。

有一年初秋，葉天士乘船出診，此船剛抹桐油，光亮如新。忽聞岸上有人大聲吆喝，聲稱桐油新抹，不能接近菱秧，命令船隻改道以避之。

葉天士自思：「桐油為湧吐頑痰之品，不想其與菱相剋也。」他日，一位婦女抱小兒就診，其病為傷食，已經更換數位醫生無效。葉天士也診為食積，但是似乎與尋常食積不同。

葉天士經過詳細詢問，方知小兒為食菱角過多所致，猛然憶起上次乘舟之事，遂於消食藥中加入桐油一味，其病頓癒。葉天士就是從一次偶然的實踐中，悟出治病之法。

《黃帝內經》云：「候之所始，道之所生。」即由各種氣候、物候、病候等外在現象，去推理和歸納得出各種規律和道理，也就是「格物致知」，許多中醫道理就是這樣得來的。

葉天士臨死的時候，諄諄告誡他的孩子：「醫可為而不可為。必天資敏悟，讀萬卷書，而後可借術以濟世。不然，鮮有不殺人者，是以藥餌為刀刃也。」

葉天士的醫學理論和治學態度，以及敏而好學而更名換姓求師學藝的精神，永遠值得後人學習，這是他給後人留下的一筆不可計量的財富。

【什麼是消渴病？】

消渴以多尿、多飲（飲水量及次數明顯增多）、多食、形體消瘦，或是尿有甜味為主要臨床表現的病證。消渴之名，首見於《素問・奇病論》。根據病機及症狀不同，《黃帝內經》還有消癉、肺消、膈消、消中等名稱的記載，並且認為五臟虛弱、過食肥甘、情志失調是引起消渴的原因，內熱是其主要病機。

消渴病的三多症狀，往往同時存在，但是根據其表現程度上的輕重不同，有上、中、下三消之分，以及肺燥、胃熱、腎虛之別。通常把以肺燥為主，多飲症狀比較明顯者，稱為上消；以胃熱為主，多食症狀比較明顯者，稱為中消；以腎虛為主，多尿症狀比較明顯者，稱為下消。

消渴病是以陰虛為本，燥熱為標，清熱潤燥和養陰生津為本病的治療大法。《醫學心悟・三消》記載：「治上消者，宜潤其肺，兼清其胃……治中消者，宜清其胃，兼滋其腎……治下消者，宜滋其腎，兼補其肺。」可謂深得治療消渴之要旨。

本病除了藥物治療以外，注意生活調攝具有十分重要的意義。正如《儒門事親・三消之說當從火斷》記載：「不減滋味，不戒嗜欲，不節喜怒，病已而復作。能從此三者，消渴亦不足憂矣。」其中，尤其是節制飲食具有基礎治療的重要作用。在保證機體合理需要的情況下，應該限制糧食和油脂的攝入，忌食糖類，飲食以適量米、麥、雜糧，配以蔬菜、豆類、瘦肉、雞蛋，定時定量進餐。戒菸酒、濃茶、咖啡，保持情志平和。

治溫有功的吳瑭

吳瑭，字鞠通，又字配珩，淮陰區大興莊人，清代卓越的醫學家。他從小就非常聰明，三歲能背百首詩，十四歲取得鄉試秀才第一名。他很有志向，發憤讀書，十五歲離家到淮安城裡求學，決心要考取功名，在淮安學堂裡成績很優秀。

然而，一件意想不到的事情，使他改變初衷。西元一七七七年，父親吳守讓患病。為此，他只好離開學堂，回家帶父親去求醫，但是因為無良醫醫治而亡。

父親的病逝，對吳瑭來說，是一個沉重的打擊。在守靈的日子裡，他一直苦思冥想，「父病不知醫，尚復何顏立天地間」，於是下定決心要在醫藥道路上尋得真經。

二十四歲的時候，他移居於邑之西壩鎮三盛碼頭，毗鄰於「問心堂」藥店，與店主相處甚密，故有被邀在此藥店坐堂之說。他經常到河下拜訪一些知名醫家，以求深問。他寫下《問心堂溫病手札》，但是無法滿足他對醫經真諦的追求。他總是覺得自己學得太少，因此產生到遠方求學之意。

西元一七八三年，吳瑭得到一個難逢的機會。乾隆皇帝下詔檢校《四庫全書》，經由鄉人介紹，赴京參加檢校。白天和同事們一起檢校《四庫全書》，晚上夜深人靜的時候，悄悄地跑到藏書閣翻閱醫典。《四庫全書》檢校以後，吳瑭開始自己的遊醫生涯。

吳瑭給人看病，診斷準確，用藥神奇，治癒許多疑難雜症，一時之間名揚天下，找他看病的人絡繹不絕，就連宮裡也經常找他去看病。

嘉慶年間的一次瘟疫流行，吳瑭拯救無數的病者，被人們讚頌不已。道光十一年，吳瑭七十四歲，闊別故鄉近五十年，難免思念家中的妻兒老小，不覺流下淚來。

後來，他與在京好友汪廷珍商量，欲告老還鄉。汪廷珍瞭解吳瑭的性格和為人，託請戶部張某為其開脫，道光皇帝准允還鄉，並且念其治瘟有功，賜以二萬兩銀子作為歸鄉盤纏。

吳瑭離開京城，道光十一年秋天，回到闊別已久的老家淮陰。吳瑭歸鄉之後，並未居功自傲，而是繼續慈善於民。他在西壩楊家碼頭旁邊復建「問心堂」，繼續為民醫病，還為當地百姓在小張河上建造一座三孔橋。

道光十六年，吳瑭因為勞累過度，不幸逝世，享年七十九歲。

【中醫溫熱病的三焦辨證】

三焦辨證適用於溫熱病體系，診斷明確，便於施治。三焦的正常傳變方式，是由上而下的「順傳」途徑，「溫病由口鼻而入，鼻氣通於肺，口氣通於胃，肺病逆傳則為心包，上焦病不治，則傳中焦，胃與脾也；中焦病不治，則傳下焦，肝與腎也。始上焦，終下焦」。

上焦病證主要包括風熱襲表證、熱邪壅肺證、邪陷心包等證，涵蓋心包、肺兩臟病變。邪在上焦，應該選用輕清宣散或芳香清化之品，其藥性輕薄，如同鳥之羽毛，能輕揚浮散而祛邪於外，寓「輕以去實」之意，此即「治上焦如羽，非輕不舉」。但是不可拘泥於此，上焦病變屬邪熱壅肺者，可用麻杏石甘湯；屬痰熱結胸者，可用小陷胸加枳實湯。

中焦病證主要包括胃經熱熾證、腸道熱結證、濕熱困脾等證。因為中焦是升降出入的樞紐，因此用藥既不可太輕，也不能過於重濁，應該平衡而均匀，即「治中焦如衡，非平不安」。

下焦病證主要包括熱耗腎陰證、陰虛動風等證。邪在下焦，病位偏低，用藥應該選用質重味厚的藥物，才容易抵達病所，即「治下焦如權，非重不沉」。

二進宮的徐大椿

徐大椿是清代乾隆年間的名醫，字靈胎，晚號「洄溪老人」，江蘇吳縣人，少時習儒，為諸生，二十歲從學於名醫周意庭，精研岐黃古術。徐大椿博學多才，兼通數科。《清史稿》記載，他對星經、地志、九宮、音律、技擊，「靡不通究，尤邃於醫」。

乾隆二十四年，雍正進士和文華殿大學士蔣溥罹患重病，太醫們屢換方藥，症情仍然不減，病勢日漸危篤。乾隆皇帝下詔，遍徵海內名醫，命令各地官吏擢舉本地名醫入京。秦蕙田首薦江蘇名醫徐大椿，乾隆皇帝下詔令徐大椿入京，讓他限日內癒疾。

徐大椿診察蔣溥的病情以後，奏知皇帝：「蔣溥已經病入膏肓，不可救藥。」乾隆皇帝久聞徐大椿的才學醫名，見其誠樸，命其入太醫院為供奉，贈儒林郎。徐大椿無意於御醫生活，不久即借病乞歸，回到家鄉，隱居於洄溪，一邊行醫，一邊刻苦著述。

乾隆四十五年，皇帝寵信的太監患疾，皇帝再召徐大椿入京。此時，徐大椿已經七十九歲，體弱多病，不堪長途跋涉和舟車顛簸之苦。

但是皇帝已經下詔，不能抗旨不遵。徐大椿只好讓兒子帶著棺材，隨他一起啟程。入京以後，徐大椿給太監診脈處方以後就臥床不起，第三天怏怏而逝。

徐大椿的醫學思想傾向於尊經崇古，「言必本於聖經，治必遵乎古法」。松江王孝賢夫人有出血之證，時發時止，發則微嗽。此次感冒變成痰喘，不能平躺入睡，日夜伏几而坐，將近不能支持。先請常州名醫法丹書診治，無效而請徐大椿診治。

徐大椿診視以後說：「此小青龍證也。」

法丹書說：「我也認為是小青龍證，但是患者體弱而有血證，怎麼可以用麻桂等藥？」

徐大椿說：「急則治標，如果更喘數日則難救治。先治其新病，癒後再治其本病。」

法丹書說：「就如你所說，但是病家不知道。治本病而死，死而無怨。如果用麻桂而死，則不咎病本無治，而恨麻桂殺人。我不能承擔這個責任，你如果不考慮這些，我也管不著，你獨自承擔即可。」

徐大椿說：「服之有害，我獨自承擔，只求先生不要阻攔。」於是用小青龍湯，服後氣平就枕，終夜得安，再經過調理而痊癒。

事後，徐大椿嘆曰：「法翁頗有學識，並非時俗之醫，然能知而不能行者。蓋欲涉世行道，萬一不中則謗聲隨之。余則不欲以此求名，故毅然用之也。」

淮安有一個富商楊秀倫，因為患病而不能進食，前醫因其年高而且是富貴之人，屢屢給予補藥，不僅未見成效，反至聞到飯味則嘔，不吃不睡已經一個月，每天以人參湯延命。

病家慕名延請徐大椿來診治，徐大椿診視病人以後說：「此病可治，但是我所立之方你們必定不肯用，不用則必死。如果順從你們的意思立方亦必死，所以不如不出方。」

眾人問：「按照你的意思，應該用什麼藥？」

徐大椿說：「非生大黃不可！」

眾人一聽，果然大驚，其中一人說：「請你先出方，然後再議。」

徐大椿千里而至，應該顧及其情面，等到他走後不用其藥即可。但是徐大椿已經察覺其意，將藥煎好以後，親自送到病人面前，強迫他服下。病人只服一半藥汁，旁人都惶恐無措。

豈料，病人服藥以後當夜即能入睡，但是尚未排便。次日又服一劑，瀉下少許宿糞，身體覺得舒坦許多。第三日凌晨，徐大椿尚未起床，已經聽到有人在灑掃庭院。

徐大椿詢問以後方知，原來是病人久臥思起，想要親自向徐大椿道謝，出門看見院中果殼遍地，就拿掃帚掃地。其後，他來到徐大椿臥室，與之暢談許久。

吃早餐的時候，病人已思進食，不再聞到飯味而嘔，從此飲食漸進，逐漸康復。眾人都感到驚奇，徐大椿說：「傷食者必然厭惡食物，此理人所共知。瀉去宿食自然進食，老少病人同法。當今醫家以為老年人停食不可攻瀉，只會補氣待其自消，不知道耽誤多少人啊！」

有一位毛姓老翁，已經八十高齡，有痰喘的毛病，這次因為勞累而引發，俯於几案上，不能平臥，全家為之驚惶，於是請徐大椿為其診治。

徐大椿診視以後說：「這是上實下虛之證，用清肺消痰飲送下人參小塊一錢，二劑可癒。」

老翁說：「你的學問之深，固不必言，但是人參切塊之法，恐怕是故弄玄虛吧！」

第二年，老翁的病再次復發，於是依照前方服用，但這次是將人參煎服。服藥以後，病情未見好轉，反而喘逆愈甚。復請徐大椿再診，並且告以用去年之方而病加重。

徐大椿說：「你們是不是將人參和入藥中煎服？」

老翁的家人回答：「是的。」

徐大椿說：「下虛固當補，但是痰火在上，補之痰火必盛。唯作塊則參性未發，而清肺之藥已得力，過腹中而參性始發，病自癒。」徐大椿仍然以人參作塊，亦二劑而癒。

上實下虛，如果單治其上實，必礙腎之下虛；如果專補下虛，又會導致上焦痰火愈實。徐大椿以清肺消痰之劑，送下人參小塊，使消補兩種藥力先後而發，各得其所。

對此，清代名醫趙晴初曾經做出評價：「清肺消痰飲加人參是方，人參切塊吞下是法。」藥雖同行，而功則各奏，這就是名醫的章法。

徐大椿不僅醫術高明，而且有高尚的醫德。有一次，其友毛介堂罹患暑病，大汗不止，脈微肢冷，面赤氣短，許多醫者都作熱證論治。此時，徐大椿說：「此證即刻亡陽矣，應該急進參附湯以回其陽。」

徐大椿看見患者的家人面有難色，於是說：「我們多年交情，不忍坐視不救，死則甘願償命。」患者的家人勉強同意用藥，一劑汗止，身溫得寢，幾日即已痊癒。

徐大椿說：「此證乃熱病所變，因熱甚，汗出而陽亡。苟非脈微足冷，汗出舌潤，則仍是熱證，誤用即死。死者甚多，傷心慘目，此等方非有實見不可試也。」他在病情疑似而病家猶疑之際，力主自己觀點，「死則甘願償命」，顯示其英雄肝膽。

烏鎮莫秀東罹患怪病，脊背疼痛，牽引胸脅，傍晚開始發作，疼痛異常，整夜不斷呻吟，白天飲食如常。找過許多醫生診治，但是均未見效，遷延五年，後來去徐大椿醫齋求治。

徐大椿仔細診視病人以後，認為其病為瘀血阻絡。由於病久失治，短時難以奏效，於是將病人留在家中，湯丸並進，輔以針灸和按摩等法，多方施治。

經過徐大椿一個多月的精心治療，病情終於痊癒，病家萬般感謝。

徐大椿說：「其實，我應該感謝你們。許多病人往往要求速效，希望一劑藥就可以退病，如果三劑藥不效，就會更醫換藥。但是你們始終相信我，因此我應該感謝你們。」

袁枚在《徐靈胎先生傳》中，記載兩則徐大椿治病不藥而癒的醫案：

一個拳師與人比武角力，胸部受傷，氣絕口閉，急抬至徐大椿處診治。徐大椿讓拳師俯臥，奮力擊打其臀尻三下，拳師吐血數升而痊癒。

一個村婦生兒無皮，見者皆謂不可活，將棄之。徐大椿以糯米粉調和成糊，在嬰兒身上塗抹，然後用絹布裹上，埋於土中，只露出頭部，飲以母乳兩晝夜，嬰兒皮生而活。

揚州有一位姓張的鹽商，四十餘歲，摒去妻妾獨宿養生，並且每日服用人參，漸致頭暈目眩，延請多位名醫治療，均不奏效。無奈之下，以重金聘請徐大椿為其診治。

徐大椿來到張家，張家已經擺下酒宴，等他診視病人以後即可入席。徐大椿按脈以後，笑著說：「這種病不需要服藥，我有一個秘方，可以立即見效。」

徐大椿對這位鹽商說：「你並無他病，只是陽氣比較亢盛，如果與婦人交合，讓精氣輸洩，立即可癒。」說罷，徑去飲酒。酒至半酣，只見鹽商從房中大笑而出，眩暈之症不藥而癒。

【中醫治病，因勢利導】

「其高者，因而越之」，語出《素問·陰陽應象大論》，是「因勢利導」治療原則指導下的具體治療方法，也就是催吐法。「高」是指病邪所在部位靠上，「越」是指排出，即根據邪氣所在位置，因其勢而利導，使之盡快排出，不要損傷人體正氣。

「痰迷心竅」是一種症候，中醫稱為癲狂，西醫是指精神分裂症，這些病人精神不正常，或哭笑無常，或登高而歌，或沉默不語……他們的病邪表現為不同部位，如舌苔黃膩，並且伴有噁心欲吐症狀，病邪一般在上，可以使用催吐法，待痰涎吐出，疾病自會舒緩。

「其下者，引而竭之」，語出《素問・陰陽應象大論》，也是「因勢利導」治療原則指導下的具體治療方法。所謂下，是病邪所在部位靠下；所謂引，是治療方法的性質，將病邪從下部引導而出，如瀉大便、利小便；所謂竭，即是枯竭和竭盡的意思，即將病邪全部排出。邪氣在人體的下部，只有因其在下之勢，從大小便排出，才是最簡捷、收效最快、最少損傷正氣的方法。

還俗成名醫

喻昌，字嘉言，明末清初傷寒學醫家，生於江西新建，卒於江蘇常熟，因為新建古稱西昌，所以晚號西昌老人，與張璐和吳謙被譽為「清初三大名醫」。

喻昌自幼天資聰穎，生性灑脫，喜好遊歷，成年以後習儒，攻舉子業。崇禎年間，以副榜貢生入京就讀，後來因為不得志而歸故里，旋即削髮遁入空門。出家期間，他苦讀醫書，不久又還俗業醫，往來於南昌和靖安一帶，足跡遍歷贛、浙、蘇、皖。

西元一六四四年，應錢謙益之邀，結廬定居於江蘇常熟城北虞山腳下，直至去世。順治年間，朝廷曾經下詔徵聘，奈何其已經絕意於仕途，力辭不就。

他所到之處，皆以善醫聞名，治病不分貧富，審證用藥反覆推論，德高而術精，深為同道所敬。有一個人叫做黃長仁，同房以後發病，十餘日渾身顫慄，手足如冰。病家延請喻昌來診治，在此之前，已經請一位醫生來診治。此醫認為房勞之後，復又傷寒，乃係寒中之寒，須用大劑薑和附熱藥回陽救逆。

藥煎成待服之時，正好喻昌趕到。經過仔細診視之後，喻昌認為並非寒證，實為熱證，應該速用承氣湯攻下。二者之見迴異，前醫不服，與之爭執。

病家也認為是陰寒之證，意欲服用前醫之藥。喻昌說：「人已垂危，事關重大，出生入死，全在一藥之間。若有風險，當立字據為憑。」

前醫心中十分不悅地說：「吾治傷寒三十餘年，沒有出過差錯，更沒有立過字據，真是杞人憂天。」

喻昌笑著說：「我並非要與你爭辯，只是病情危篤，人命關天，怎麼可以看病人服藥而死？我願意承擔責任，讓我用藥，願意立據為憑。」

病家看見喻昌心誠如此，於是請他開方。喻昌用硝黃等藥攻下，患者服用以後，神志逐漸恢復，周身漸熱，直至壯熱，再用解表清裡之劑服之，不久即痊癒。

有一次，錢謙益去親友家做客，宴後坐轎回家。路過迎恩橋的時候，轎夫不慎失足跌倒，使錢謙益摔跌受驚，因而罹患一種怪病，站著的時候眼往上看，頭往下低，躺著的時候如常人。

罹患怪病以後，多次求醫診治均不見效，於是延請喻昌來診治。不料，喻昌已經去外地治病未歸，病家急忙派人前去延請，過了幾天，喻昌終於回來。

經過仔細診視並且問明起病原因以後，喻昌說：「這種病好治，不要害怕。」並且對管家說：「叫幾個體壯善跑的轎夫來這裡。」

管家立即喊來幾個人，喻昌一邊吩咐預備酒飯，一邊對轎夫說：「你們盡量吃飽喝足，而且還可以盡情地玩耍取樂。」隨後，讓兩個轎夫攙扶錢謙益快跑，從東跑到西，從南跑到北，轎夫跑累了，換人接替繼續跑。這樣不停地跑，錢謙益感覺上下顛簸得很厲害，喻昌全然不顧，更督促快跑。又跑了一陣子，才讓轎夫停下來，錢謙益的病已經痊癒。

其他醫生在一旁觀看，不知道是怎麼回事。後來，喻昌解釋：「此病是因為跌倒受驚所致，不是藥物所能治療。今天攙扶患者快跑，就是為疏通患者全身氣血經絡，使肝氣（目為肝所主）得以舒暢，所以眼睛的病自然就好了。」

在學術領域中，他提出秋氣應燥，而非《黃帝內經》的「秋傷於濕」，並且自擬「清燥救肺湯」以療燥證。這個見解為後世所贊同，其方至今仍然常用。

他提出一些獨特的診療方法，例如：「逆流挽舟法」治療痢疾，至今仍然有影響。他建議臨證的時候要「先議病，後用藥」，並且制定詳細的「議病式」，至今仍然是中醫常用的病歷標準格式。

晚年，他不滿足於自已顯赫的臨證醫名，他說：「吾執方以療人，功在一時；吾著書以教人，功在萬里。」因此著書立說，廣收門徒，先後撰寫和刊出《寓意草》、《尚論篇》、《醫門法律》三種醫書，集中表現其學術思想，並且確立其醫學史上的地位。

此外，他撰有《尚論後篇》和《喻選古文試驗》。在《傷寒論》研究史上，他被認為是錯簡重訂派的代表人物。他提倡傷寒太陽三綱說，此說雖然影響不大，但是開創《傷寒論》研究的爭鳴局面，對明清溫病學派的形成，也有一定的影響。

喻昌善奕，根據《常熟縣志》記載，西元一六六四年，八十歲高齡的喻昌與圍棋國手李兆遠對弈，時達三晝夜，局終收子時，溘然逝世。

【中醫理論中，「肝」的功能】

肝藏血，「人動則血運於諸經，人靜則血歸於肝臟」。

肝主疏泄，內臟機能活動的正常與否，與肝氣能否通調暢達有密切關係。肝氣疏泄，氣的運行舒暢和臟腑的功能亦多正常；反之，可能因為肝氣不調而導致臟腑病變。

肝主疏泄的生理活動，與人們的精神意識活動有密切關係。七情（喜、怒、悲、憂、思、恐、驚）的變化，可以影響肝的疏泄功能。情緒飽滿和心情舒暢的時候，肝的功能可以得到充分發揮；精神不振和心情抑鬱的時候，肝的功能可能會受到影響。

肝的疏泄功能，對人們的精神情態活動也會產生一定的調節作用。肝氣疏泄功能正常的時候，心情舒暢而精神飽滿；反之，情態活動也會隨之變化。

王堉醫事

王堉，介休韓屯人。道光年間，因為母親生病而開始學醫，後來經常給人看病，醫德高尚。當時婦女生產，因為血崩無藥可治，多有喪生者。王堉目睹此事，心急如焚，至山西綿山採藥，曾經嘗藥中毒。迷幻中，白衣觀音送丹藥為其解毒，並且將拂塵一揮，化草藥一棵。王堉醒來，細研此草藥性，發現有止血特效，可治產後血崩之症，取名為「血見愁」，在綿山中尋覓，多能採得。王堉感念觀音賜藥之恩，於道光十四年（西元一八三四年）在綿山修建一座觀音殿。

觀音賜藥也許不可信，但是王堉精湛的醫術確實有據可查。以下兩則醫案，就是最好的例證：

某年夏天久旱無雨，西安太守沈小梅召集文武官吏，延請僧侶道士設壇祈雨，前後忙碌，累倒在官衙。一天之後，病情加重，已經神志不清。

王堉與沈小梅是至交好友，因此沈家派來僕人告訴王堉：「沈大人病重，似乎是虛寒之症，已經用過桂附理中湯，不知道是否有效，特來詢問先生。」

王堉診病一向十分謹慎，從來不會妄加斷言。因此，他跟隨沈家僕人前往沈家。來到沈家的時候，沈小梅僅存一口微弱之氣，呼之不應，大汗如油，腹脹如鼓。

王堉為之切脈，沉思不語，良久才說：「是實熱內邪所致，前醫誤以為是虛寒，服以肉桂和附子等溫熱之藥，其實是火上澆油。幸虧氣息尚存，還有幾分救活的希望。」

王堉立即用大承氣湯、六一散、白虎湯合劑，給沈小梅服用。有一位幕僚略懂醫術，提出質疑：「南方人脾胃虛弱，不比北方人強壯，忌畏大黃和石膏等峻猛之劑，古醫典籍有記載。沈大人是南方人，處方中大黃和石膏用量如此之大，恐怕這些虎狼之藥會伐去人命。」

王堉反駁：「古醫典籍中確實有此記載，但是病勢如此，非虎狼之藥不能挽救性命。」

沈家知道王堉行事謹慎，此時又無其他良策，只能死馬當作活馬醫，依方抓藥煎服。大約過了兩個時辰，病人開始呻吟，向家人討涼水解渴。

病人連灌兩大碗涼水，大約一個時辰開始小解，尿色如血，然後腹脘鳴響，解出幾十粒黑硬的糞便，精神逐漸好轉，不久即癒。治病用藥，應該因時、因地、因人而異，只要辨證準確，不應該拘泥於某家之言，有其病用其藥，這樣才可以出奇制勝。

有一位在外教書的先生姓龐，其妻子對兒子十分溺愛，一切都隨他所願。有一次，他們四歲的愛子患病，渾身發熱，食之即吐，龐夫人連忙請醫生來診治。

經過一段時間的治療，病即將痊癒。由於小兒不喜歡吃藥，龐夫人聽之任之，以致未治療徹底，不久病情復發。此時，龐夫人聽信鄰居建議，小兒可能是痲疹發不出來，用西河柳和胡芫荽煎湯來透發，結果導致小兒大汗不止，昏昏然不省人事。

龐先生得知小兒病危，立即請王堉來診治。王堉診脈以後，詢問小兒飲食情況，龐夫人回答：「已經幾天沒有吃東西，見食就吐，嘔出一些清水。」

王堉又詢問大小便的情況，龐夫人回答：「很多天未解大便，小便像醬湯。」

小兒腹部脹氣非常明顯，輕輕一按，臉上立即呈現痛苦之狀。王堉已經知道小兒罹患停食之症，也就是平常說的重食，於是開出平胃散，另加黃連與大黃。

小兒服藥以後，大約一個時辰，先解出幾粒如羊糞般的大便，又解出一些醬色的大便，腹脹減輕，神志也轉為清醒。王堉留下保和丸加檳榔等藥，吩咐一日服三次。

一天以後，小兒似乎痊癒，叫嚷肚餓，龐夫人連忙下廚為兒子蒸饅頭。小兒狼吞虎嚥吃下幾個饅頭，到了三更時分，病又復發，胡言亂語。

第二天，再請王堉來診治。王堉診視小兒以後，責備龐夫人：「小孩懂什麼，沒想到大人也如此愚頑糊塗。如今，此積食之症比之前的積食更難醫治。」

於是，仍然用平胃散，加大劑量的萊菔子消食化積，並且再三吩咐龐夫人：「一月之內小心看護，只能用米粥來調養脾胃，千萬不能讓他亂飲亂食。」

龐夫人已經嚇怕了，這次她謹遵醫囑，小心調養，愛子的病最終獲得痊癒。

【服用中藥以後的調養與護理】

服藥以後的調養與護理，不僅直接影響藥效，而且關係到病體的康復。《傷寒論》在桂枝湯的用法中說：「啜熱稀粥一升餘，以助藥力。溫覆令一時許，遍身漐漐微似有汗者益佳，不可令如水流漓，病必不除。」十棗湯服後，「得快下利後，糜粥自養」。白散服後，「不利，進熱粥一杯；利過不止，進冷粥一杯」。

一般服解表藥，應取微汗，不可大汗，亦不能汗出不徹。服瀉下劑以後，應該注意飲食，不宜進生冷難消化的食物，以免影響脾胃的健運。

服藥以後的飲食宜忌有兩方面因素，一方面是疾病對飲食的宜忌，例如：水腫宜少食鹽，消渴病宜忌糖，下利慎油膩，寒證忌生冷。另一方面是藥物對飲食的宜忌，例如：含地黃的方藥，應該忌食蘿蔔，有茯苓的忌食茶葉，服荊芥宜忌河豚與無鱗魚。

《本草綱目》在「服藥食忌」列諸藥忌食之後，總括地說：「凡服藥，不可雜食肥豬犬肉、油膩羹鱠、腥臊陳臭諸物。凡服藥，不可多食生蒜、胡荽、生蔥、諸果、諸滑滯之物。」

其他還有汗後避風，以及慎勞役、戒房事、戒恚怒，以防「勞復」、「食復」，或是影響治療效果。

投詩求醫

金蘭升，字清桂，晚號冬青老人，常熟金家村人，清代江蘇名醫，生於一八六五年，卒於一九三八年。金蘭升熟讀詩書，詩文有奇氣，風流自賞，工書法和金石，尤其擅長繪事。二十三歲的時候，其才不為八股時文所囿，無心科舉，欲投江陰名醫柳寶詒門下學醫。

柳寶詒以年老為由而推辭，金蘭升內心悵然。一日，柳寶詒閒坐於江陰城外茶肆，金蘭升正好也在，乃侍其側，並且藉機置一詩於茶案。詩曰：

廓外閒遊眺，春風樂送迎。
得時花作態，在野草無名。
舊事空惆悵，新詩寫性情。
欲消塵俗慮，柳下獨聽鶯。

柳寶詒讀詩以後，拍案叫絕：「奇才也！」同意收為弟子。金蘭升欣喜萬分，得以上窺《黃帝內經》、《難經》、《金匱要略》之蘊奧，下採後世諸家之精華而卓然成家，名噪大江南北。

金蘭升擅治黃疸和鼓脹等雜病，並且研製「金氏鐵霜丸」和「參珠犀珀散」等溫熱黃疸效方。金蘭升宅心仁厚，而且秉性豪爽，凡是貧者就診，不收報酬，數十年如一日，全活甚眾。

金蘭升晚年，一日忽然昏暈倒地，片刻以後甦醒過來，立即起身應診，眾人皆勸其稍事休息，金蘭升說：「無妨，病者在，不可使其久待。」眾人為之感動。

【常見的中藥劑型】

方劑的劑型歷史悠久，早在《黃帝內經》中，就有湯、丸、散、膏、丹、酒等劑型，歷代醫家又有很多發展，明代《本草綱目》所載劑型，已經有四十餘種。中華人民共和國成立以來，隨著製藥工業的發展，又研製許多新的劑型，例如：片劑、沖劑、注射劑。

湯劑是將藥物加水煎煮，去渣，取汁內服，吸收快，療效速，可以根據病情變化而隨證加減，適用於病證比較重或是病情不穩定的患者。但是湯劑服用量大，某些藥的有效成分不容易煎出或是容易揮發散失，不適於大量生產，亦不便於攜帶。

散劑是將藥物按照處方配劑，研為細粉，混勻而成。散劑吸收消化雖然沒有湯劑快，但其配劑方便，藥性穩定，便於攜帶，療效持久。此外，還有外用散劑。

丸劑是將處方中各味藥物研成細粉並且混勻，用蜜、水或是麵糊、藥汁製成藥丸。丸劑吸收緩慢，但是藥效持久，而且體積小，服用、攜帶、貯存很方便，一般應用於慢性病。

膏劑分為內服膏劑和外用藥膏，內服膏劑又分為流浸膏、浸膏（乾浸膏和稠浸膏）、煎膏劑（膏滋），外用藥膏分為硬膏藥和軟膏藥。內服膏劑，體積小，含量高，便於服用，口味甜美，有滋潤補益作用，一般用於慢性虛弱病人。

酒劑一般用白酒或黃酒浸取藥材中有效成分，所得的澄明浸出液以供內服和外用。酒有活血通絡、易於發散、助長藥效的特性，適用於祛風通絡和補益劑中使用。

丹劑有內服與外用兩種，內服丹劑沒有固定劑型，有丸劑也有散劑，以藥品貴重或藥效顯著而名之曰丹。外用丹劑亦稱丹藥，是以某些礦物類藥物經過高溫燒煉製成的不同結晶形狀的製品，經常研粉塗撒，亦可製成藥條、藥線、外用膏劑。

沖劑是將藥材提取物加適量賦形劑或是部分藥物細粉製成的乾燥顆粒狀或是塊狀製劑，服用的時候以開水沖服，具有作用迅速、味道可口、體積小、服用方便等特點。

片劑是將藥物細粉或是藥材提取物與敷料混合壓製而成的片狀製劑，用量準確，體積小。味苦或是有惡臭的藥物壓片以後，可以再包糖衣，使之易於服用。

注射劑亦稱針劑，是將藥物經過提取、精製、配製等步驟而製成的滅菌溶液和無菌混懸液或是供配製成液體的無菌粉末，供皮下、肌肉、靜脈注射的劑型，具有劑量準確、藥效迅速、適於急救、不受消化系統影響的特點，對於神志昏迷而難於口服用藥的病人尤為適宜。

溫病大家王孟英

王孟英，清代「溫病四大家」之一，以善治霍亂著稱。霍亂是一種由感染霍亂弧菌而引起的腸道傳染病，西元十九世紀由於出現世界性流行而傳入中國。

王孟英所處的時代，正是霍亂在中國肆行的時期，江浙一帶霍亂多次爆發，死人無數。王孟英深受霍亂之害，他的同窗好友和女兒，都是死於霍亂。

精神的傷痛加上醫生的責任感，促使王孟英認真研究此病，終有所成。他將霍亂分為寒霍亂與熱霍亂，寒霍亂使用藿香正氣丸和理中湯等方藥，熱霍亂使用蠶矢湯。

關於蠶矢湯的創制，還有一個故事。霍亂病人會出現嚴重嘔吐，任何東西入口即吐，根本無法喝水服藥。因此，要救人首先要解決的就是如何喝水服藥的問題。

王孟英根據「以穢治穢」的原理，用動物的糞便做藥，發明「雞矢白散」，就是用雞屎煮水給患者喝。說來奇怪，正常人聽到這種藥就會作嘔，霍亂病人喝下它竟然可以止吐。

後來，他將雞屎改為蠶矢（蠶的糞便），再配合有關中藥，組成「蠶矢湯」，成為治療霍亂的藥方。至今，蠶矢仍然是中醫治療轉筋（因為體內電解質失調引起的抽搐）的重要藥物，蠶矢湯也是中醫治療霍亂的常用藥方。

王孟英不僅醫術精湛，而且醫德高尚，治病救人不遺餘力。某年夏天，有一位石某患病，經過多位名醫診治，未見絲毫成效，反而病勢日增，遷延月餘，只好請王孟英來診視。

王孟英診其脈，右寸關滑數上溢，左手弦數，症見耳聾口苦，頻吐黏沫，咽喉阻塞，便溺色赤，間有譫語，於是說：「病人暑熱在肺，一劑白虎湯可癒，何以久延至此？」

石某之父看見病人溏泄，認為是寒濕之症，王孟英以石膏為君藥，畏其大涼而不敢讓病人服用。次日複診，對王孟英說明，昨日之藥未曾服用，請求另施穩妥之法。

王孟英說：「我的方法最妥當，你認為此法不妥，是因為石膏之性寒。藥以對症為妥，此病不用此法，恐怕再無妥當之方。如果用不妥之方來迎合你，只怕令郎難以救治。」

石某之父聞言而有所感悟。豈料，病人偶然索方一看，看見首列石膏，自覺胸中有一團冷氣，服用湯水都要熱飲，怎麼可以使用石膏？堅決不願意服藥。

然而，素仰王孟英醫名，第三天仍然請王孟英來診視，並且告以原因。王孟英說明本病機理，重申切勿以為服用白虎湯不妥，應該立即服用，病人終於願意服藥。

不料，有人說自己曾經親眼目睹某親屬，石膏剛下嚥，立即命喪黃泉。石某之父聽後，再次惶惑，不敢用藥。次日，石某之父遍請當地名醫，共商用藥，也請王孟英參加。

王孟英也不謙讓，提筆立案寫下：「病既久延，藥無小效，主人方寸已亂。我三疏白虎湯而不見用……有是病則有是藥，諸君不必各抒己見，希原自用之愚……放膽服之，勿再因循。」

座中名醫顧聽泉看見案語，對石某之父說：「王孟英腸熱膽堅，值得信任，如猶不信，我們也別無良法。」其餘醫家亦皆稱是。王孟英處方，以白虎湯加西洋參、貝母、黃芩、紫菀、枇杷葉等藥，一劑下去，咽喉即爽利，三劑以後，諸症皆消。

【中醫治病，必求於本】

「本」，是指疾病的本質。「必求於本」，是強調一定要透過錯綜複雜的現象，抓住疾病的實質，找出治療的關鍵。有些疾病的症狀往往很複雜，在許多頭緒紛亂的症狀中，不僅有主次本末和輕重緩急的區別，有時候還會出現某些假象。

所以，中醫治病的時候，首先要注意識別「真熱假寒」、「真寒假熱」、「至虛有盛候」（真虛假實）、「大實有羸狀」（真實假虛）的虛假症狀。否則，就會出現寒熱不分和虛實不辨，以假當真，被表面現象迷惑，不僅無法把病治好，反而會釀成災禍。

程鍾齡出家

程鍾齡，名國彭，號恆陽子，安徽歙縣人，清代著名醫家。有一位富翁罹患足痿，需要依仗他物才可以緩慢移步，服藥無數皆未見效。他聽說程鍾齡醫術高超，於是讓人把自己抬到程鍾齡那裡去診治。

程鍾齡診脈察舌以後，沒有發現任何異常。病人之前看過許多名醫，服用補藥無數，因此程鍾齡認為此乃心病，非藥物所能治，只有施計治療。

於是，程鍾齡安頓病人在家裡住下。他預先在病人住處擺上許多古玩，還在床邊放一個高大瓷瓶，並且向病人介紹：「這是我存放古董的地方，這些都是珍品，千萬不要弄碎。」

事實上，這些古董都是贗品，但是病人不知道。病人在屋裡悶了兩天，程鍾齡不為他開方，也不來噓寒問暖，甚至迴避見他。

實在無聊，病人決定出去走走，由於身邊沒有可以依仗之物，唯有床邊瓷瓶可以扶持，於是扶持瓷瓶小心翼翼地起步。不料，程鍾齡在旁邊窺視已久，等到病人走出不遠，程鍾齡突然閃出，猛喝一聲：「你真是大膽，竟然敢偷我家的古董！」

病人一驚，手一軟，瓷瓶倒在地上，摔得粉碎。此時，病人大驚失色，垂手痴立在那裡。程鍾齡看見他沒有扶東西卻可以站立，知道已經初見成效，於是說：「不要害怕，請你跟我來。」

病人還沒有回神，不知不覺跟著程鍾齡，舉步平穩，行走如常，一直走到書房。此時，程鍾齡對他說：「你看，你已經可以走了。」病人發現自己沒有扶持東西可以走這麼遠，病就這樣一嚇而癒。

程鍾齡著有《醫學心悟》，書序中自稱「天都鍾齡道人著」。程鍾齡本來業醫，為何出家為道？根據《松谷筆記》記載，程鍾齡出家與一場官司有關。

當時，程鍾齡家的祖墳與某個土豪家的祖墳相鄰，土豪家墳上的古柏穿入程家祖墳。程家與土豪相商，欲剪伐其伸出的柏枝，土豪不允，程家欲自行伐之。

土豪大怒，率領眾多家奴阻止，本地鄉民素恨土豪，幫助程家相爭。打鬥之間，出了人命，土豪家的家奴被鄉民毆打致死。

為了避免累及鄉民，程鍾齡投案自首，被官府押入大牢，判處死罪，等到秋後處決。適逢巡撫的母親染病，迭治不癒。程鍾齡聞及此事，花錢買通獄吏，讓他出牢並且換上衣服，改姓更名，為太夫人治病，診後仍然回到牢中。

醫治十多天以後，太夫人的病竟然痊癒，巡撫以五百兩白銀為酬勞。程鍾齡拜謝：「太夫人的病雖然已經痊癒，但是病根猶存，恐怕日後生變，應該立即擬方調理。」

於是，巡撫再招程鍾齡往診，程鍾齡拜見太夫人泣訴：「老夫人救我，我就是程鍾齡。」據實告以入獄事由。

巡撫的母親十分感動，對巡撫說：「程鍾齡可以救我，你為何不能救他以回報？」並且讓巡撫與程鍾齡結為兄弟。

巡撫說：「此案已經判定如山，斷無改判之理……為保全性命，只好讓你委屈，遁入空門躲避。」

於是，程鍾齡躲入天都（今安徽歙縣）普陀禪院出家修行，自稱「鍾齡道人」。

其間，參悟外科旨要，編成《外科十法》一書，以補《醫學心悟》之不足。他將行醫所獲之錢，用於配製丸散膏丹，任人取用。

飽受磨難的御醫

劉裕鐸是一位回族醫生，在雍正和乾隆時期，在宮中擔任御醫，時間長達二十多年。但是在此期間，他也是飽受磨難，最終還是修成正果，算是不幸中的萬幸。

雍正時期，他擔任吏目和御醫，診治程度很高，療效顯著，深得雍正皇帝的賞識。雍正皇帝曾經在他上奏的醫案奏摺上批覆：「劉裕鐸是京師第一好醫官。」

雍正四年，河道總督齊蘇勒患病，日覺精力漸衰，雍正皇帝派劉裕鐸前去診治，經過他用藥調治，齊蘇勒很快就痊癒。之後，劉裕鐸也治癒大臣侯陳泰的病。

雍正八年，劉裕鐸奉旨為大臣諾敏、單福臣、孫可診病，認為這些人的病已經是痼疾，很難治癒。雍正皇帝聽了非常惱怒，認為劉裕鐸不願意給這幾位大臣看病，甚至懷疑他是跟自己爭奪皇位的幾位皇太子的黨羽。

可憐的劉裕鐸有口難辯，一夜之間，被雍正皇帝革職，以前所有的賞賜全部被追回，還要繼續調治那幾位大臣。治癒則已，否則還有殺頭之禍。

雍正九年，劉裕鐸被派往山東，為山東巡撫岳濬治病。岳濬痊癒以後，劉裕鐸請旨回京。沒想到，雍正皇帝竟然以西邊軍營缺少良醫，把他發配到新疆軍營去效力。

劉裕鐸被發配到新疆以後，一直在等候雍正皇帝把他召回京師。原本是三年為期，可是雍正皇帝到死也沒有過問此事，已經遺忘這位「京師第一好醫官」。

五年後，乾隆皇帝登基，他終於有出頭之日，得以昭雪回京。劉裕鐸回京以後，因其醫術高明，很快取得乾隆皇帝的信任，並且擔任太醫院的右院判，後來又升為右院使。

有一次，乾隆皇帝的上顎部發乾，感覺火辣辣的，劉裕鐸等人敬上孩兒茶，讓乾隆皇帝塗在發乾部位，很快清除口中的浮火，讓乾隆皇帝龍顏大悅。

孩兒茶，《本草綱目》又稱為烏丁泥，為豆科植物兒茶的枝幹或茜草科植物兒茶鉤藤的枝葉煎汁濃縮而成，性味苦、澀、涼，歸肺經，有清熱、化痰、止血、消食、生肌、定痛等多種功效。

後來，劉裕鐸奉乾隆皇帝諭旨，與太醫院醫官吳謙共同擔任《醫宗金鑑》的總修官，召集七十餘人參加編寫工作，不僅選用宮內所藏醫書，也廣泛徵集各類醫籍、家藏秘笈、傳世良方。這部書是清代醫學集大成的一部醫書，圖、說、方、論俱全。

其中《醫宗金鑑‧正骨心法要旨》，是一部比較完整的正骨著作。書中介紹正骨八法：摸、接、端、提、按、摩、推、拿，是中醫正骨的傳統手法。

《醫宗金鑑》問世以後，立刻成為清代太醫院的教科書。《醫宗金鑑》為乾隆皇帝賜名，同時御賜每位參與編纂者一部書和一具針灸銅人。

【火邪致病的特點】

火與熱經常互稱，火證常見熱象。火與熱，只有程度上的不同，熱之極就是火。火為熱極，其性炎上。火邪致病，會出現發熱、煩躁不安、面紅目赤、舌紅苔黃、尿赤等症候。

火熱之邪，易耗津液，所以火熱病證經常兼見口乾渴、喜冷飲、舌乾少津、小便短赤、大便乾燥。由於火熱病邪容易傷灼脈絡，會迫使血液不循脈道而外溢，出現吐血、尿血、流鼻血（衄血）、便血，或是皮膚發斑（如紫癜）。

謝映廬妙手回春

清代江西名醫謝映廬，其家三世為醫，聲譽卓著。謝映廬繼承家傳，深究岐黃之道，處方不離仲景左右，尊古而不泥古，處方立法匠心獨運。

有一年的暑夏季節，有一個人叫做丁麒壽，此人患病，腹瀉、自汗、神倦，吃下幾服走鄉郎中開的溫補藥劑，病情未見好轉，反而日趨加重，二便失控。

丁麒壽的鄰居是一位老中醫，看見病情已經如此，對丁麒壽說：「病已至此，只怕無藥可醫。」丁麒壽家境貧寒，聽老中醫這樣說，家人只能聽天由命。

病人日夜呻吟，慘不忍睹。鄰里百姓告訴病家，謝映廬的父親是一位大善人，而且醫術高明，善於治療各種疑難雜症，建議病家去謝家試試看，或許可以出手相救。

於是，病家上門求診，正好謝家有應酬，就讓謝映廬替父親出診。謝映廬伸手按脈，病人脈虛，重按若無，又見病人額上出汗，小便短赤，口煩渴，四肢逆冷，就說：「這是傷暑症，所服皆是治療陰虛的藥劑，火上澆油，弄不好會出人命。」

鄰家老中醫看見一位小孩前來，起初有幾分瞧不起，就問其故。謝映廬說：「經書記載：『脈盛身寒，得之傷寒；脈虛身熱，得之傷暑。』如今脈與症，正合傷暑症。」

謝映廬擬用清暑益氣湯合桂枝湯治之，那位老中醫還是不以為然，並且對病家說：「病人久汗失水，用藥收斂還怕來不及，反用桂枝發汗，不是越來越嚴重嗎？」

病家認為，反正是不治之症，不妨死馬當作活馬醫。於是，立即用藥，一劑服下，病去一半；再服一劑，二便通利，汗收渴止，煩熱消退，不久之後痊癒。謝映廬初出茅廬，已經露出鋒芒。為了感謝救命之恩，丁麒壽親自備禮上門酬謝，到處宣揚謝映廬的精湛醫術。

謝映廬行醫很謹慎，從來不馬虎，每次都是盡心盡力。有一次，他的莫逆之交王植階得知自已尚未過門的妻子突患暴疾，請他一同前去診視。由於路途遙遠，他們直到天黑才趕到，進門看到已經準備好的棺材和其他安葬事宜，原來病人已經死去。

王植階的丈人熊惟忠將他們請入書房休息，並且對謝映廬說：「小女暴病，請來幾位醫生都無能為力。現在又讓先生白跑一趟，請先生在此歇息用飯。」

謝映廬覺得事出突然，正常人怎麼會死得如此突然，如果不是虛脫，就是閉塞，於是對熊惟忠說：「生死早有定數，如今令嬡暴亡，病因不明，我想要看視一下，以明病因。」

熊惟忠認為此事不妥，連忙說：「小女不幸亡故，先生遠道而來，出診費用我會如數奉敬，只是小女即將裝殮，不便勞駕先生。」

謝映廬說：「此舉並非為了錢財，只是查明令嬡死於何症。」

謝映廬執意要看，熊惟忠不便拒絕他的好意。於是，謝映廬手持蠟燭來到房內，掀去蓋布以後仔細察看，她的面色微微泛紅，鼻尖上還有細小汗珠。

謝映廬說：「好好的一個活人，險些被你們裝入棺材埋掉。」立即用雄黃解毒丸合稀涎散調勻，除去枕頭，將藥從鼻孔灌入。灌到一半的時候，她突然嘴角一動，牙關鬆開，家人非常吃驚。灌完藥以後，她喉內作響，溢出許多痰涎。

此時，謝映廬已經斷定病人是因為濃痰閉塞而窒息，於是配製稀涎散繼續灌藥搶救。病人嘔出許多膠狀的濃痰，發出呻吟聲，神志也逐漸清醒，只是不能說話。

謝映廬仔細檢查病人的喉部，發現其喉嚨腫脹，布滿血絲，原來是罹患纏喉風，於是用土牛膝搗汁調玄明粉，用鵝毛蘸之，清理病人喉中餘痰，病人才可以發出聲音。然後，讓病人服用三劑疏風清火藥，繼之用生津之劑，不久之後痊癒。

謝映廬不僅有精湛的醫術，還有高尚的醫德，他將治病救人看作是自己的職責，從未將自身安危放在首位。只要有人請他出診，他必定前往。

有一年夏天，在一個住著湯氏家族的山村裡，很多人忽然莫名其妙地出現腹痛嘔吐，先後病死數人。遠近的村民以為是瘟疫流行，不敢與其來往。

有一個人叫做湯勝參，也罹患此病。他知道謝映廬的醫術與為人，因此派人去請謝映廬來診治。謝映廬來到此村，仔細診視，湯勝參目光呆滯，神志昏迷，四肢厥冷。謝映廬斷定是陰毒之病，於是處方：附子理中湯、丸，湯丸交替服用。

第二天複診的時候，病人出現濁陰潛消和元陽微復的徵兆，周身肌膚出現許多水泡，自汗，發熱，舌紅無津，脈浮大，於是改用八味地黃湯加黃芪和五味子，大劑量煎服。

數日後，病人已能進食，皮膚的水泡已經消退，留下許多硬癬，這是典型的濁陰之毒發出的象徵。於是，謝映廬改用小劑量的八味地黃湯治療，病人轉危為安。

消息傳出以後，村裡其他的病人都來求醫，謝映廬為之細心診治。初病者，腹痛嘔吐、畏寒發熱，給予藿香正氣散加附子和肉桂，溫中通陽；陰寒重者，給予白通湯加豬膽汁，引導通陽；陰寒入脈而四脈冰冷者，給予當歸四逆湯加附子和吳萸，溫經通陽。

不久，全村所有患者已經痊癒。但是不到一個月，此病又在這個村莊流行起來，而且來勢更為凶猛，村民又請謝映廬來診治。謝映廬心裡很納悶，陰毒到底來自何處？

此時，他忽然想起自己前次診病，各家飲用的茶水混濁不清，於是讓村民取來他們飲用的井水。井水混濁如漿，謝映廬親自品嘗，井水氣冷味苦。謝映廬已經完全明白，指著那個井水說：「病源就是這個井水，都是由井中的地毒造成的。」

村民起初不相信，因為這口井已經有幾十年歷史，一直平安無事。於是，謝映廬向他們解釋：「此時酷熱無雨，按照常理，井水應該清澈無色，如果不是地毒作祟，怎麼會如此混濁？」

經過謝映廬點撥以後，村民猛然醒悟，於是另擇地掘井取水。同時，謝映廬用甘草、貫眾、雄黃、黃土煎湯，讓村裡百姓飲服，村民全部轉危為安。

【脈證順逆與從捨】

脈證順逆，是指從脈與證的相應與不相應來判斷疾病的順逆。脈證相應者主病順，不相應者逆，逆則主病凶。脈證不相應的時候，其中必有一真一假，或為證真脈假，或為證假脈真，臨證的時候，必須辨明脈證真假以決定從捨，或捨脈從證，或捨證從脈。

一般來說，凡是有餘病證，脈見洪、數、滑、實，則為脈證相應，為順，表示邪實正盛，正氣足以抗邪；反見細、微、弱脈，則為脈證相反，為逆，表示邪盛正虛，易致邪陷。

暴病者，脈象浮、洪、數、實者為順，表示正氣充盛可以抗邪；久病者，脈象沉、微、細、弱為順，說明有邪衰正復之機；新病，脈見沉、細、微、弱，說明正氣已衰；久病，脈見浮、洪、數、實，表示正衰而邪不退，均屬逆證。

例如：症見腹脹滿，疼痛拒按，大便燥結，舌紅苔黃厚焦燥，脈遲細，證屬實熱內結腸胃，是真象；脈反映的是因為熱結於裡，阻滯血液運行，故出遲細脈，是假象，此時應該捨脈從證。又如：急性熱病，熱閉於內，症見四肢厥冷，脈滑數，脈反映的是真熱；症反映的是由於熱邪內伏，格陰於外，出現四肢厥冷是假寒，此時應該捨證從脈。

陳伯壇用桂枝

清末光緒年間，兩廣督署譚制軍受風寒，纏綿一個月未痊癒。友人推薦廣州名醫陳伯壇為他診治，譚制軍請友人帶陳伯壇來府中。

陳伯壇，廣東新會人，少時博覽群書，二十一歲考取廣東第七名舉人。他在書院就讀的時候，得閱古代名醫張仲景的《傷寒論》，深為書中精闢醫學理論吸引，由此潛心研究醫學。考取舉人的次年，他在廣州書場街設館行醫，逐漸揚名。

友人與陳伯壇同赴督署府的時候，告知他譚制軍曾經服桂枝三分就流鼻血，囑咐他不可用桂枝做藥方。桂枝是常用中藥，性味辛、甘、溫，有發汗解表、溫經通絡的功用，可治感冒風寒、關節疼痛等症，但是它與發表藥同用可以發汗，與收斂藥同用卻可以止汗。

時值初夏，陳伯壇看見譚制軍仍然穿著棉衣，而且頭上滲出點點汗珠。切脈之後，陳伯壇診斷為《傷寒論》中的桂枝湯症，還是開出桂枝湯原方，而且桂枝用量重達九錢。

譚制軍的友人大吃一驚，心中暗想：「陳伯壇不是想要找死吧，已經告訴你不要用桂枝，這次會牽累到我這個介紹人。」但是在譚制軍面前，又不便哼聲。

譚制軍拿來陳伯壇開的藥方，細看他寫的脈論，大為讚賞地說：「此公診症有理有據，果然是真知灼見。」隨即命令下人照方煎服，第二天病狀盡除。

原來，陳伯壇善於運用張仲景之方，並且慣用大劑量，所以有陳大劑之稱。此次，他用一劑藥就治癒譚制軍，更加揚名，從此醫館門庭若市。

【中藥的用藥劑量】

用藥量，稱為劑量，一般是指每一味藥的成人一日量。有些是指在方劑中藥與藥之間的比較分量，即相對劑量。劑量是否得當，是能否確保用藥安全和有效的重要因素之一。臨床上，主要依據所用藥物的性質和臨床運用的需要以及病人的具體情況來確定中藥的具體用量。

針對患者方面而言，藥物的劑量與患者的年齡、性別、體質強弱、病程長短與輕重有關。由於小兒身體發育尚未健全，老年人氣血漸衰，對藥物的耐受力比較弱。特別是作用峻猛和容易損傷正氣的藥物，用量應該低於青壯年的用藥量。小兒五歲以下通常用成人量的四分之一，五歲以上可以按照成人量減半用。

對於一般藥物，男女用量區別不大，但是婦女在月經期和妊娠期，用活血祛瘀通經藥用量不宜過大。體質強壯者用量可重，體質虛弱者用量宜輕，即使是補益藥，也應該從小劑量開始，以免虛不受補。

一般來說，新病患者正氣損傷比較小，用量可以稍重；久病多體虛，用量宜輕。病急病重者用量宜重，病緩病輕者用量宜輕。如果病重藥輕，猶如杯水車薪，藥不能控制病勢；如果病輕藥重，誅伐太過，藥物也會損傷正氣。

此外，用藥的時候應該考慮到患者在職業和生活習慣等方面的差異。體力勞動者的腠理一般比腦力勞動者緻密，使用發汗解表藥的時候，對體力勞動者用量可以比腦力勞動者稍重一些。

在確定藥物劑量的時候，除了應該注意上述因素以外，也應該考慮到季節和氣候以及居處的自然環境等方面的因素，做到「因時制宜」、「因地制宜」。

名醫范文甫

范文甫，名賡治，字文虎，浙江鄞縣人，是近代名醫大家，「主古方，好用峻劑，患者至門，望見之，即知其病所在，投藥無不癒」。

他先儒後醫，對中醫經典著作悉心潛研，可以窮究其蘊奧，並且師宗歷代各家所長，其處方用藥，嚴謹果斷，而且匠心獨運，經常出奇制勝，獲效甚多，使人嘆服。

浙江餘姚縣有一位富商的兒子患病，久治未癒。病家請醫生來會診，有些說是虛證宜補，有些說是實證宜清，各執一詞，使病家無所適從。

後來，病家慕名延請范文甫赴診。范文甫診視病情，看過前醫之方以後說：「病將癒，何需服藥？」於是，到菜園拔來一把小白菜，囑其煎湯服之。

這位富商將信將疑，不料服用幾日白菜湯以後，兒子的寒熱悉除。富商不解，於是向范文甫請教，小白菜為何可以除去此疾。范文甫說：「病已將去，虛熱未除，是胃氣未升的緣故，因此應該升其胃氣，這就是《黃帝內經》所說的『食養盡之』之意。」

清代李冠仙曾經說：「善調理者，不過用藥得宜，能助人生生之氣。」范文甫不愧是大家，僅用小白菜即癒此複雜之症，可謂深得「食養盡之」之旨。

寧波一位姓戴的富戶，其妻心胸狹窄，無事生疑，經常為雞毛蒜皮的小事吵鬧不休。一日，又為一些小事與丈夫爭吵以後，臥床不起，不講話，不吃不喝，一連幾天，就像生病似的。

於是，戴某延請范文甫來診治。范文甫素聞戴妻悍嫉，到了戴家，診脈察舌，均無異常，只見其眉宇之間有怒氣。范文甫診視以後，胸中洞然，故作驚駭之狀，對戴某說：「尊夫人已經病入膏肓，性命旦夕難保。目前應該先救其急，用糞缸中的糞水煎一碗灌下，服後觀其效果如何，如果可以活過今夜，明天再開他方。」說罷，起身告辭而去。

范文甫剛走，戴妻從床上一躍而起，破口大罵：「范文甫是什麼狗屁名醫，他是糊塗透頂，我生什麼病？竟然給老娘灌糞湯，豈有此理！」

回到診寓，范文甫笑著對其門生說：「用藥治病如用兵，兵不厭詐，藥不厭詐，治也不厭詐。心病須心藥醫。她詐病，我詐醫，以其人之道還治其人之身。」

《太平聖惠方》記載：「夫醫者，意也。疾生於內，藥調於外，醫明其理，藥效如神。觸類而生，參詳變易，精微之道，用意消停。」可見，醫生治病，全在用心思慮。

因為，疾病生於內，借外部的藥物來治療，醫生只有洞曉醫理和藥性，起效才會迅捷。需要醫生用心揣摩，仔細參詳，觸類旁通，是一個心悟過程，依靠醫生的意念支配。

有一位黃某，苦不寐，百藥不能治。范文甫處以百合三十克，紫蘇葉九克，只服三劑，黃某即可安睡。有人向他請教：「此方治不寐，竟然有如此良效，不知出自何書？」

范文甫回答：「我曾經種植百合花，百合花朝開暮合；也曾經種植紫蘇，蘇葉朝仰暮垂，我取其意而用之，並非出自醫書經典。」范文甫從百合和紫蘇葉的朝夕變化而悟出其助寐之效，臨床療效也驗證這一點。此是援物比類，由物候而悟出醫道。

浙江慈溪袁漢卿罹患怪病，寒熱如瘧，遍請名醫診治無效，纏綿十餘年，以致形體憔悴，後來慕名延請范文甫來診治。

范文甫來到袁家以後，見其臥室房門與窗戶緊閉，身裹棉衣。仔細診脈察舌以後，竟然一時難辨病症，正當他苦思之際，有人送上茶茗，喝一口，頓覺荷香撲鼻。

范文甫問：「這是什麼茶葉？竟然有一股荷葉的清香。」

袁漢卿說：「這是我自製的荷露茶。取上等茶葉，傍晚納於荷瓣中，第二天早晨取出，如此十餘日始成，然後陰乾密藏。幾十年來，我只飲此茶。」

范文甫聽他如此一說，心中似有所悟，於是對袁漢卿說：「我有靈丹，可治此病，但是要送我一斤荷露茶。」袁漢卿立即讓家人取來荷露茶，送給范文甫。

范文甫回家以後，買二斤葵花籽，炒熟以後回贈袁漢卿，並且說靈丹不久即可送來。袁漢卿閒來無事，聞到葵花籽的誘人香氣，於是每日食之。不久之後，袁漢卿已無寒熱之象，宿疾竟然痊癒，於是去范文甫家拜訪：「我的病已經痊癒，不需要再服靈丹！」

范文甫笑著說：「看來我送的靈丹，你已經吃完了。」

袁漢卿聽後，滿臉狐疑。范文甫解釋：「你的病是由於長期飲用荷露茶所致，此茶清涼陰寒，久服則陰寒入內，陰盛陽衰，寒熱交織，故而發病。葵花向陽，秉受太陽之精氣，以日曬露，露見日即開，其涼氣亦即消失。葵花籽治療此疾，豈非靈丹妙藥！」

名家治病，並非多用奇方，但是經常可以在眾醫不著眼處以意用之，而獲佳效。

有一位紹興人，患病以後發熱不止，遍請名醫診治無效，於是延請范文甫來診治。

范文甫來後，查閱前醫所用處方，都是白虎和葦莖湯之類清熱方。這些藥方非常對症，但是無法取效，因此一時亦無良法可施。

由於當地多栽荷花，葉上露珠十分可愛。范文甫看見以後似有所悟，即令家人取乾淨毛巾四條，將毛巾蒸透以後擰乾，晚上放於稻田中收取露水，用以煎藥，服藥兩天，熱退病安。

事後，病家問范文甫，其方藥與前醫沒有多大差別，為何用露水煎藥可以獲得良效？范文甫說：「我是從氣候悟出來的，醫方並無記載。」

用露水煎藥，是變通之法。王孟英《隨息居飲食譜》記載：「稻頭上露，養胃生津；菖蒲上露，清心明目；韭菜上露，涼血止噎；荷葉上露，清暑怡神；菊花上露，養血息風。」

露水味甘，性涼，可以潤燥、滌暑、除煩。久熱不癒，肺胃陰津為邪熱灼傷，用稻頭上露水煎藥，可以清潤肺胃，輔佐白虎和葦莖等方藥，清熱之功倍增。

寧波鄭松家有一個男傭，罹患咳嗽，久治不癒，延請范文甫來診視。范文甫仔細診視以後說：「這種病，用小青龍湯可癒。」

鄭松聽後，立即對范文甫說：「小青龍湯已經服過三劑，無效。」

范文甫說：「這次用冰水煎藥。」

鄭松按照醫生的吩咐，用冰水煎藥，獲得顯著效果。原來，范文甫曾經看見病人在烈日下飲用冰水，咳嗽因此而起，所以用冰水為引以治之。古人云：「兵無嚮導則不達賊境，藥無引使則不通病所。」病是由喝冰水而起，需要以冰水為引。此為同氣相求，反佐用藥之意。

楊吉老曾經有類似案例。宋徽宗因為食冰過甚而引起瀉痢之症，太醫們以理中湯治之不效。楊吉老仍然以理中湯治之，只是用冰水煎藥，徽宗之病最後痊癒。

范文甫為人豪爽，襟懷坦蕩，不拘小節，不畏權貴，自號古狂生，世人皆稱其「范大糊」（浙江寧波地區，稱狂人為「大糊」），樂於受之，不以為忤。

張宗昌為山東督軍的時候，帶領雜湊起來的數十萬部隊稱霸一方。張宗昌驕橫昏庸，人稱「三不將軍」，即不知道有多少兵，不知道有多少槍，不知道有多少小老婆。

某年夏月，因事路過寧波，適值天氣酷熱，暑濕內陷，張宗昌頭腦昏重，神疲乏力，時有低熱，於是延請范文甫診視。范文甫持脈察舌以後，即揮筆書清震湯一方（升麻、蒼朮、荷葉三味）。張宗昌接閱以後，嫌范文甫案語簡短，藥味太少，頗為不悅，出言不遜。

范文甫聽後毫不畏懼，直言相譏：「用藥如用兵，將在謀而不在勇，兵貴精而不在多，烏合之眾，雖多何用？治病亦然，貴在辨證明，用藥精耳！」此語一出，四座皆驚，范文甫旁若無人，談笑自若，既為自己用藥辯解，又對張宗昌的昏庸魯莽進行諷刺。

范文甫不吝錢財，自奉儉樸，對貧病者經常施診贈藥。每年端午、中秋、歲末，他向藥鋪結算病人賒欠之藥款，有時候竟然傾其所有，但是毫不介意。他家醫室大門上，每年貼著他撰寫的春聯：「但願人皆健，何妨我獨貧。」其醫德醫風與治病軼事，為世人傳為美談。

但是對富家豪傲的表現，范文甫時加嘲諷。有一次，富家延請范文甫出診，並且示意要多用貴重之藥，一是為顯示家中富有，二是以期獲得更好的療效。范文甫聽後，雖然心中不快，還是勉強依允。

范文甫經過診視以後，隨即處方，並且在處方後面加列藥引：黃馬褂一件，石獅子一對。藥房夥計接過處方一看，非常驚訝，自己從未聽過此藥，只好派人將處方帶回，稟報主人。

富家問范文甫：「先生處方中，有黃馬褂和石獅子，藥鋪告無此藥，還請明示別名，也好設法籌措。」

范文甫說：「這些是真物，並非他藥別稱。」

富家問：「為何以此二物做引？」

范文甫說：「我是投先生所好，依照尊意，我要用貴重之藥。黃馬褂是皇家之物，千金難買，可謂貴也；石獅子一對，重愈萬千，不可謂不重！」

富家方悟，甚為慚愧。范文甫說：「要我重開一方，可有分外要求？」

富家連忙說：「不敢，就依先生之意。」

於是，范文甫重新處方。

惲鐵樵經方救兒

魯迅棄醫而從文，近代名醫惲鐵樵卻於三十九歲棄文而從醫。惲鐵樵最初是商務印書館編輯，主編《小說月報》二十年，為何要棄文而從醫？

原來，惲鐵樵三個兒子和六個女兒都是因病夭折，最小的幾個月，最大的十二歲。他曾經遍請當時中西名醫為子女治療，但是毫無效果。後來，愛子慧度罹患傷寒，請來諸醫，仍然是歷次用過的桑葉、菊花、雙花、連翹等辛涼藥物，服後發熱依舊，氣喘如故。

惲鐵樵徹夜未眠，在屋中徘徊。他在業餘也學習醫學，因其文學基礎好，對中醫典籍領悟很深，對《黃帝內經》和《傷寒論》所下功夫尤多，苦於缺乏臨床經驗，難下決心。

天亮的時候，他終於決定自己處方用藥。他診斷其子為《傷寒論》中太陽病，頭痛發熱，身疼腰痛，骨節疼痛，惡風寒，無汗而喘，正好與麻黃湯證相合。

於是，惲鐵樵開出麻黃、桂枝、杏仁、甘草四味藥，並且對妻子說：「三個兒子都是死於傷寒，現在慧度又生病，醫生無能為力，與其坐以等死，寧願服藥而亡。」

妻子按照處方給孩子用藥，晚上氣喘已減，肌膚濕潤，再用藥汗出喘平而癒，於是惲鐵樵更堅信傷寒方。同事黃純根的兒子罹患傷寒陰症，勢已垂危，惲鐵樵以四逆湯一劑治癒。

黃純根登報致謝，詞曰：「小兒有病莫心焦，有病快請惲鐵樵。」此後，求治者日眾。西元一九二一年，惲鐵樵毅然辭職，轉行掛牌行醫，終成一代名醫。

【寒邪致病的特點】

由於寒邪侵犯人體部位不同，而有「傷寒」和「中寒」的區別。風寒傷犯肌表，稱為傷寒，也稱為表寒；寒中體內臟腑，稱為中寒，也稱為裡寒。

寒為陰邪，易傷陽氣。寒邪侵犯人體，會出現惡寒、腹痛、嘔吐、腹瀉、小便清長，《素問．至真要大論》記載：「諸病水液，澄澈清冷，皆屬於寒。」

寒邪凝滯，容易使人體氣滯血瘀，出現局部疼痛，即「不通則痛」。寒性收引，侵犯四肢經絡的時候，肢體會痙攣收縮或麻木清冷，《素問．舉痛論》記載：「寒則氣收。」

淡然處世的張簡齋

張簡齋，安徽桐城人，民國時期南京「首席名醫」，譽滿朝野，盛極一時。當時，中醫界有「南張北施」之說，即南方的張簡齋，北方的施今墨，俱為國手。

張簡齋擅治內傷雜病，對於一些疑難病症，經常可以手到病除。軍政官商求診者門庭若市，「為南京中醫界之冠」，時人稱為「御醫」。每日門診一二百人，有時候雙手診脈，同時口述第三人處方，從無舛錯，金陵傳為佳話。國民政府主席林森曾經親題「當世醫宗」一匾，贈與張簡齋。

抗戰時期，張簡齋在重慶行醫，依然門庭若市，周恩來曾經登門訪晤。一九四七年冬天，周恩來從南京撤返延安的時候，特地到張簡齋寓所話別。

當時，重慶市民幾乎無人不識張簡齋，如果有人要坐黃包車去看病，只要說去張簡齋家，車夫就會將其載到張簡齋家門口，可見張簡齋的名聲之大。

美國《生活》雜誌記者白修德曾經訪問張簡齋，並且發表文章：「現在重慶最忙的人，不是宋子文（行政院長），也不是陳誠（軍政部長），而是一位中醫張簡齋。」

他每天出診的時候，官貴之家以轎車相迎，按照路程遠近排列。前車一開，後車如長龍尾隨。如果有平民延請，張簡齋路經其處，必定下車診治，卑巷陋室亦不嫌棄。對貧困病者，免費診視；特困病人，在處方上標明免費取藥，由藥店與張簡齋結帳。

張簡齋一生潔身自好，不介入政治，並且經常告誡弟子：「君子不為天下先。」表達淡然處世的風骨。西元一九四八年，國民政府授以「立法委員」和「國大代表」等職，張簡齋堅辭不受。

【診脈的方法】

切脈的時候，讓病人取坐位或仰臥位，手前臂與心臟近於同一高度，手掌向上，前臂平放。對成人切脈，用三指定位，先用中指按在高骨內側關脈部位，接著用食指和無名指分別按於寸部和尺部，三指呈弓形斜按在同一高度，以指腹按觸脈搏。

三指的疏密，應該按照病人的高矮做適當調整。小兒寸口脈部位狹小，不能容納三指，可用「一指（拇指）定關法」而不細分三部。三歲以下的小兒，可用望指紋代替切脈。

診脈的時候先輕輕用力，觸按皮膚為浮取，名為「舉」；然後用中等力度，觸按至肌肉為中取，名為「尋」；再用力觸按至筋骨為沉取，名為「按」。

蕭龍友軼事

蕭龍友，原名方駿，晚號不息翁，四川三台縣人，是中華人民共和國成立前後京城的名醫。他與施今墨、孔伯華、汪逢春被稱為「京城四大名醫」，聲名斐然。

蕭龍友自幼苦讀詩書，博學多才，能詩能文，能寫能畫，尤其擅長書法。弱冠之後，赴成都入尊經書院讀辭章科，考試每獲第一。他博覽群書，對醫書也有涉獵。

一八九七年，蕭龍友考中丁酉科拔貢，入京充任八旗教習，後來分發山東，先後擔任淄川和濟陽的知縣。其間，他因為辦教案與洋人神父鬥爭而深得民心。

一八九二年，川中霍亂流行，成都日死八千人，街頭一片淒涼。很多醫生害怕被傳染，不敢醫治，但是蕭龍友不懼災禍，陪同陳蘊生沿街巡視，施醫捨藥為百姓治病，使很多人轉危為安，從此聲名鵲起，這是他從醫的開始。

進入仕途之後，他雖然忙於官務，但是從未間斷研究醫學，不僅精研中醫，也對西醫的書籍大量參閱。他餘時行醫，很有療效。一九二八年，中國政局動盪，國弱民貧。蕭龍友浮沉宦海三十年，自覺官場黑暗，自己無濟於國事，因此興起醫隱之念。

民國政府南遷以後，蕭龍友毅然棄官行醫，在北京西城兵馬司胡同建造一處寓所，開始正式行醫生涯。為了避免參政，自號「息翁」，給自己的寓所取名為「息園」，並且請畫家齊白石為自己作一幅《醫隱圖》。蕭龍友醫術高超，很快躋身於「京城四大名醫」之列。

民國時期，中醫備受歧視，中醫沒有資格進入西醫院。當時，北京德國醫院（北京醫院前身）的醫生狄博爾因為聽聞蕭龍友之名，屢次約請其會診，所會診者多是疑難棘手之症，經常被其只用中藥就治好了，使狄博爾大為驚嘆，從此允許蕭龍友進出德國醫院，病人可以服用他開出的湯藥。蕭龍友以高超的醫術，開創中醫進入西醫院用中藥治病的先例。

陳某的妻子產後虛弱，病情十分危險，許多醫生已經束手無策，延請蕭龍友來診治。病人的堂妹騎車放學歸來，於是順便也請診脈，因為月經已經兩個月未來。

診察完畢，趁客廳中無人之際，蕭龍友對陳某說：「尊夫人的病，沒有非常嚴重，包在我身上；尊夫人妹妹的病，不太好治，恐怕過不了中秋節……」

陳某半信半疑，一個在床上奄奄一息，但是不要緊；一個在騎車上學，反而十分嚴重，讓人如何相信？當時是端午節前後，不久炎夏來臨。

纏綿床蓐的妻子在蕭龍友多次調治之後，逐漸痊癒。那位小姐卻在暑假日漸消瘦，秋季開學的時候已經臥床不起，果然在農曆八月上旬去世。

蕭龍友用藥處方平正輕靈，經常在小方之中見其神奇。但是他不固執，始終對西醫抱持尊重態度，並且堅持取彼之長補己之短，胸襟之寬大，令人折服。

蕭龍友一生為中醫事業做出巨大貢獻，在中醫遭受危厄之際，他挺身而出，逆流而上。當時的政府想盡辦法消滅中醫，中醫的處境十分危險。在中醫最危難的時期，他與孔伯華共同創辦北京國醫學院，親臨講壇，不計報酬，一心培育中醫的接班人才。

在經費困難的時候，蕭龍友慷慨解囊，甚至與孔伯華一起門診，集資辦校，艱苦經營中醫教育事業，歷時十餘年。在極其艱難的環境下，他們培養數百位學員，成為下一代中醫的中堅人才。兩位醫學大家的義舉，對中醫事業的延續和發展產生極為重要的作用。但是北京國醫學院被迫停辦，他義憤填膺，作詩文以示對國民政府的反抗。

中華人民共和國成立以後，政府對中醫事業十分關注，中醫事業受到保護，再次呈現蓬勃生機。此時，蕭龍友已經年過八旬，認為政府拯救中醫事業，有感於此，更是精神煥發，將別號「息翁」改為「不息翁」。雖然年高體弱，仍然堅持醫療工作，並且熱心參加政治活動，關心國家大事。一九五四年，蕭龍友以八十四歲高齡，當選為第一屆全國人民代表大會代表。

在第一次會議上，蕭龍友首次提案設立中醫專科大學。這個提案被政府採納，一九五六年成立北京、上海、成都、廣州中醫學院。兩年後，多數省分也成立中醫學院，他十分高興，鼓勵孫女蕭承宗報考北京中醫學院並且被錄取，自己十分欣慰。

蕭龍友德高望重，不尚虛榮，從來沒有名醫派頭。家門口只用一塊尺許長、三寸多寬的木牌，刻著「蕭龍友醫寓」五個小字，僅供求醫者辨認而已。

許多社會名流，因為感謝蕭龍友治癒其疾而贈送匾額，雖然書法和裝飾優雅上乘，但是一塊都不掛牆上，累積太多還叫人刨平，用為製作傢俱的木料，其高風亮節令世人景仰。

【黑箱理論：中醫的臟象學說】

什麼是「臟象」？中醫認為，「臟」是「藏」的意思，內臟屬於人體內部，所以稱為臟。所謂「象」，是指外面可見的形象，也就是臟腑功能活動反映出來的表象。《黃帝內經》有「臟居於內，形見於外」的說法，也就是說，臟器雖然藏於人體內，但是可以透過它們功能活動在體外的表象而探知它們在生理或病理上的變化反映。

中國古代醫學理論的「臟象學說」和控制論的「黑箱理論」有驚人的相似之處。所謂「黑箱理論」，就是在不能打開「黑箱」的情況下，要設法知道「黑箱」裡面藏著什麼東西的理論。人體就像一個不能打開的「黑箱」，如何瞭解它的內部情況？

中國古代醫學家在「有諸內必行諸外」的思想指導下，提出「視其外應（外面表現出來的現象），以知其內藏」的研究方法，認為深藏於人體內部的五臟六腑和頭面四肢五官九竅等體表組織都是密切聯繫的，體內臟腑的各種生理功能和病理變化可以從體表組織、頭面四肢、神色形態、舌苔脈象的變化測知出來，於是總結出臟象學說。

臟象學說對於中醫而言，就是一把「金鑰匙」，擁有它就像可以打開「黑箱」一樣，洞見一切。正如明代醫家張景岳所說：「由於臟腑深藏在體內，可以從外在的現象窺測到它們的活動情況，所以稱為『藏象』。」因此，藏象學說現在一般也稱為「臟象學說」。

名醫孔伯華

西元一九三五年，國民政府頒布中醫條例，規定對所有中醫實行考核立案。在北京進行第一次中醫考核的時候，當局挑選醫術精湛而頗負盛名的蕭龍友、孔伯華、汪逢春、施今墨四人作為主考官，負責試題的命題與閱卷，從此就有「京城四大名醫」的說法。

北京東城區有一位姓張的老人，六十多歲，身體魁梧，一直很健康。有一天，忽然覺得右半邊頭部出現疼痛，外出散步回家，剛進門就覺得頭暈眼黑，心臟突突直跳，腳輕頭重，寸步難移，急忙手扶廊欄，幸好沒有摔倒。家人發現的時候，他的左半身已經不能動。

家人延請孔伯華出急診，孔伯華來到病人家的時候，病人神志還算清楚，語言滯澀，眼睛不易轉動，口角微涎，咽喉有痰塞，臉面微腫而色赤，心中煩亂，左上下肢癱瘓不遂，舌歪，苔薄白而中心微黃，脈弦大滑而堅，左手重按無力。

孔伯華號完脈以後說：「老人平常陰精虧損，陽氣亢盛，突然遇到生氣的事情，所以血隨著肝氣上走，以致突然昏厥，痰氣壅盛，佔據清陽之位，於是出現這種情況。其因是陽熱不能舒發而上亢，治療應該舒發陽熱，同時豁出滯留在陽位的痰氣。」

孔伯華開出的藥方是：天竺黃，膽南星，天麻，竹瀝水，安宮牛黃丸兩粒，每次一粒和服，連服三劑。吃完一劑以後，老人頭痛消失，痰消，能安臥；吃完二劑以後，飲食漸進，眼睛舌頭都可以靈活轉動；吃完三劑以後，手腳能動，在室內可以慢慢步行。

不久，老人自己來就診，神態自若，舉止如常，只有頤頰間面色微紅。又以前方略加增減，並且囑咐他少吃葷多吃素，減少房事，不要動怒，吃下幾服藥以後，病就治好了。

南城有一位姓安的婦女，二十多歲，患有足跟痛，左輕右重，觸地如踏針氈，呻吟之聲響徹於鄰舍，後來不能起床，口燥咽乾，心中煩亂。

病人看了十幾個大夫，不是用六味地黃丸以滋陰，就是用八味腎氣丸以扶陽，有些說要吃補氣血的藥，有些說要吃疏肝的藥，但是都沒有什麼效果。

後來，經過某醫院檢查，診斷為骨質增生，但是尚無特效藥。萬般無奈，來求孔伯華。孔伯華診脈以後說：「六脈弦而有力，心中煩亂，口燥乾，這是實熱內蒸，內肝之陽並亢。肝主筋，心主脈，所以病在血脈筋絡之間。陽火，陰水，陽盛則水乾，陰虧則水涸，跟骨失去滑潤，怎麼可能不痛？」

然後開方：桑寄生，川斷，紫苑，白芍，尋骨風，威靈仙，牛膝，甘草，黑梔，安宮牛黃散一瓶，分沖治療。三個月以後，這位婦女已經步行自如。

【肝與筋、爪、目、脅的關係】

肝主筋，正常情況下，肝血充足，「淫氣於筋」，全身筋肉得到濡養，如果肝血不足，血不養筋，會出現手足痙攣、肢體麻木和伸縮欠靈活。肝風擾動的時候，會有手足抖動、抽筋、頸硬等表現。

爪為筋之餘，即爪甲可反映出肝與筋的盛衰情況。如果肝血盈盛、筋力強壯，則爪甲堅韌、顏色潤澤；反之，則爪甲變形，薄而易碎。

肝與眼透過經脈而互相聯繫，眼得肝血的濡養才可以維持正常的視力，肝血不足的時候，會出現兩眼乾澀、視力模糊。肝火上犯，可見眼紅腫疼痛；肝陽上擾，可見頭昏眼花等病狀。

此外，肝的經脈循行於兩脅，所以肝病的時候多有兩脅脹痛的症候。

施今墨巧用藥

施今墨，浙江蕭山縣人，民國時期北京「四大名醫」之一，善治內科雜症。他豁達大度，謙和可敬，業精於勤，醫尚於德，在民間流傳許多趣聞佳話。

他初出茅廬的時候，曾經為當時一位名人看病。病人很多，忙亂中，他把病人的性別寫錯了。開完處方以後，那位名人把處方留在桌上，並且對施今墨說：「醫生連男女都分不清，這樣的藥不敢領教。」後來，施今墨經常向子女講述這件事情，要他們引以為戒。

民國初年，曹錕賄選總統，議會上有一位廣東議員與人爭執，大打出手而致暴怒吐血，回至金台旅館延醫診治，不僅吐血未止反增便血，幾次更醫不能見效，延請施今墨出診。

家人將施今墨引至病人房中，然後將施今墨與病人同鎖在房中，告訴施今墨：「此人救活則放你出來，治死則要你同葬。」施今墨先是氣憤，再一想，還是先看病人要緊。

他看見床帳被褥盡是血漬，病人面無血色，雙目緊閉，氣息奄奄，嘴邊仍然有血沫溢出，脈細如絲，似有似無，症情危重。血自上出宜降，下出宜升，今上下皆出血，升降俱不相宜，只有固守中州脾胃才是上策，而補益脾胃唯有人參最良。

於是，施今墨命患者家人急取老山參一枝（大約三十克），濃煎頻頻灌服，大約一個時辰，病人不再吐血，脈亦復出。續取老山參一枝，再與灌服。服畢，病人已有呻吟，眼可微睜，頷首示謝，生機已復。家人表示歉意並且要重謝，施今墨拂袖而去。

大軍閥閻某，平時因為酒色過度，導致身體極虛，復又感寒，以致高熱時見，虛汗淋漓，大有亡陽之虞，於是家人請施今墨為其診治。

施今墨看過病人以後，問其家屬：「病人平日最喜愛的東西是什麼？」

家人回答：「是一件價值連城的古董瓷瓶。」

施今墨開出處方以後，對家屬一再叮囑，有一味藥引萬不可缺。家屬說：「不知是何藥引，我們一定盡力去找。」

施今墨說：「就是那件古董瓷瓶，必須將它打碎煎湯，用其湯煎藥。」

家屬聽後愕然，但是為了治好軍閥貴體，只好忍痛打碎瓷瓶熬藥。患者服藥以後，得知視為珍寶的古董瓷瓶被打碎，頓時驚出一身冷汗，病情由此好轉，逐漸痊癒。

病人虛極夾邪不能補，外感風寒又汗出不能攻，不發汗又無方可治。施今墨知道閻某生性吝嗇，於是用一些平和藥，加上打碎其心愛之物，讓患者驚急出汗，病即癒。

施今墨曾經巧借藥引治惡霸，被傳為佳話。當時，京城有一夥以「北霸天」為首的惡霸，整天架著活鷹，橫行霸道，無惡不作。施今墨想為民除害，又奈他不何，終日不快。

有一天，駐京軍閥張宗昌的寵妾患病，請諸醫施治而未見好轉，於是慕名請求施今墨診治。施今墨經過診視以後，正要處方遣藥，突然心生一計，想藉此機會設計懲治惡霸。

於是，他對張宗昌說：「夫人的病情複雜，病勢嚴重，為求特效，需要用奇特的藥引配合。但是這種奇特的藥引難買，擁有者恐怕不願意割愛，不知將軍能否得到？」

張宗昌平時呼風喚雨，高高在上，北京城誰敢不聽他的，哪裡受得下施今墨的激將之語，於是說：「只要北京有的東西，施先生只管使用，沒有我弄不到手的。」

於是，施今墨用三黃解毒湯和甘草瀉心湯化裁為內服劑，藥引竟然是鷹爪。處方開畢，施今墨對張宗昌說：「近聞北京街市經常有胳膊架著活鷹者，若能到手，最助療效。」

張宗昌聽後，立刻命令衛隊四處搜尋，很快就找到那夥架著活鷹的惡霸。士兵衛隊不容分說，搶得活鷹就去報功。地痞遇到兵痞，怎麼可能惹得起，只有自認倒楣，無可奈何。在光天化日之下，「北霸天」的凶惡氣焰被治服，百姓無不拍手稱快。

張宗昌夫人的病，在施今墨的精心調治下，很快就痊癒。張宗昌親臨酬謝，並且問施今墨，諸醫無奈而他何有如此本事？施今墨說：「岐黃仁術，貴在辨證，夫人之病有如此特效，主要得益於一般人難以得手的鷹爪。」此話使在座的賓客伸出拇指，稱其為「神人」。

施今墨所治病人，多為別人久治乏效者，但是他從來不非議他人，反而說：「我的藥方大致也是如此。」他確實往往在別人的藥方上稍事增減，卻療效頓顯。施今墨經常說：「我還是治好的病人少，沒治好的病人多。」謙謙之風，溢於言表。

一九四四年，施今墨到天津為巨富金某治病，金某自述四肢無力，食不甘味。施今墨診視以後，認為是氣虛之症，打算用四君子湯：人參、白朮、茯苓、甘草。

此時，金某遞上天津名醫陳方舟相同處方，告之無效，請求換方。施今墨另開一方：鬼益、楊抱、松腴、國老，囑連服二十劑。

後來，金某病癒，登門致謝，並且有貶損陳方舟之意。施今墨退回禮品，對金某說：「我只是替陳先生抄一遍藥方。鬼益是人參別名，楊抱是白朮別名，松腴是茯苓別名，國老是甘草別名。」金某聽後大吃一驚。

自古以來，經常有「同行相輕」之說，施今墨不動聲色地用中藥的異名開出同一方，待患者服藥病癒以後，才風趣地告訴他：「我只是替陳先生抄一遍藥方。」用自己的言行肯定前醫的準確診斷與正確治療。

施今墨不僅醫術精湛，醫德高尚，而且為中醫學的繼承與發展做出巨大的貢獻。在近代中醫史上，對中醫產生最嚴重影響的就是一九二九年的「廢止舊醫案」。它是由余雲岫提出的，他認為中醫不科學，拒絕承認中醫的合法地位，要求取締中醫。

這樣一來，激起中醫界的憤怒，為了避免優秀民族文化被毀滅的災難，中醫界奮起進行不屈的抗爭。施今墨等人組成華北中醫請願團，聯合各省中醫到南京請願。

一九三二年，施今墨創辦「華北國醫學院」，對中醫教育做出貢獻。他善於博採百家之長，不斷充實自己，聽說上海名醫丁甘仁學術造詣很高，曾經喬裝病人，多次前往求醫，仔細觀察丁甘仁診病過程，很受啟發，認為丁甘仁理、法、方、藥運用規範，醫案很有參考價值。他在自辦的華北國醫學院，就以丁甘仁醫案為教材，親自教授。

【中醫眼中的「脾」】

脾可以轉化和輸送飲食精華，即運化水穀，包含飲食物的消化與吸收和精華物質的輸送等功能，對氣血的生成和出生以後維持生命活動有重要的作用。

如果脾胃功能減弱，則會出現進食減少、腹部脹滿、大便稀溏、食物不消化等表現，進而影響到氣血的生成和臟腑的營養而出現四肢疲乏無力、消瘦、面色萎黃等症候。如果水液不能很好運化，還會出現大便稀瀉、水腫、痰多或白帶增多等病狀。

脾能統血，即具有產生和統管血液在經脈中運行而不溢出脈外的作用。如果脾不能運化，即不能正常地攝取食物中的營養物質，不僅血液的生化來源不足，出現血虛證，還會導致脾不統血，出現月經過多、大便出血、皮下出血、流鼻血等病。

虛心反躬重拜師

祝味菊，浙江紹興人，先祖世代業醫，至其父改行經商，但是門風猶存，耳濡目染，自幼愛好醫學。及冠進蜀，拜蜀中名醫劉雨笙等三人為師，不幾年，學而有成。

一九二六年，因為躲避「川亂」而遷居上海，在三〇年代即為上海名醫之一。凡遇重症，祝味菊一力承攬，不加推諉。起初，同道中對其好用附子很不理解，有些人甚至從中誹謗。

一九二九年秋天，滬一巨賈，罹患傷寒，遍請中西醫高手診治，不僅毫無效果，而且病勢日增，命垂一線。祝味菊力排眾議，全力承攬，「具結」擔保，果斷採用附子、乾薑及麻、桂之劑截斷病勢，不數日而癒。當時，醫界為之轟動，不僅讚嘆其醫術，更嘉許其「具結」之勇氣。

陸淵雷說：「君（祝味菊）心思敏銳，又自幼專力治醫，造詣非予所及。」徐相任稱他為「國醫中不羈才是也」，名醫章成之也大為嘆服，自謂：「此後逢先生則奉手承教，俯首無辭。」陸淵雷和章成之皆為上海醫碩，能說出「造詣非予所及」、「奉手承教，俯首無辭」之語，足見對祝味菊欽佩之情，祝味菊由此名噪上海。

徐小圃，三〇年代即為上海兒科名醫，初以小兒「陽常有餘，陰常不足」理論為依據，臨證用藥以寒涼為主。某年夏天，他的兒子徐伯遠患病，身熱不退。徐小圃親為診治，久而不效，病情日進，惡候頻見，幾至於危，親友建議請其醫友祝味菊會診一決。

徐小圃嘆曰：「我與祝君雖屬莫逆之交，但是學術觀點不同，他擅溫陽，人稱『祝附子』。今吾兒患熱病，祝君來診，無非溫藥而已，此猶抱薪救火，我孰忍目睹其自焚耶？」

又過一天，眼看自己的孩子奄奄一息，徐小圃只好請祝味菊來家診視。祝味菊的處方果然第一味就是附子，家人驚駭，堅阻勿服。此時，徐小圃的兒子已經危在旦夕，祝味菊力說徐小圃，徐小圃勉強表示同意。

祝味菊親自檢驗諸藥，認明附塊，准定煎煮之時間，親予灌服，坐以待之，徹夜不寐。徐小圃閉門入寢，以待不幸。次日清晨，其子身熱漸退，而且可以餵食米湯，其後安然入睡。

徐夫人即至徐小圃臥室報喜，徐小圃聽聞叩門聲，以為不測，急問：「何時不行的？」待告以病勢好轉，始知大出所料，即往兒室細審之，與昨日判若兩人。

不久，其子即已康復，徐小圃百感交集，乃曰：「速將我『兒科專家』招牌取下來，我連自己兒子都看不好，哪裡還夠資格，我要拜祝兄為師，苦學三年。」

其意頗堅決，親自登門執弟子禮。祝味菊既驚又敬，扶之上座曰：「你我道中莫逆之交，各有片面之見，兄今如此，令人敬佩。若對我有興趣，今後與兄切磋，取長補短。如蒙垂青，待令郎長大後可隨我學醫。」

後來，徐小圃的兩個兒子徐伯遠和徐仲才果然跟隨祝味菊學醫。徐小圃也一改故轍，自此亦崇陽虛之論，由主「清」到主「溫」，成為溫陽派，裡證重用乾薑和附子，外證廣用麻黃和桂枝，尤其善用麻黃宣肺平喘，時人有「徐麻黃」之稱。

【損有餘，補不足】

《漢書·食貨志上》記載：「取於有餘以供上用，則貧民之賦可損，所謂損有餘補不足。」損有餘補不足，意即減少多餘的，補充欠缺的，是中醫治療陰陽偏盛的基本原則。

陰陽偏盛，即陰或陽某一方過盛有餘，為有餘之證。陽盛則陰病，陽盛則熱，陽熱盛易於損傷機體陰液。陰盛則陽病，陰盛則寒，陰寒盛易於損傷機體陽氣。

調整陰陽的偏盛，應該注意有無另一方的偏衰。如果僅有一方偏盛，而無另一方的虛衰，即可採用「損其有餘」的原則。如果既有偏盛，又有另一方偏衰，則當兼顧其不足，配合以扶陽或益陰之法，即採取「補其不足」的原則。

陽盛則熱，屬實熱證，宜用寒涼藥以制其陽，治熱以寒，即「熱者寒之」。陰盛則寒，屬寒實證，宜用溫熱藥以制其陰，治寒以熱，即「寒者熱之」。因為二者均為實證，所以稱這種治療原則為「損其有餘」，即「實則瀉之」。

陸士諤登廣告

陸士諤，民國時期上海十大名醫之一，年輕時期熟讀詩書，名重一邑，因為屢試不第而改研醫學。最初，陸士諤在家鄉青浦行醫，但是生意清淡，無事可做就練筆寫作。

起初，陸士諤試寫幾篇短作，投給報社，沒想到竟然採登，而且獲得稿費。後來，他嘗試寫歷史小說，也有書局為他出版，因此認識世界書局的經理沈知方，以及孫玉聲。

當時，孫玉聲在上海開設圖書館，他得知陸士諤學醫，就勸他一邊寫作一邊行醫，而且允許他在圖書館設置診所。診所開張多時，卻無人來求診，於是他準備關閉診所。

沈知方得知此事以後，對他說：「想要有生意，最好先登報，讓別人知道有這家診所。」廣告登了三天，依然沒有生意。原來，陸士諤的廣告登在分類廣告欄，很不醒目。

於是，沈知方又建議他：「廣告不登則已，要登就登在第一版報頭旁邊直行，這樣才可以引起別人的注意。」

陸士諤說：「登這樣的廣告，費用增加若干倍，我實在負擔不起。」

沈知方說：「你把廣告稿交給我，如果廣告登出以後沒有生意，費用由我負擔。」

第二天，廣告剛登出，就有一位男子請他出診，付給他四元出診費。這位男子對陸士諤說：「我的老婆發瘋，中西醫束手無策，請你去診治一下。」

陸士諤喜出望外，隨著這位男子前去診視，經過詳細瞭解病情以後，覺得此病非下猛藥不可，但是如果誤投，則會有生命危險。陸士諤顧不得許多，大膽開出一方。

回到診所以後，陸士諤忐忑不安。晚上，他用所得診金邀請館中諸友到附近飯館大吃一頓，以求大發利市。正在暢飲之中，館中的學徒來喊：「先生，白天請診的人又來找你！」

陸士諤大吃一驚，表面上故作鎮靜，問：「來人神色怎樣？」

學徒說：「很正常。」

陸士諤總算安心，命令學徒對來人說：「陸醫生晚飯以後就來。」

飯後，陸士諤來到病人家中，病人家屬告訴他，病人服藥以後，下了許多血。他對病家說：「不要緊，進一些冷粥，血就會停止。」病家又付給陸士諤四元診金。

第二天，病人家屬來到陸士諤的診所，向他長揖道謝，並且說：「今天病人未再下血，如今神志已清，希望陸先生屈駕再去一診。」診治多次，病人最後痊癒。

從此，病家在親朋好友間為陸士諤廣為宣傳，陸士諤的醫名大噪，門庭若市。後來，陸士諤在汕頭路口租一間大房子作為醫寓，白日應診，晚上寫書，終成大器。

【氣與血、氣與津液的協助關係】

氣、血、津液相互協助，共同維繫人體的各種生命活動。氣是人體循環中不可缺少的物質，人體在將水穀精微轉化為血的過程中，氣充當原動力的重要角色。

此外，血運行通暢也是透過心氣的推動作用和肺氣的輸布作用以及肝氣的調節血流作用而實現。還有，保證血不脫離脈管的正常流動，也是氣的作用之一。

血是氣的營養來源，它承載氣，並且將二氣運輸到身體各個部位，使氣發揮其作用。因此，中醫有「血為氣之母」的說法。

同樣，氣和津液之間也存在相互作用的關係。首先，津液的生成、輸送、排泄，都是透過氣的氣化作用、推動作用、固攝作用來完成。

津液不足也會對氣造成影響，損傷氣的生成。此外，如果津液的循環出現障礙，津液滯留形成痰液，就會使氣的流通受到阻礙。

第五章

奇法治病

華子健忘心理療法

宋國陽里有一個名叫華子的人，中年時期罹患一種病，十分健忘。他剛才做的事和說的話，一會兒就忘記；剛一出門，很快就忘記回家的路。

家人為了給他治病，花費許多心思，占卜、求神、問藥都無法治好他這種健忘的怪病，每天還要有人精心伺候和照顧他。時間長了，全家人都非常厭惡他。此時，魯國有一位儒醫說他可以治好這種病。華子的妻子以家產的一半作為酬金，請這位儒醫為華子診治。

儒醫說：「這種病，藥石醫療難以奏效。八卦占卜，向鬼神祈禱，更是無濟於事。」

華子的妻子問：「請問先生，你將用什麼方法給我丈夫治療？」

儒醫說：「只有感化他，改變他的心境，改變他的思慮，才可以治好他的病。我打算讓他裸著身體，使他主動要衣服穿；讓他挨餓，使他主動要飯吃；讓他住在黑暗的地方，使他要求住到明亮的屋子裡。」華子的妻子同意儒醫的方法。

接著，儒醫告訴華子：「我可以治好你的病，但是治病秘方不能告訴別人，所以要迴避左右的人，不能來往看視。我與你單獨住在一個屋子裡，七天七夜以後，病自然就會好了。」

全家人都服從儒醫的安排，就這樣，多年的健忘症「一朝而除」地治好了。

這是出自《列子・周穆王》一個很有趣味的醫療故事，從中可以看出中醫診治的深厚底蘊。自古至今，中醫十分重視一個基本原則，那就是

「因病施治，對症下藥」。

【為醫者，應該善於臨機應變】

朱丹溪說：「造詣雖深，臨機應變，如對敵之將，操舟之工，自非盡君子隨時反中之妙，寧無愧於醫乎？今乃集前人已效之方，應今人無限之病，何異刻舟求劍，按圖索驥。」

意思是說：醫生無論造詣多深，必須學會隨機應變，就像臨陣對敵的大將，激流中行船的舵手，如果不能見機而行，有愧於醫生的稱號。如果只收集前人有效的方劑，以應對當今社會無限變化的疾病，與刻舟求劍和按圖索驥的做法是同類的。

樓英用藥引

服中藥，有時候會用到藥引。藥引有引藥歸經、增強療效之功用，還兼有調和、顧護、制約等功效。藥引的來歷，還有一段故事。

明朝洪武年間，浙江蕭山有一位名叫樓英的郎中，他出身醫藥世家，七歲就在父親身邊苦讀醫書藥典，二十多歲就掛牌行醫。樓英醫術高明，方圓百里，無人不知他的醫名。

有一年，馬皇后患病，御醫們百般診治，人參和靈芝等名貴藥物吃了不少，但是病體仍未見好。朱元璋心急如焚，頒旨遍請天下名醫給皇后治病。

幾天後，一位大臣訪得樓英醫術精湛，稟奏之後，朱元璋急忙傳旨宣樓英進宮。樓英接到聖旨，立刻整裝一路來到京城。自古「伴君如伴虎」，給皇后治病不能有任何閃失。樓英一入宮，顧不得路途勞累，先行拜見太醫院的御醫，打聽馬皇后的病情，所用何藥。

御醫們久居皇宮，嫉賢妒能，圓滑世故，誰會將他這位鄉下來的郎中放在眼裡？藥方拿來一小沓，用藥卻大同小異，問及皇后病情，都是嗯嗯啊啊，敷衍搪塞，不得要領。

起初，樓英料想馬皇后已經病入膏肓，難以救治。等到第二天，樓英跟著太監來到馬皇后病榻前，仔細地望聞問切一番，緊皺的眉頭逐漸舒展開。

原來，馬皇后臉色青黃，卻不是疑難雜症。以樓英看來，只是多食引起脾胃不和，痰濁陰滯，只要用大黃和萊菔子一類常用之藥就可以治癒。

樓英給馬皇后診脈以後，心裡有些納悶：「這種小病，太醫院的御醫們怎麼會束手無策？」想到這裡，他又將太醫院看過的藥方拿出來，仔細斟酌起來。

突然，樓英似乎有所領悟：「皇后鳳體之貴，若用一些低廉藥物，出現什麼閃失，必是藥石無力，追究下來，定將大禍臨頭，難怪御醫們閃爍其詞！」

領悟其中利害，樓英左思右想，也不敢貿然下筆。就在他為難之時，外面太監高聲喊著：「皇上駕到！」宮女和太監聞聲，「撲通」跪在地上，樓英也急忙放下筆，跪在一邊。

朱元璋走進來，說了一聲「平身」，就直奔馬皇后病榻。樓英未曾見過皇帝，不由得偷眼望去，卻看見朱元璋皇袍上有一塊玉珮，晶瑩剔透，忽然心中有主意。

樓英提筆寫下：「萊菔子三錢，皇上隨身玉珮做藥引。」朱元璋看了，立刻解下玉珮，連同藥方一起遞給太監，吩咐：「即刻配藥、煎藥，小心伺候皇后。」

稍後，太監將藥抓來煎好，服侍馬皇后服下。當天晚上，馬皇后腹內「咕咕」作響，大便通暢，安穩地睡一夜。第二天，樓英又讓她進一些淡粥素菜，幾日之後就痊癒。

朱元璋心中大喜，親召樓英，然後說：「愛卿醫術高明，今後就留在太醫院任職。」樓英不敢違旨，只好留在太醫院。他藉此良機，通讀皇家珍藏藥典，著書立說，醫術更是大為精進。

巧治狂笑稱神醫

明朝末年，高郵縣有一位袁體巷醫生，因為醫術精湛，人們都稱他為神醫。當時，有一位舉人在鄉試中被錄取，結果高興得不得了，徹夜不眠，狂笑不止，只好請求袁體巷看病。

經過望聞問切以後，袁體巷警告他：「你的病已經不能治，再過幾十天就會離開人世。現在應該急速回家，準備後事，如果遲走慢行，恐怕回不到家。」

此外，袁體巷交給他一封書信，讓他回家路過鎮江的時候，必須到何醫生那裡，再請求他診治一下，並且當面將書信交給何醫生。

舉人在路上急忙走了十幾天，走到鎮江的時候，病卻意外地好了，於是把書信交給何醫生。何醫生看完信以後，微笑地把信交給舉人看。

信中寫著：「舉人因為喜極而狂，喜則心竅開張而不可復合，不是藥物和針刺所能治療，所以用憂懼和痛苦來刺激他，用死亡來恐嚇他，使他憂愁抑鬱而心竅關閉，狂笑得到控制，到鎮江以後，狂笑病就會痊癒。」

舉人看完信以後，感動得向北面磕頭拜謝，驚奇地說：「袁體巷真是神醫啊！」

袁體巷根據中醫理論「喜傷心，恐勝喜」的情志治療原則，以「快死」為恐嚇之法，治癒舉人狂笑不止的稀有怪症，神醫的讚譽名副其實。

親近水土治幼兒

富貴人家的小兒，平時嬌生慣養，每天抱在懷中，少近土氣，易致脾胃失和。古代的兒科醫籍曾經記載此類經典的醫案，名家治法新穎，予人啟迪。

明代兒科名醫錢瑛，蘇州人，宣德年間任職太醫院。有一年，寧陽侯的孫子生下剛九個月，患病驚悸，啼哭不安，汗出不斷，多方治療無效，請錢瑛來診治。錢瑛診視以後，並未處方用藥，而是將小兒置於地上，令其掬水遊戲，小兒驚啼頓止。

見此情景，旁人非常不解，錢瑛解釋：「此時正當春季，小兒厚衣帷處，不離懷抱，熱難宣洩，讓其近水則火邪消，得土則臟氣平，故而不藥自癒。」

張芹舫，清朝時期早溪南埠人，自幼習醫。他不拘泥於方書，善於巧思，因此經常獲得奇效。有一個姓藍的小孩，五歲還不能舉步行走，由婢女和乳母輪流懷抱，奉若珍寶。

雖然家人將其照顧得無微不至，可是這個小孩還是長得面黃肌瘦，不喜進食。於是，家人每天餵其人參燕窩，補品不知道服用多少，就是毫無效果。

無奈之下，家人請張芹舫為其診治。張芹舫察之脈象調勻，似無病兆，當即斷定是由於長期將他抱在懷裡，很少接近土氣所致。於是，與其父母約定：另找一間靜室，除了一個小童供其指使以外，不准其他人接近探視，日常所用餐飯都由小童傳送。

為了讓孩子盡快痊癒，父母只能應允。張芹舫隨即將小孩遷入靜室，將其置於地上，使小童與之嬉戲，並且以陳壁土煎湯讓其服用，沒過多久，小孩諸症皆除。

【古人論小兒餵養】

唐代醫家孫思邈在小兒衛生和護理方面，都有很合理的見解，他說：「小兒幼弱，肌膚還不太健康，衣服不要穿得過多，過多反而損害他的皮膚血脈，使其不能抵抗疾病。在晴朗的天氣中，最好使小兒多見陽光，乳母和小兒應該在晴暖無風的陽光下多玩一會兒，使其氣血流通，肌肉肥健，可以抵抗風寒，不害疾病。假如少見陽光，肌膚就會脆軟，容易罹患疾病，就像陰濕地方的草木，很少見到陽光，就不容易生長起來。」

孫思邈認為，給小兒餵奶的次數和奶量，應該有一定的限制，既不能過餓，也不要過飽。選擇乳母，應該要求性格和藹，身體健康，沒有疾病，並且要求乳母在餵奶前，先把乳房裡的宿奶擠去，然後餵奶，也不要讓奶汁直射小兒口中。如果乳母在睡覺，最好不要讓小兒繼續吃奶，以免小兒不知節制，吃得過飽。

此外，他提出要多給小兒洗澡和換衣服，洗澡的水溫要適中，時間不要太久。洗澡以後，在小兒腋窩或陰部塗上細粉，以防濕疹。這些細緻觀察的主張，無論在當時還是現在，都有一定的實際意義。

醫幼兒妙術高招

萬全是明代兒科醫學專家，有一個一歲的幼兒，整日啼哭不止，家人求萬全診治。萬全詳細觀察以後，對幼兒的父母說：「這個孩子沒有病。」

幼兒的父母疑惑地問：「如果沒有病，為什麼經常啼哭？」萬全隨後問乳母：「這個孩子平日喜歡玩什麼東西？」乳母說：「馬鞭子。」

萬全隨即叫其趕快取來，幼兒見了立刻變哭為喜，高興得拿馬鞭子打人，啼哭即止。

另有一位幼兒，有一天忽然「昏睡不乳」，其父母請萬全來診治。萬全仔細查看以後說：「他不像是有病的樣子，如果是感冒風寒受涼，卻沒有感冒的症狀。莫非他有所憂思，思則傷脾，就會產生昏睡不乳的結果。」

幼兒的父母聽了以後，立刻醒悟：「有一個兒童經常和他一起玩耍，最近他到別處玩，已經三天沒有來這裡。」乳母也說：「自從那個兒童走後，幼兒就不喜歡吃奶。」萬全聽後，急忙讓人找來那個兒童，幼兒看見一起玩耍的兒童，立刻嬉笑玩耍。幼兒的父親感動地說：「如果不是先生的醫治妙術，誰知道兒子的心思啊！」

由此可以看出，醫生診病，一定要聚精會神，既要認真分析患者的病理狀態，又要細緻觀察患者的心理狀態，只有這樣，才可以準確無誤地找出病因，對症施治。

杯弓蛇影說心理

晉朝時期，樂廣將軍宴請賓客，宴會上熱鬧非凡，觥籌交錯，猜拳行令聲聲不絕。有一位客人舉杯痛飲，發現酒杯中好像有一條小蛇在游動，嚇了他一大跳。

當時，礙於眾客人的情面，這位客人硬著頭皮，勉強飲下這杯「蛇酒」。從此以後，這位客人憂心忡忡，整天愁眉不展，覺得酒中的小蛇在腹中蠢蠢欲動。

後來，病情日漸加重，這位客人竟然臥床不起。樂廣將軍既是一位良將，又是一位良醫，得知這位客人的病情以後，反覆思考病從何來，酒杯中怎麼會有蛇？

無意之中，樂廣將軍發現牆壁上掛著的那張弓，想起客人喝下「蛇酒」，很可能是那張弓倒映在杯中的影子。樂廣將軍根據自己的推斷，沒有給客人求醫施藥，也沒有給客人求仙拜佛，而是把上次參加宴會的客人全部請來，再次設宴。

此次宴席上的座位和杯盞，都安排得和上次一模一樣，所有賓客也按照上次位置入座。宴酒斟滿酒杯的時候，掛在牆上的那張蛇形彎弓的影子，又倒映在那位客人的酒杯中，而且杯中游動的「小蛇」，與以前一模一樣，客人重見此景，心中大驚。

此時，樂廣將軍走過來，告訴這位客人，杯中「小蛇」是牆上彎弓的影子，並且讓僕人取下那張弓，杯中「小蛇」隨即消失。這位客人雖然驚魂未定，飲「蛇酒」之事已經釋疑，積壓多日的疑竇頓時解開，病亦霍然而癒。

這就是成語典故「杯弓蛇影」的由來，出自《晉書・樂廣列傳》，是中醫心理治療的一個生動的例子。唐代甘伯宗《名醫傳》記載一則故事，與「杯弓蛇影」有些相似。

徐書記有一個女兒，尚未出嫁，由於夢中受到驚嚇，從此就變了模樣，連日來面黃肌瘦，就像罹患癆病一樣，多方請醫生治療，病情始終不見好轉。

徐書記聽說靖公醫術高明，於是請他為女兒診治。靖公診完脈說：「令嬡兩寸脈象微伏而弱，是因為憂慮過度而氣鬱胸中所造成。她最近有什麼憂心之事嗎？」

徐書記說：「小女因為夢中受驚，喊叫著說有蛇入腹。夢中，她把蛇吞下去，因此漸成此病。」

靖公安慰說：「有蛇入腹，用藥瀉下即癒。我有『斬蛇丹』，服後可以使蛇從大便中排出，但是必須讓我在病人身旁護理一夜。」晚上，患者吃下靖公的「斬蛇丹」，果然瀉下一條死蛇，病就好了。

事後，有人問靖公，徐書記的女兒是否真的罹患「蛇病」，靖公悄悄地告訴他：「哪裡有什麼蛇病，只是因為夢中吞蛇而導致過於憂慮，是情志所傷。死蛇是我事先準備好的，我只是給她吃一些瀉下藥物，然後趁其不備拿出死蛇，謊稱是她瀉下的而已。」

靖公確實高明，診脈問病之後，「治意而不治病」，轉移病人視線，解除病人的顧慮，使患者的憂慮恐懼一藥而癒。

鋸末治久病

鄭欽安，近代蜀中名醫，善用乾薑和附子，人譽「薑附先生」。

有一天，一位中年人來就醫。此人以抬滑竿為生，每日跋山涉水，沐雨櫛風，饑飽不時，多年前就患有胸腹疼痛，呃逆噯氣，因為家貧無力醫治，故拖延至今。此次前來，懇求鄭欽安能為他開一個廉價的良方。

鄭欽安為其診視以後說：「街頭有一家富戶正在做傢俱，你去討一些鋸木屑，每次用一小撮，加生薑五片，一起用水煎服，十天以後再診。」此人半信半疑，按其吩咐而行。十天以後，此人來道謝，稱自己多年的痼疾已經痊癒。

原來，街頭富戶做傢俱所用的木材是檀香木，如果明言取之入藥，恐富戶吝嗇不予，故託言取其鋸末。檀香能理氣舒胃，生薑可溫中散寒，二者相合，價廉而效佳。

【中藥的服用方法】

服用湯劑，一般一日一劑，分二～三次溫服。根據病情需要，有些一日只服一次，有些可以一日數服，有些可以煎湯代茶服，甚至一日連服二劑。

李杲說：「病在上者，不厭頻而少；病在下者，不厭頓而多。少服則滋榮於上，多服則峻補於下。」此外，還有熱服和冷服。通常是治療熱證可以寒藥冷服，治療寒證可以熱藥熱服，這樣可以輔助藥力。但若病情嚴重，又應該寒藥熱服，熱藥冷服，以防邪要格拒。

《素問．五常政大論》曾經有「治熱以寒，溫而行之；治寒以熱，涼而行之」以及「治溫以清，冷而行之；治清以溫，熱而行之」的記載。後者即是常法，前者則是反佐服法。

對於服藥嘔吐者，宜加入少量薑汁，或是先服薑汁，然後服藥，亦可採取冷服，小量頻服的方法。對於昏迷或口噤的病人，吞嚥困難者，可用鼻飼法給藥。

使用峻烈藥與毒性藥，宜從小量開始，逐漸加量，取效即止慎勿過量，以免發生中毒和損傷正氣。《神農本草經》記載：「若用毒藥療病，先起如黍粟，病去即止，不去倍之，不去十之，取去為度。」總之，應該根據病情、病位、病性和藥物的特點來決定不同的服用方法。

一藥巧治二症

宋代成州團練使張銳，因其醫術高明而為當地人所熟知。當時，蔡魯公的孫媳婦妊娠，即將臨盆的時候發病。請來的醫生診斷為陽證傷寒，但是懼怕墮胎而不敢投藥。

後來，蔡魯公請張銳來診治，張銳診視以後說：「胎兒已經滿十個月，本來就應該臨盆，還怕墮胎？」於是，按照常法給藥，不久小兒即生，病也治癒。

產後第二天，產婦大瀉不止，而且咽喉閉阻不能進食。眾醫都指責說是張銳的過錯，並且認為瀉利與喉痺兩種病症一寒一熱，如同冰炭，又是產婦，就算扁鵲在世也無法救活。

張銳說：「不必驚擾，我可以讓她兩症今日皆癒。」隨後，張銳取出數十粒藥丸，讓病人服下。果真如其所說，沒過多久，喉痺即平，泄瀉亦止。

小兒滿月之時，蔡魯公設宴款待張銳，席間詢問：「當初你是用什麼靈丹妙藥，竟然一藥而治兩症？」

張銳說：「並非什麼靈丹妙藥，只是用紫雪丹裹以附子理中丸，將兩藥合二為一。喉痺不通，要用紫雪丹這類至寒之藥，此藥下嚥即消釋無餘。等到藥至腹中，附子理中丸這類熱藥發揮力量，可止瀉利，故一服而癒兩疾。」蔡魯公大為嘆異。

井底汙泥診病因

鄭重光，清代醫家，字在辛，號素圃，晚號完夫，安徽歙縣人。康熙元年，父親病重，久侍湯藥，後亦患病。鄭重光嘆時醫之術不精，遂博覽醫書，徹悟醫理，治病有奇效。

鄉人許蔚南的妻子身孕六個月，在酷暑之夏貪吃瓜果過多，罹患夾陰傷寒，一直煩躁不安，不能臥睡。初請一位醫生診治，以為是中暑，投用香薷湯，病情不僅沒有舒緩，反而在數天之間加重。如今，周身起深紅色斑疹，兩眼紅赤，畏懼亮光，口乾想飲冷水又不下嚥。

無奈之下，許蔚南請鄭重光來診視。鄭重光診其脈，脈數洪大無倫、重取無力，將發病過程、症狀、脈象結合判斷，基本上確診為夾陰傷寒，又考慮患者有身孕，不敢投用薑附，就說：「先用溫中平劑數帖，隔日我再來複診。」

如果真為夾陰傷寒，還要使用薑附。為了證實自己的診斷，鄭重光想出一個奇妙的辦法。次日出診，鄭重光讓許蔚南去取深井汙泥，吩咐他將汙泥迅速敷在病人的臍部。

許蔚南之妻在敷泥之後，立即叫喊，說是冰冷入腹，痛不可忍。鄭重光吩咐趕快擦去汙泥，並且對許蔚南說：「這是真病的症狀，已經測出體內的寒熱。」

於是，鄭重光擬用茯苓四逆湯：茯苓三錢，附子二錢，子薑和人參各一錢五分，甘草五分。不料，許蔚南提出反對意見，他說：「假如藥物無效而引起小產怎麼辦？」

鄭重光解釋：「經書曰：『有效無殞。』有病而受藥，不會傷害腹中的胎兒。」

許蔚南還在遲疑不決的時候，病人的父親說：「我的女兒年齡還小，即使小產，將來還可以生育，鄭先生儘管用藥，莫管其他。」

為了母子平安，鄭重光就住在病人家中。初用茯苓四逆湯，當天晚上病人安神沉睡。次日，病人斑疹和身熱消退，連用六日以後，病人康復。數月以後，許蔚南之妻平安生下一女。

【寒證與熱證的鑑別】

病證的性質分為寒與熱兩種類型，在病證的發展過程中，寒與熱可以互相轉化，也可以同時並見，如上熱下寒、上寒下熱、表寒裡熱、表熱裡寒、寒熱錯雜等情況。寒熱還可以與虛實兼見，病情發展到寒極或熱極的時候，也會出現真寒假熱或真熱假寒的假象。

寒證的主要症候：面色蒼白，身寒，手足冷，神清蜷臥，大便溏，小便清長，口不渴或渴不欲飲，或喜熱飲，舌苔白滑，脈遲。

熱證的主要症候：面紅發熱，潮熱，口渴喜冷飲，煩躁，或手足躁擾，或神昏語無倫次，大便秘結，舌苔黃糙，脈數有力。

真熱假寒證的主要症候：無面紅發熱，反見手足清冷，脈沉或伏（假寒）；口臭，齦爛，口渴飲冷，大便燥結或臭穢，小便短赤，舌苔黃而乾，脈雖沉伏但按之有力（真熱）。

真寒假熱證的主要症候：四肢冷清，反而身熱面紅，煩躁不安，脈浮數（假熱）；身熱不高，喜蓋被烤火，面浮紅如妝，雖渴不欲飲，躁動時止，脈雖浮數但按之無力（真寒）。此多見於暴吐暴泄，嚴重脫水，或久病、重病、心力衰竭時。

暗度陳倉治腹脹

清代光緒年間，有一位鹽商的妻子高氏，年逾花甲，以為自己的身體虧虛，每日進食大量的滋補之物來補養。她沒想到的是，自己竟然因為補之過度而生脹滿，於是四處求醫。

人們都知道這位高太太平時喜好滋補，最忌諱醫生用攻法。因此，那些來診治的醫生只能投其所好，屢進補益，越補越脹，以致形體日漸羸瘦，精神倦怠，病臥在榻。

鹽商心急如焚，聽聞興化名醫趙海仙醫術高超，善治疑難雜症。於是，鹽商急備車馬，帶著妻子馬不停蹄的趕赴興化，請求趙海仙為其診治。

趙海仙詳詢病史，察色按脈以後心裡尋思：「此人表面上看是虛證，實際卻是實證，照理說應該攻瀉，再用補法只會增病。若是此時用攻下之劑，只怕病家難以接受。」

於是，趙海仙想出一法，囑病家購買上等龍眼一斤，要求外殼完好無損，然後加水煎煮，服其湯汁。鹽商立刻派人去辦理，高太太連服三日，大瀉數次，再無脹滿之感，神情也明顯好轉，就此而癒。鹽商大喜，以重禮酬謝。

事後，趙海仙的學生問：「龍眼是補血之藥，何以有此奇效？」

趙海仙笑著說：「名義上是進服龍眼，實際上是進服『大黃』。」

經由老師指點，學生恍然大悟。原來，當時商家出售龍眼的時候，均以「大黃粉」為衣，顯得黃亮鮮澤，以此招攬顧客。完好無損的帶殼煎煮，只能煎得大黃，內部的龍眼肉全然無效。

【中藥「十八反」與「十九畏」】

十八反：烏頭反貝母、瓜蔞、半夏、白蘞、白及；甘草反甘遂、大戟、海藻、芫花；藜蘆反人參、沙參、丹參、玄參、細辛、芍藥。

十九畏：硫黃畏朴硝，水銀畏砒霜，狼毒畏密陀僧，巴豆畏牽牛，丁香畏鬱金，川烏、草烏畏犀角，牙硝畏三棱，官桂畏石脂，人參畏五靈脂。

對於十八反和十九畏作為配伍禁忌，歷代醫藥學家雖然遵信居多，但亦有持不同意見者，有人認為十八反和十九畏並非絕對禁忌。有些醫藥學家還認為，相反藥同用，能相反相成，產生較強的功效，倘若運用得當，可以治癒沉痾痼疾。

現代對十八反和十九畏進行藥理實驗研究，取得許多成績。有些實驗證明，十八反和十九畏藥對人體毒性和副作用的大小，與藥物的絕對劑量及相互間的相對劑量有關。凡是屬於十八反和十九畏的藥對，若無充分根據和應用經驗，一般不應該使用。

隋煬帝望冰止渴

據說，有一年冬夜，皇宮內不慎著火，將幾座富麗堂皇的宮殿焚毀，許多奇珍異寶頃刻被化為灰燼。隋煬帝非常惱怒，他望著沖天的火焰，突然感到胸中十分煩躁和焦灼。從此以後，隋煬帝總是覺得口裡十分乾渴，不分晝夜地呼喚著要喝水。

兩鬢斑白的陳太醫，費盡心機，更換許多藥方，仍然無濟於事。煬帝大發雷霆，限他三天以後拿出治療之法。跟隨陳太醫多年的老僕人，也在一旁為主人著急。

後來，這位老僕人探知整件事情的始末之後，極力向陳太醫推薦：「奴才聽說城外有一位名叫莫君錫的醫生，聽說他的醫術十分高明，或許能從他那裡獲得一些啟發。」

陳太醫一聽，如遇救星，立刻隨著老僕人一起登門拜訪。莫君錫見陳太醫親自登門求教，當即答應幫他尋找良策。莫君錫反覆推敲，認為疾病的本質不是因為缺水引起，而是由於受到大火的強烈刺激所致，所以採用滋陰增液之法是無濟於事的。

經過再三琢磨，莫君錫為陳太醫想出一個獨特的療法。陳太醫覺得可以一試，立即返回宮廷，在煬帝臥室的床頭上、書桌上、窗台上、走廊上，擺滿一些大大小小的盤子，盤子裡盛著各式各樣的冰塊。此外，還在御泉邊、假山上、花叢中、溪流旁，凡是煬帝經常出現的地方，都放了形態不一的冰塊。

於是，無論煬帝走到哪裡，都有形狀不同的冰塊呈現在眼前，令他心曠神怡。每當煬帝凝視著寒涼的冰塊，就覺得胸中好像有一股清泉，將原來燃燒的火焰澆滅。

從此，煬帝忘記胸中的灼熱和口乾，只感到胸中無比的清涼舒適，內心寧靜，口中十分滋潤。得知是莫君錫治好自己的病，就將他召進宮中做御醫。

這是一種條件反射式的暗示療法，病人看到冰塊，自然會產生某種心理變化，這種心理變化又會演變成某種生理反應，進而達到預定的治療效果。

螃蟹敷身，消腫發痘

有一位新婚不久的男子，突然全身腫脹，頭面大如斗，眼睛不能開合。家人請來許多醫生會診，皆是束手無策，他們建議病家去延請崔默庵來診治。

於是，病家花費重金去請崔默庵。崔默庵，安徽太平人，醫術高明，可是他有一個怪癖，診斷未明的時候，必定面對病人沉思不語，不准別人打擾，直到明白以後，才開口說話和施藥治病。

崔默庵來到病家，診視病人以後，起初也不瞭解病因。崔默庵遠道而來，腹中饑餓，病家為他準備飯菜，擺在病人房中，他一邊吃飯一邊觀察思考。

此時，崔默庵發現病人用手撐開眼睛，看他吃飯，還直嚥口水，就問：「想吃飯嗎？」

病人：「想吃，但是醫生不准我吃，說吃東西就會被脹死。」

崔默庵：「不要聽他們的，但吃無妨。」

於是，崔默庵讓病人與他一同進餐，並且發現病人胃口很好。病從何處來？崔默庵更加迷惑不解。想著想著，他忽然聞到房子裡有一陣陣生漆氣味。

崔默庵仔細觀察房間的床榻桌椅，發現都是新漆的傢俱。難道是生漆在作怪？因為醫典中有記載關於生漆中毒的病案。於是，他讓病人趕快搬離新房。

同時，崔默庵又吩咐病家購買數斤新鮮螃蟹，讓人連殼搗爛成稀汁，然後讓病人脫光衣服，將螃蟹稀汁在全身敷塗。如此反覆敷塗一兩天，病人腫消痘現。

原來，病人是被生漆之毒所傷害，蟹汁不僅治好生漆中毒症，而且將潛伏的痘症發出，產生一藥兩治的奇妙療效。

拜佛治病趣案

宋代，金陵有一位官宦人家，五十歲得子，嬌生慣養。這位公子年將二十歲，仍舊弱不禁風，雖然沒有大病，可是小病不斷。請來無數名醫，服下許多良藥，情況卻沒有太大改善。

有一天，來了一位遊方的和尚，見到公子嘆道：「幸好遇到貧僧，否則公子危矣！」

其父問：「請問高僧，有何妙方可以救我兒？」

和尚說：「由此往南十餘里，有一座紫金山，山頂有一座靈光寶殿，殿內有善普大佛。公子如果誠心拜佛，佛光呈現，疾病可癒。」

其父又問：「怎樣才算心誠？」

和尚說：「必須每天登山朝拜，至殿中高呼『噓、呵、呼』等字百遍，並且深吸氣至少腹，繼而用丹田氣呼出。七七四十九日如果不見佛光，則需九九八十一日，如果還是不見佛光，則需八百一十日，風雨無阻，不可間斷，佛祖必然顯靈。」

為了保命，公子每天上山朝拜，不敢有絲毫懈怠。此山甚高，攀登十分困難。到四十九日，公子並未見到佛光，但是身上已經覺得有力。到八十一日，仍然未見佛光，但是登山已經不似之前費力。到八百一十日，還是沒有見到佛光，但是已經紅光滿面，健步如飛。

三年後，和尚又來到此家，其父問：「高僧曾經說，只要拜佛心誠，就可以見到佛光。我兒拜佛已過千日，從無間斷，至今尚未見到佛光，難道心不誠嗎？」

和尚笑而不答，唱道：「佛即是心，誠則靈；登山是藥，病則輕。」唱罷，飄然而去。

生命在於運動，多運動則身強體健。和尚並未點破其中的玄機，令其心誠，方取其效。

【中醫論防病】

《黃帝內經》記載：「正氣存內，邪不可干，避其毒氣。」這是中國關於疾病預防的最早表述，也是中國預防醫學的總則。它告訴人們，怎樣才可以少生病，不生病。

所謂的正氣，泛指構成人體的基本結構（臟腑和經絡）和精微物質（精、氣、血、津液）的正常功能活動，以及機體的各種維護健康的能力，包括：自我調和、適應環境、抗病祛邪、康復自癒等能力。邪氣攻擊人體的時候，正氣就會立即投入戰鬥。

正氣旺盛，臟腑功能正常，氣血充盈，衛外固密，病邪難以侵入，疾病無從發生，或是雖然有邪氣侵犯，正氣亦能抗邪外出而免于發病，即「正氣存內，邪不可干」。

正氣不足，衛外不固，抵抗力減弱，邪氣就會乘虛而入，破壞臟腑氣血的生理功能，導致機體「陰平陽秘」的狀態紊亂而發生疾病，即「邪之所湊，其氣必虛」。

正氣不足，是導致疾病發生的內在根據。當然，正氣抗邪能力也是有一定限度，如果邪氣過盛，或是邪氣的致病性較強，超過人體正氣的抗邪能力，也會發病。

音樂治病趣味多

治療情志之疾，需要醫者構思靈巧，讓病者移情易性。

清代，松江縣名醫秦明章，此人治病方法怪異，而且精通詩詞音律。有一次，一位姓方的官吏生病臥床，兩頰潮紅，四處求醫問藥，皆不見效，後來請秦明章來診治。

秦明章來到官邸，細心望聞問切之後，笑著說：「老爺，此病大概是因為不善官場逢迎，心中鬱悶而致吧？」病人稱讚秦明章的高明，自己最近確實為此而煩惱。

於是，秦明章邀來梨園女伶，令她們用琵琶彈奏《潯陽秋月》。方大人閉目靜聽，好似來到楓葉荻花秋風瑟瑟的潯陽江上，漁舟緩緩駛回港灣，港灣的漁舟上又飄起冉冉炊煙。聽著聽著，方大人兩頰逐漸退紅，頓覺舒服許多。

次日，秦明章又帶來兩名童伶，讓他們在病榻前演出《紅梨記》的「醉鬼」那場，方大人高興得笑出聲，打嗝少許，渾身又舒坦許多，不久就痊癒。

事後，方大人宴謝秦明章。席間，方大人笑著問：「先生不曾用藥，卻治好本官的病，其中的巧妙之處可否傳授？」

秦明章笑著說：「我用的是古方。孔子聞韶樂而三月不知肉味，此乃詩歌音樂之妙。大人病癒，正是我用音樂治療所致。」

方大人連連稱讚：「神醫妙方，賽過華佗啊！」

【音樂與食慾】

中醫典籍《黃帝內經》中，將宮、商、角、徵、羽五音，歸屬於脾、肺、肝、心、腎五臟，認為五音對人體氣機的升降出入、臟腑的條達、神志的攝養有調節作用。

明代醫家龔廷賢《壽世保元》論述音樂療法：「脾好音樂，聞聲即動而磨食。」認為音樂可以促使脾升清和胃降濁，增強消化和吸收的功能。

現代醫學也認為，美妙動聽的音樂是一種有規律的聲波振動，同時也是一種物理能量。這種徐疾遲緩和輕鬆悠揚的音律，會使人們的組織細胞發生和諧的同步共振，有利於調整人體的生物節律，進而促進人體的新陳代謝，調節和平衡呼吸、循環、消化、內分泌各系統的功能，增進健康，延緩衰老。

第六章

醫德醫鑑

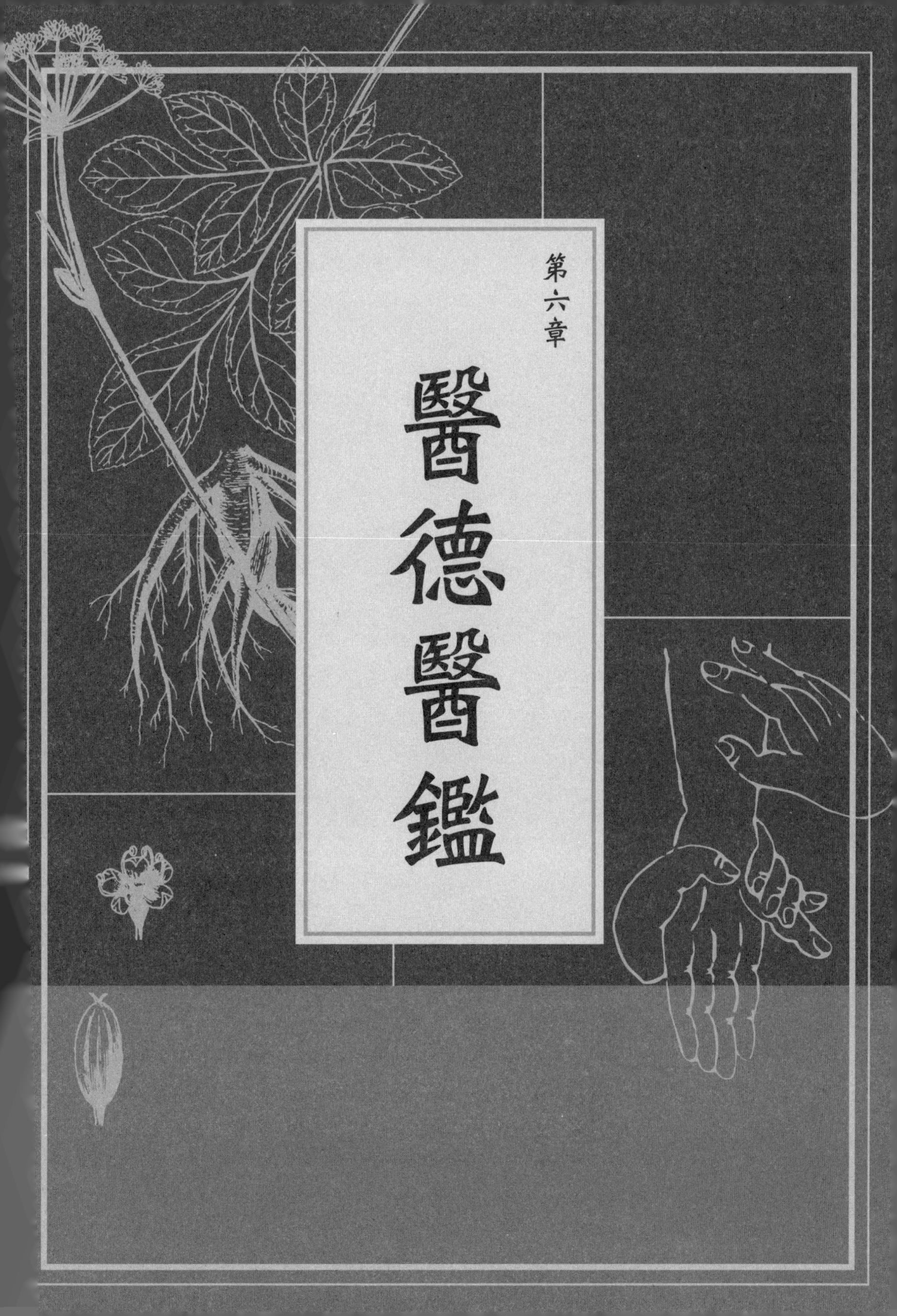

金玉良言蒲輔周

蒲輔周，一八八八年一月十二日出生於四川省梓潼縣長溪鄉一個世醫之家。祖父蒲國楨，父親蒲仲思，都是精通醫道而名聞鄉里的醫生。

蒲輔周十五歲開始，在祖父潛心教授下，掌握許多醫藥知識。他白天跟隨祖父臨床侍診，入晚苦讀到深夜。經過三年的苦讀與侍診，蒲輔周累積一定的臨床經驗，十八歲就懸壺於鄉里。

徐大椿曾經有「撤牌讀書」之訓，認為醫生應該堅持「每月嚴課，或有學問荒疏，治法謬誤者，小則撤牌讀書，大則飭使改業」，蒲輔周早年也曾經「撤牌讀書」。

由於蒲輔周在家鄉行醫的時候，已經享有盛譽，所以每天來看病的人絡繹不絕。有一次，他治療某位病人的時候誤用桂枝湯，導致患者大汗淋漓。當時，患者頗感輕鬆，頭痛發熱消退。第二天，患者的病情不僅沒有好轉，反而比前一天加重，頭痛更劇，全身無力。

為了瞭解原因，蒲輔周再讀《傷寒論》，認識到服用桂枝湯取「微似有汗者佳」，否則「病必不除」。此時，他才知道是誤汗所致，後來經過細心調理，歷時半月方癒。

此事讓蒲輔周感到非常內疚，自知基本功還不紮實，決心摘牌停診，閉門讀書三個月，不僅奠定紮實的理論基礎，而且養成數十年如一日的讀書習慣，終成一代宗師。

一九一七年，蒲輔周至成都開業，數年後返回梓潼行醫。他熱心社會公益事業，一九三一年倡議成立梓潼縣「同濟施醫藥社」。這個慈善機構，解決許多貧苦百姓無錢請醫買藥的困難。他還創辦平民教養廠、施棺會、西河義渡等多項慈善事業，活人濟世，受到當地百姓的歡迎。

後來，由於有感於時事日非，而且不屑與地方政界同流，蒲輔周又赴成都行醫。同時，在成都也創辦「同濟施醫藥社」，並且與泰山堂訂下合約，無錢買藥的病人經過他免費診斷以後，可以拿著他的特定處方去泰山堂抓藥，帳記在他名下，由他定期去結算。

蒲輔周在成都懸壺濟世的時候，有梓潼富家黃某病重，星夜迎他赴診。此前，病家已經延請另一位名醫郭代興診治。郭代興診斷為陽明腑實，議用攻下，但是富家畏芒硝和大黃如虎狼，不敢服藥，要等蒲輔周來決斷。

蒲輔周看過病人以後，細加推敲，認為郭代興診治無誤，就說：「方藥對證，何必猶豫彷徨，如果昨日進藥，今日病已解大半。如此興師動眾，真是枉費人力。」

病家經此解說，服藥盡劑而癒。後來，蒲輔周經常提及此事以教育後人，並且告誡後人：「不要掩人之美，奪人之功。」這是擲地有聲的金玉良言。

張子剛起死活人

南宋洪邁《夷堅志》記載：甘肅有一位團練使張銳，字子剛，因為醫術精湛而聞名於世，後來寄居在河南鄭州。有一次，刑部尚書慕容彥逢派人去鄭州請張銳為病人診治，但是張銳趕到的時候，病人已經死亡。當時，正是六月暑熱天氣，很快就要裝入棺木。

張銳要進去觀看死者，慕容彥逢以為張銳是藉故要錢，因此不想讓他進去看，就說：「你的來回路費與診金，我會如數奉上，不必勞煩先生再看了。」

張銳已經聽出弦外之音，知道慕容彥逢懷疑自己想藉故求錢，所以不讓他探視，就說：「病人死去，也要知道死因吧？我既然來了，還是應該去看看。」

慕容彥逢無法推辭，只能帶張銳去探視。張銳撩開面紗仔細觀察，又召來法醫問：「你看過夏天死亡的人面色紅赤嗎？」

法醫說：「沒有看過。」

張銳又問：「你看過人死後張口嗎？」

法醫說：「沒有。」

張銳接著說：「此人是因為汗不得出而昏厥，並沒有死，幸虧還沒有入殮。」

於是，張銳急忙取藥煎好，給病人灌服，並且告訴病家：「要注意守候護理，到半夜病人大瀉才會復活。」叮嚀完畢，張銳就到外院的書房住宿。

果然，到了半夜時分，病人解出許多大便，汙滿床褥，臭穢難聞。家人盡皆大喜，急去敲門通知張銳。張銳說：「我知道了，病人現在已無大礙，我明天再去診視。」

天剛亮，張銳就起身返回鄭州，一分診金也沒有收取。慕容彥逢來到張銳的住處，發現桌上留有平胃散一帖，病人服藥以後，過幾天即痊癒。

【中醫論「汗」與「血」】

中醫認為，汗是津液的組成部分，是陽氣蒸化津液出於體表而成。《黃帝內經》記載：「陽加之陰謂之汗。」就是說，出汗不僅要有津液，還要有陽氣，二者缺一不可。

中醫認為，血和津液都是由水穀精氣化生而來，全身組織中的津液注於脈中即成為血液的組成部分；血液如果滲出脈外則成為津液，而津液滲出皮毛則為汗。

血、汗、津液，與氣相對而言，均屬於陰，在生理上相互補充，在病理上相互影響，所以三者密不可分，為同源所化，有「津血同源」和「汗血同源」之說。

良醫抗旨救活人

根據明代黎澄《南翁夢錄》記載：范彬祖上世代行醫，范彬繼承祖業，醫術高明，醫德高尚，在當時家喻戶曉，後來在陳英王太醫署裡擔任太醫令。

范彬經常把家中積蓄的錢財拿出來，購買藥物和糧米，遇見孤苦和貧寒的病人，就讓其住在家中，供其粥米飯食，給予醫藥治療，救治這樣的患者達千餘人。

有一天，有人急促敲門，說其妻子突發血崩，出血如同流水，顏面色青，想要請他去救治。范彬急忙前往，誰知剛出大門，陳英王派人來請，說英王的貴人病發寒熱。

面對如此兩難的局面，范彬只好對使者說：「貴人之疾不算危急，現在有民婦罹患血崩，生命頃刻難保，我先去救她，等一會兒就來。」

使者一聽，生氣地斥責：「你忘記君臣之禮嗎？救了病人，不惜你自己的性命？」

范彬說：「我這樣做，確實有違君臣之禮，但是如果不這樣做，病人也許很快就會死去。至於我這條生命，希望寄託在陳英王身上，萬幸得以免死，餘罪情願承擔。」

說完，范彬急忙前往搶救那位民婦，民婦因此而得救。然後，范彬立即拜見陳英王，陳英王聽他敘述搶救民婦的真實情況，不僅沒有治他的罪，反而高興地說：「你是一位好醫生，不僅醫術高明，還有仁慈之心，如果天下人都可以像你這樣就好了！」

【血的功用及其病變】

中醫認為，血是維持生命活動的基礎物質之一，是由脾消化吸收水穀精微（營養成分）所生成，在心臟的作用下，不斷地運送到五臟六腑和皮膚以及全身各個部位。

血作為維持身體各種功能的營養源而被廣為利用。正是因為有血的滋養，肌肉和骨骼才可以結實健壯，眼睛才可以看清楚東西，皮膚和頭髮才有光澤，手才可以用力抓東西。如果血的生成與運行出現障礙，就會出現相應的症狀，分為「血虛、血熱、血瘀」三種證型。

血虛，是一種血液不足以及血的功能低下所導致的病症。造成血虛的原因，主要有失血、血的消耗、造血功能低下。身體失去血液的營養和滋潤，就會出現許多異常，例如：視物不清、目眩、心悸、指甲變形、月經不調、手足麻木等症狀。

血熱，是熱鬱積在血中的一種狀態，主要是因為熱邪入侵身體和血循環停滯引起熱邪鬱滯等原因所致。此時，不僅會引起血流加速，體內還會出現各種異常，例如：出現發熱、口苦、口渴、便秘、發熱、各種出血症狀。

血瘀，是血液的流動出現障礙而導致停滯的一種病症。寒邪與熱邪都會引起血瘀，氣虛和氣滯等氣推動血液運行的功能低下，也會造成血瘀的出現。血瘀主要引起疼痛的症狀，例如：痛經和神經痛。此外，血瘀還會導致便秘、皮膚晦暗、痔瘡。

陳光遠金牌警示

《蘇州府志》記載：明代有一位財主，其父罹患重病將死，請蘇州名醫陳光遠來診治。正當陳光遠診脈思治之時，忽然聽到陣陣鑼鼓聲。一打聽，才知道是財主正在納妾。

陳光遠對財主說：「我治病不在乎酬謝金帛，如果可以治好你的父親，希望你把剛娶來的美人送給我。」財主謙恭地答應，當天晚上就把新娶的美人送來，陪侍陳光遠就寢。

陳光遠笑了笑，當即托起胸前佩戴的金牌讓他們看，原來金牌上鑄造的銘文是「不近女色」四字，字跡已經磨損得很模糊，看來年代已經很久。

陳光遠對財主說：「我是以此來試探你，看父親和美人對你來說哪個更重要，你絲毫沒有吝惜美人的表情，因此可以稱得上是一位孝子。」後來，陳光遠把財主父親的病治好，財主欲贈送重金相謝，但是陳光遠再三拒絕，分文不受。

【醫家十要】

醫生必須具備一定的職業素養，診治疾病必須遵循一些基本準則，《萬病回春·雲林暇筆》「醫家十要」所羅列的，就是對醫生的基本要求：

一存仁心，乃是良箴，博施濟眾，惠澤斯深。

二通儒道，儒醫世寶，道理貴明，群書當考。

三精脈理，宜分表裡，指下既明，沉痾可起。

四識病原，生死敢言，醫家至此，始至專門。

五知氣運，以明歲序，補瀉溫涼，按時處治。

六明經絡，認病不錯，臟腑洞然，今之扁鵲。

七識藥性，立方應病，不辨溫涼，恐傷性命。

八會炮製，火候詳細，太過不及，安危所繫。

九莫嫉妒，因人好惡，天理昭然，速當悔悟。

十勿重利，當存仁義，貧富雖殊，藥施無二。

萬全救治冤家兒

明代兒科醫家萬全，醫德高尚，治病不分生熟親疏，即使冤家對頭，也不計舊惡。他在《幼科發揮》中，記述一個「醫不記怨」的診療故事。

胡元溪與萬全一家不和，有一年二月，胡元溪四歲的兒子患病，咳嗽和吐血，遍請名醫，百治不癒，持續半年時間，病情發展到十分危急，「咳百十聲，痰血並來」，不得已，只好請萬全來診治。

萬全見患兒鼻根青紫，鼻尖紅腫，咳嗽連續不斷，氣促面赤，先吐痰後吐血，痰血即出，咳嗽方定。經過仔細診視以後，萬全說：「我可以治癒這種病，大概需要一個月的時間。」

胡元溪聽後，心中十分焦急，以為萬全是在故意拖延，於是問：「這樣是不是太遲了？」

萬全說：「已經醫治幾個月而無效，現在預定一個月治好，怎麼可以說遲？」

萬全知道胡元溪心中有所顧慮，於是讓胡元溪準備一個本子，從即日開始，每天服什麼藥，某日加減什麼藥，都一一記錄清楚。這樣一來，胡元溪心中的疑慮大減。

五劑湯藥服完以後，「咳減十分之七，口鼻之血止矣」。但是胡元溪始終心存疑慮，以為過去萬全與自家有嫌隙怨恨，不一定會用心治療，於是又請一位萬紹醫生來診治。

萬全對胡元溪說：「令郎之病，我已經快要治癒了，為何又請他人？」

胡元溪回答：「一個人的力量有限，多一個人就多一分力量。」

此時，萬全可以撒手不管，別人也勸他離去，但是他說：「他只有這個兒子，沒有我恐怕性命難保。我一走，他就不會再請我。此兒若死，雖然並非是我所殺，但也是我的過錯。先看萬紹用何方，用之有理，我就走；如果有誤，必定勸阻，阻之不得，再走不遲。」

萬全看了萬紹開的處方以後，認為藥不對症，服下有危險，誠懇地勸阻：「此兒肺升不降，肺散不收，怎麼可以用防風和百部？」

萬紹不聽萬全的勸阻，反而強辯：「防風和百部是治咳嗽的神藥。」

胡元溪也在一旁附和：「這個是秘方。」

萬全嚴肅地說：「我是為這個孩子擔憂，並非出於嫉妒。」無奈之下，萬全臨走的時候再次看望患兒，撫之頭說：「藥要少吃一些，如果疾病再次發作怎麼辦？」囑畢，不辭而退。

果然不出所料，病兒服下萬紹的藥，「才一小杯，咳復作，氣復促，血復來如初」，病情急轉直下，病情危急。胡元溪之妻又怒又罵，胡元溪也開始後悔。

在這個緊急時刻，胡元溪只好慚愧地再次來請萬全。萬全不計前嫌，只是告誡病家：「早聽我言，就不會有今天的結果。要我去調治，先去除嫌疑之心，讓我一心治療，以一個月為期。」

此時，胡元溪心中疑慮已消，專心聽從萬全的安排。萬全仍然讓病家每日記錄所用方劑，結果只用十七天的時間，就把患兒的病完全治好。

【肺的功能】

肺司呼吸，管一身之氣，從大自然中吸進清氣，呼出濁氣。肺統管人身的宗氣，宗氣由大自然的氣與脾胃產生的穀氣綜合化生而成，積聚於胸肺，為全身氣的根本。

肺有宣發和肅降的作用。所謂宣發，就是向上向外，透過肺氣而宣達散布氣血津液，以滋養全身，內而五臟六腑，外至肌肉皮毛。所謂肅降，就是清肅下降的意思，如果肺氣不能肅降，則可能發生咳嗽和氣喘等症候。

肺氣的宣發與肅降是相反相成的，其作用相互制約而相互依存，使人體各臟腑組織可以獲得津液氣血的滋養，又不至於有水濕停滯的病證發生。

肺能通調水道，即水液透過肺氣的宣發和肅降作用，散布周身，供臟腑組織利用之後，經由呼吸、汗腺、腎、膀胱排出體外。如果肺氣失於宣發和肅降，就會導致水氣的阻滯，出現小便不暢、水腫、咳嗽、氣喘等症候。

診病先貧後富

清代名醫王旭高，名泰林，別號退思居士，江蘇無錫人。王旭高雖然為一代名醫，但是從來不驕矜自恃，總是為病家著想。當時醫生出診，大多以轎代步，而轎錢則由病家買單。王旭高為了減輕病家負擔，自養白馬一匹，出診經常策馬以行，近處出診則多步行。

王旭高出診先至貧家，而後到富家，許多人不解其意，他說：「貧者藜藿之體，類多實病與重病，急而相求，宜早為治，否則貽誤病機。富者養尊處優，類屬輕症與虛症，調理者居多，略遲無妨，故不得不有緩急先後也。」

若是貧者來診，王旭高不計診金，對於無力購藥者，於藥方上角書「記帳月結」四字，加蓋私章，病者持方至藥店取藥，可以不付藥資，由王旭高月底與藥房結帳。

名醫風範

從古至今，醫生都是一個需要承擔風險的行業。醫者遇到危厄之症，難免瞻前顧後，明哲保身。但是陸養愚卻可以全力以赴，不避風險，醫德高尚，為時人所敬佩。

浙江長興縣有一位婦人，素來脾胃虛弱，又值產後，因怒而致泄瀉。治療無效，反見汗出氣喘，病情危重。經由別人推薦，病家請柴春泉和陸養愚來會診。

二人到來之時，病人已經不省人事。診畢，二人共擬一方。此時，柴春泉對陸養愚說：「病發於產後，脈細如絲，勢已危篤，不如不用藥，以免自找麻煩。」

陸養愚說：「病雖然危重，我們既然來了，還是要盡力搶救。」

柴春泉再次入內診視，料其今夜必死，堅持要走，病家苦留未果。陸養愚心中不忍，於是留下來，並且說：「尊夫人病勢甚危，萬一不測，恐怕為人議論，不能全怪柴春泉。現在我既在此，請趕快將所擬之方煎湯頻飲。」

病人服藥以後，當夜稍見清爽，汗止泄減。次日早上又進一劑，病又減，經過陸養愚精心醫治，不久之後痊癒。病家感激萬分，在碧湖置酒為謝。陸養愚說：「吾前所用之方藥，原本與柴春泉同訂，今須待他到來，方敢領惠。」始終不埋沒柴春泉同治之功。

陸養愚有一位莫逆之交朱如玉，字遠齋，為湖州名醫。當時，歸安縣令聞其名氣，由於屢召而不赴，欲借事端將其下獄，斃之杖下。

鄉紳十餘人為其請命，竟然無法獲釋，其好友陸養愚也無計可施。就在此時，按台大人巡視湖州而罹患瘧病，醫治無效，於是召陸養愚為其診治。

陸養愚高興地說：「機會來了！」

在按台大人即將痊癒之時，乘機進言：「症雖減而脈似未減，此餘邪未盡，恐日後有變。我的師兄朱遠齋醫術高明，若得此人診治，百無一失。只是他得罪縣令大人，現在被監禁。」

按台大人隨令捕官去歸安請朱遠齋。朱遠齋診視按台大人之病，論病如同見過，隨即處方遣藥。當夜，按台大人排下宿垢極多，第二天瘧止，朱遠齋因此得以獲救。

【中醫對瘧疾的認識】

中醫認為，引起瘧疾的病因是感受瘧邪，《黃帝內經》亦稱為瘧氣。瘧邪舍於營氣，伏藏於半表半裡。《素問．瘧論》記載，瘧氣「藏於皮膚之內，腸胃之外，此榮氣之所舍也」。

《醫門法律．瘧證論》記載：「外邪得以入而瘧之，每伏藏於半表半裡，入而與陰爭則寒，出而與陽爭則熱。」瘧邪隨著經絡而內搏五臟，橫連募原，與衛氣相集則發病，與衛氣相離則病休，其證表現為盛虛更替。

感受瘧邪之後，瘧邪與衛氣相集，邪正相爭，陰陽相移，進而引起瘧疾症狀的發作。瘧邪與衛氣相集，入與陰相爭，陰實陽虛，以致惡寒顫慄；出與陽相爭，陽盛陰虛，內外皆熱，以致壯熱、頭痛、口渴。瘧邪與衛氣相離，遍身汗出，熱退身涼，發作停止。

瘧邪再次與衛氣相集而邪正交爭的時候，又會引起瘧疾發作。因為瘧邪具有盛虛更替的特點，瘧氣之淺深，其行之遲速，決定與衛氣相集的週期，進而表現病以時作的特點。

瘧疾以間日一作者最為多見，正如《素問・瘧論》記載：「其間日發者，由邪氣內薄於五臟，橫連募原也。其道遠，其氣深，其行遲，不能與衛氣俱行，不得皆出，故間日乃作也。」瘧氣深而行更遲者，則間二日而發，形成三陰瘧，或是稱為三日瘧。

防止感受瘧邪，是預防瘧疾的根本措施。尤其是在夏秋季節，更應該注意預防，正如《景岳全書・瘧疾》記載：「但使內知調攝而外不受邪，則雖居瘴地，何病之有？」

郎中知錯必改

一個小兒玩耍的時候不慎溺水，幸虧家人及時救起。當夜，孩子出現高熱，不斷呻吟，胡言亂語。次日，請來善治外症的郎中診治，認為是溺水驚嚇，使用鎮驚清熱之藥，全部無效。

第三天，孩子病情加重，轉為昏迷，胸高而突，脈細如絲，氣瀕垂絕。郎中十分納悶，心想：「我從來不懼外症之重，今日對症投藥，反而脈已無根，成為不治之症，莫非診斷有誤？」

郎中前思後想，忽有所悟：「小兒跌撲冷水中，感寒濕之氣，引起食積胃中不化，與夾食傷寒相同，古方用五積散治之。我用治驚風的寒冷之藥，藥不對症，所進之藥皆滯留於胃脘之上，以致胸高而突。應該用理中湯運轉前藥，化積消食，然後再主治夾食傷寒。」

於是，郎中讓病家煎理中湯一盞，給小兒灌服。不久，病兒開口嘔吐，胸突平復。郎中又用藥物開通便道，夜裡小兒解出許多黑色糞便，積食基本清除。再用生津之藥，病兒退熱轉安，又經過調理，數日痊癒。

病家十分高興，欲以重金酬謝郎中。郎中堅辭不受，並且說：「起初我誤診用藥，幾乎斷送公子的性命，最後有幸治好公子的病，只是將功補過，診費分文不能收取。」

【理中湯方解】

此方出自《傷寒論》，其藥物組成為：人參、乾薑、甘草（炙）、白朮各三兩（大約九克），具有溫中散寒、補氣健脾的作用，主治脾胃虛寒證。

此方用乾薑為君，大辛大熱，歸經脾胃，溫中祛寒，扶陽抑陰。病屬虛證，虛則補之，故以人參為臣，甘溫入脾，補中益氣，培補後天之本，氣旺而陽亦復。

脾為濕土，中虛不運，必生寒濕，又以甘苦溫燥之白朮燥濕健脾，健運中州，投脾之所好，是為佐藥。甘草蜜炙，性溫具補，補脾益氣，調和諸藥，用之為使。

縱觀全方，藥僅四味，溫補並行，而以溫為主。藥少而力專，可使寒氣去，陽氣復，中氣得補，健運有權，中焦虛寒諸證自可除矣。

陳道隆濟貧

陳道隆，浙江杭州人，後來至上海行醫。他經常仗義疏財，慷慨濟困，其案几上有一塊「貧病不計」的標牌，每天留出三十個名額，免費接待付不起診費的窮困病人。

有一位老婦人因為思念兒子而抑鬱成病，媳婦延請陳道隆到家中看病。陳道隆環顧四周，知道是貧寒人家，正在為病人診脈的時候，聽到樓下有人敲門，並且高喊領取匯款。

老婦人聽說是兒子寄錢回家，頓有喜色，但是媳婦的表情沒有逃過陳道隆的雙眼。開方之後，陳道隆暗問那個媳婦是否真的有錢寄來。果然不出所料，女子一陣心酸，哭著告訴陳道隆，剛才敲門大喊取款之事，都是做給老婦人看的，以試圖安慰她。

陳道隆聽後十分動情，不僅不收分文，反而解囊相助二十元銀洋，配合媳婦「假戲真做」。不久，老婦人病癒，兒子亦歸，全家三口一起到陳道隆家，感謝贈款救命之恩。

有一次，陳道隆到一位窮苦人家出診，開方以後才知道病家根本無錢買藥。陳道隆在自己口袋裡摸了半天，發現分文未帶，情急之下，摸出懷裡的金錶，讓病家趕快到當鋪換錢買藥。病家手捧金錶，感動得說不出話。第二天，陳道隆派司機去當鋪贖回金錶。

陳道隆不僅醫術高明，樂施好善，對年輕後輩不會頤指氣使，而是熱情扶持，全力提攜。有一年，某紗廠老闆的家庭教師病倒，因為貧困請不起名醫，請來初出茅廬的醫生王正公。老闆知道以後，恐怕診治有誤，另外請來名醫陳道隆。

陳道隆為病人診脈以後，正要開方，看見桌旁有一張已經開好的藥方，就問這張藥方是誰開的。被告知實情以後，他喜形於色地說：「後生可畏！依照此方服藥，保證可以痊癒。」

同時，陳道隆退回診金十六元大洋。病人服下王正公的藥，幾天以後就好了。事後，王正公得知自己受到陳道隆讚賞，頗為感動，與病人一起登門致謝。

丁濟萬治危疾

丁濟萬是名醫丁甘仁的長孫，其父早亡。丁甘仁憐愛長孫，親自教他在身邊侍診，耳提面命，精心栽培，因此深得祖父真傳。

丁濟萬獨立應診以後，起初業務平平。有一天，一位貧困病人的家屬慕名來求診。由於病人昏迷不醒，無法前來，出診費需要十二元，患者家人出不起，惶哭於堂前。

丁濟萬聞之，心中惻然，慨允出診。病人罹患溫病，已現危象，稍保身價的醫生必定望而卻步。丁濟萬初生之犢不怕虎，為之悉心診察，著意處治。

得知病家沒錢購藥的時候，丁濟萬十分同情，為之代付藥款，並且對病家說：「這是一服扳藥，服之若能汗能醒，尚可救活。如果扳不轉，生還渺茫。」

第二天，病人家屬來到丁家，跪於階下，叩首而拜曰：「先生救命之恩，一家難忘，特來叩謝。」原來，病人高熱已退，神志甦醒，而且思食。

後來，丁濟萬繼續為之診治，終至痊癒。丁甘仁聽說此事以後，察其用藥，面露喜色：「孺子膽大心細，他日必成名醫。」由於病家口耳相傳，丁濟萬的名聲由此遠播，遠近就醫者日眾，最終像其祖父一樣，成為上海數一數二的名家。

活人為急

明朝萬曆年間，巡撫慕天顏駐節蘇州，他早年喪父，事母至孝。一日，慕老夫人左肩長出一個瘡癤，醫者連用山甲、皂刺、銀花、大黃等藥清熱解毒，竟然纏綿不癒，日夜呻吟。

慕天顏憂心如焚，有同僚向他推薦陳實功，慕天顏立刻派人去通州請陳實功前來。陳實功，明代著名外科醫家，著有《外科正宗》一書，善治疑難雜症，經常起死回生，人稱「陳半仙」。

陳實功為人治病不計酬金，對於窮家小戶，經常倒貼藥錢，如果不幸而死，還要為之買棺成殮。行醫多年，仍然是兩袖清風，經常買半升米下鍋，因此又稱為「陳半升」。

陳實功來到慕府，診視以後問：「老夫人往日頗多抑鬱否？」

慕老夫人點頭說：「吾二十三歲喪夫，好不容易將子女苦養成人，多年抑鬱自不待言。吾子今雖富貴，吾夫卻是墓木已拱。」說罷，潸然淚下。

陳實功說：「此病難治，就是因為『鬱』。病由氣鬱痰熱膠結所致，初治應該化瘀消腫、清熱解毒，稍現轉機即當疏肝解鬱。若一味服用涼藥，痰鬱愈加固滯不化，因此遷延不癒。」

隨後，陳實功以疏肝解鬱的逍遙散和越鞠丸，並且以針刀排除膿腐，敷以草藥，不多日即告痊癒。慕天顏異常高興，謝以白銀二百兩，絲綢十匹。

陳實功婉言辭拒：「治病以活人為急，非為重金而來。」

慕天顏肅然起敬，手書「醫德長存」四字金匾相贈。日後，慕天顏聽說通州南門外有一座通濟橋十分破舊，是陳實功每日出診必經之地，故於天啟元年，捐資重修此橋，取名「長橋」，寓意陳實功醫德長存於天地之間。

【久鬱不解易成病】

鬱病是由於情志不舒、氣機鬱滯所致，以心情抑鬱、情緒不寧、胸部滿悶、脅肋脹痛，或易怒易哭，或咽中如有異物梗阻等症為主要臨床表現的一類病證。

《金匱要略・婦人雜病脈證並治》記載屬於鬱病而且多發於女性的臟燥及梅核氣兩種病證，所提出的治療方藥沿用至今。元代《丹溪心法・六鬱》提出氣、血、火、食、濕、痰六鬱之說，創立六鬱湯和越鞠丸等相應的治療方法。

鬱有廣義和狹義之分。廣義的鬱，包括外邪和情志等因素所致的鬱在內。狹義的鬱，即單指情志不舒為病因的鬱。情志內傷是鬱病的致病原因，但情志因素是否造成鬱病，除了與精神刺激的強度及持續時間的長短有關之外，也與機體本身的狀況有極為密切的關係。

《雜病源流犀燭・諸鬱源流》記載：「諸鬱，臟氣病也，其原本由思慮過深，更兼臟氣弱，故六鬱之病生焉。」說明機體的「臟氣弱」是鬱病發生的內在因素。

理氣開鬱、調暢氣機、怡情易性是治療鬱病的基本原則。《醫方論・越鞠丸》方解中說：「凡鬱病必先氣病，氣得疏通，鬱於何有？」鬱病一般病程較長，用藥不宜峻猛。《臨證指南醫案・鬱》指出，治療鬱證「不重在攻補，而在乎用苦泄熱而不損胃，用辛理氣而不破氣，用滑潤濡燥澀而不滋膩氣機，用宣通而不揠苗助長」。

除了藥物治療以外，精神治療對鬱病有極為重要的作用。此外，正確對待各種事物，避免憂思鬱慮，防止情志內傷，是防治鬱病的重要措施。

陳復正救危兒

清朝年間，一天，醫家陳復正應邀到一個高姓人家出診。這家有一個小兒，生下不久即患「百日咳」，咳嗽頻繁，面色白，自汗，滿頭青筋，囟門寬大。

陳復正診視以後，認為患兒為肝風有餘而肺氣不足，中氣更虛，必須速投人參救治。同時，病家還請來另一位醫生，這位醫生認為小兒生下不久，至柔至弱，不可服人參峻補溫熱之品。

患兒的父母聽信這位醫生的話，不敢用陳復正的藥方，而改用此醫生藥方醫治。三個月後，患兒未見好轉，反而病情加重，奄奄一息，家人只好硬著頭皮再請陳復正診治。

陳復正不計前嫌，立刻來診治。陳復正仔細查看以後，認為還有救治的希望，令取上好人參一錢，元肉五粒，蒸湯予服。服後稍順，又連服人參一錢和元肉七粒蒸湯餵服，獲得大效。

經過陳復正二十多天的精心治療，患兒總算起死復生，之前那位醫生自嘆醫術不精。其實，幼兒並非絕對禁用人參，但是必須用之得當。

【中醫理論中，「氣」的病理變化】

氣的病理變化有三個方面的原因，一是氣的化生不足，二是氣的消耗過度，三是氣的升降出入運動的平衡失調。前二者可導致氣虛，後者則屬氣機失調。

氣虛是指氣不足，導致臟腑組織功能低下或衰退，抗病能力下降，有全身氣虛和局部氣虛之分。從臨床上看，氣虛的主要症狀有精神委頓、倦怠、四肢乏力、自汗。

氣機失調的具體表現形式有：氣機不暢，即氣的升降出入運動受阻；氣滯，即氣在局部發生阻滯不通；氣逆，即氣的上升太過或下降不及；氣陷，即氣的上升不及或下降太過；氣脫，是指氣不能內守而外逸，常見大汗淋漓、四肢發涼，往往出現在疾病的轉折時期；氣結，則是氣不能外達而結聚於內，根據程度不同，還稱為氣鬱、氣閉。

曹大夫受辱名衰

孫思邈說：「若有疾厄來求救者，不得問其貴賤貧富，長幼妍媸，怨親善友，華夷愚智，普同一等，皆如至親之想。」所以歷代名家，對任何病人都很關心，全力救治。那些嫌貧愛富和缺乏醫德的醫生，必定會遭到人們的白眼與卑蔑。

陸以湉《冷廬夜話》記載一則故事：蘇州有一位曹醫生，身材高大魁偉，兩腮多美髯，風度十分瀟灑。但是此人貪財刻薄，經常以昂貴診金抬高身價，窮苦百姓很難請他診治。

蘇州有一位富家小姐生得俊美嬌媚，父母視若掌上明珠，芳齡十八仍然待字閨中未嫁。有一天，這位富家小姐突然患病，其父隨即派僕人備足銀兩，請曹醫生來診治。

那個僕人家貧，其母生病的時候求曹醫生診治未允，故有怨隙。在去富家的途中，曹醫生向這個僕人打聽病情，僕人信口胡謅：「小姐出嫁一年多，今日回娘家不思茶飯，只吃酸梅、山楂，還吐幾次，聽說小姐已經有身孕。」曹醫生信以為真。

當時的風俗，凡是大戶人家婦女均要迴避客人，所以小姐從帳幕中伸出手腕，讓曹醫生把脈。曹醫生輕信僕人之言，診脈的時候心不在焉，未審脈象如何，隨口就說是孕脈。

富家一聽，頓時張口結舌，心想：「足不出戶的黃花閨女，怎麼會懷孕？」於是，他不露聲色地說：「請先生賜方，勞駕明天再來複診。」曹醫生提筆寫一張處方，捋鬚告辭。

第二天，曹醫生應約而至，此次富家公子替換小妹隱入帳內，伸手讓曹醫生診脈。富家在一旁說：「小女服藥未見好轉，曹先生昨日診斷是否確實？」

此言沒有引起曹醫生的深思，反而激起他的傲氣，只見他一本正經地說：「曹某雖然見識淺陋，卻從未誤診。今日再診，確為孕脈。倘若不信，另請高明，敝人就此告辭。」說罷，起步欲走。

只聽帳中一聲喝令：「姓曹的慢走！你看仔細了，我是男人，哪能懷孕？誣衊我尚且罷了，誣衊我妹妹是不能饒恕的！」富家公子隨即從床上跳出來。

富家公子吩咐僕人將曹醫生圍住，曹醫生渾身發抖，跪在地上苦苦哀求。富家公子冷笑著說：「免打尚可，不能太便宜你。」喝令僕人將其兩腮美髯剃去，並且以脂粉塗其顏面，趕出家門。曹醫生經過這次教訓，閉門謝客半年不出家門，聲望頓時衰落。

【醫之四失】

《素問·徵四失論》記載：「診不知陰陽逆從之理，此治之一失矣。受師不卒，妄作雜術，謬言為道，更名自功，妄用砭石，後遺身咎，此治之二失也。不適貧富貴賤之居，坐之薄厚，形之寒溫，不適飲食之宜，不別人之勇怯，不知比類，足以自亂，不足以自明，此治之三失也。診病不問其始，憂患飲食之失節，起居之過度，或傷於毒，不先言此，卒持寸口，何病能中，妄言作名，為粗所窮，此治之四失也。」

臨證診治不懂陰陽逆從的道理而妄投藥劑；尚未掌握醫療技術，就盲目施用各種療法；不瞭解病人的生活習慣、嗜好、居住環境、職業，不注意形體的肥瘦和寒溫，不區別性情的勇怯，不懂得用比類異同的方法進行分析；

診斷疾病只憑脈診，不仔細詢問起病之因，不進行四診合參，主觀片面，這些對於醫生而言，都是致命的錯誤，一定要杜絕。

施幼聲死於巫卜

有一些愚昧無知的人，有病不是尋醫問藥，而是祈求巫術治療。兩千年前，秦越人就提出「信巫不信醫者」不予診治。可見，宣傳和普及醫療科學知識是十分重要的。

吳有性《溫疫論》記載一則醫案：一個靠賣卜為生的人，在患病診治服藥的關鍵時刻，不信明醫，而是以巫卜來決斷，結果陰差陽錯，命喪黃泉。

這個算卦賣卜的人，名叫施幼聲，其卦藝技術頗為高明，生意也很好。四十歲的那年六月，他忽然患病，口燥舌乾，喜飲冰冷的水，咽喉腫痛，心腹脹滿，按之即感腹部異常疼痛，小便涓滴而下，色赤紅，伴隨疼痛，但是全身皮膚冰涼，指甲青黑，苔刺如鋒，六脈如絲，醫生們都認為是陰證，所開的處方都是以附子理中湯救治。

因為病情比較嚴重，病家又請名醫吳有性診治。此時，理中湯尚未服下，吳有性診視病人以後，經過四診合參，力排眾議，認為患者為陽證，並且反覆向病家說明，不要為患者的表面現象所迷惑，要看到陽證的內在實質，所以決定以清火瀉熱的大承氣湯治之。

一說陰證，一說陽證，二者有天壤之別。患者的妻子疑惑難解，於是又請來一位醫生，也說屬於陰毒，必須針灸其丹田。後來，患者的哥哥又請來三位醫生診治，都說是陰證。

患者的妻子左右為難，拿不定主意。此時，施幼聲說：「何不卜之神明？」所得巫卜是「從陰得吉，從陽則凶」，而且多數醫生診斷都是陰證，所以決定煎服附子理中湯。

誰知藥一下嚥，頓感火熱，煩躁不安更加嚴重。此時，施幼聲哀嘆說：「我快要死了，都是誤服藥物所害。」不到一個時辰，他就喪命於誤診誤藥之下。

【陰證與陽證各自的特點】

面色蒼白或暗淡，畏寒，肢冷，倦怠無力，口不渴，喜熱飲，腹痛喜按，少氣懶言，小便清長，大便稀薄，舌質淡，苔白，脈細或沉遲無力，為陰證的主要症候，實際上包括一些虛證和寒證。陰本身的病變，還有陰虛、亡陰等不同症候。

陰虛的主要症候：口燥咽乾，潮熱盜汗，手足心熱，午後顴紅，頭昏眼花，多夢遺精，尿赤，便結，舌紅少津，脈細數無力。

亡陰的主要症候：畏熱肢溫，身熱汗出，汗熱而黏，神倦耳聾，心悸，肢顫，舌質絳乾，脈細數無力，可見於高熱失水、熱性病的後期。

身熱，喜涼，煩躁，面紅眼赤，口渴，喜冷飲，腹脹痛拒按，小便黃赤，大便燥結，氣粗多言，狂亂譫語，舌紅苔黃，脈洪滑數有力，為陽證的主要症候，實際上包括熱證和實證。陽本身的病變，還有陽虛、亡陽等不同症候。

陽虛的主要症候：舌淡，不渴，畏寒，肢冷，頭昏，自汗，喘促，浮腫，陽痿早洩，便稀，尿清，五更泄瀉，舌質胖嫩，脈沉細無力。

亡陽的主要症候：畏寒，肢冷，皮膚清涼，氣息微弱，冷汗淋漓，神昏，面色蒼白，舌淡潤滑，脈微細欲絕。多見於吐瀉失水、大出血、熱病極期的中毒性休克。

草藥不可妄加採用

明代繆希雍《炮炙大法》記載：南宋高宗紹興十九年三月，英川有一位名叫希賜的僧人，準備去州南三十里的洗口寺院掃塔拜佛。此時，有客船從廣東番禺開到這裡，船上有一位讀書人的童僕雙腿無力，已經幾天不能行走，為此他非常著急。

船師見狀，非常同情，就告訴讀書人，自己有一藥，治療這種病非常有效，曾經治癒許多人。廟會結束以後，船師吃飯飲酒，喝得醉醺醺的，即往山上採藥。藥採回來以後，船師煎湯漬酒，然後拿給讀書人的童僕，並且叮嚀他：「天未明的時候，空腹服下。」

童僕聽從其言，天快要亮的時候將湯藥服下，不久即感到腹中不舒服，呻吟聲不斷，過了一會兒，腹痛如刀割一樣，抱腹嚎叫，直至天明即一命嗚呼。讀書人見狀大怒，歸罪於船師。

船師不相信自己的藥會毒死人，埋怨地說：「如今是什麼世道，好心反被當作驢肝肺！」為表示自己的清白，隨即將昨天剩下的湯藥漬酒服下，不到一個時辰，亦疼痛而死。

原來，這裡的山上生長許多斷腸草，誤食以後必死。船師採的草藥被斷腸草的莖蔓所纏，因為他喝醉酒，沒有細心察看和挑選，即煎湯漬酒服下，結果害別人也害自己。

船師救人之急的心態值得稱讚，兩條人命的代價卻是異常悲哀，其教訓足以警示世人。此事對希賜觸動很大，他後來經常告誡人們：「自此才知道草藥不可妄用也！」

【斷腸草】

《本草綱目》記載：鉤吻，俗名斷腸草、胡蔓草，味辛，性溫，有大毒，並且有「黃精益壽，鉤吻殺人」的警語。《辭海》記載：鉤吻，又名斷腸草，為馬錢科常綠纏繞灌木，夏季開黃花，根、莖、葉都有大毒，誤食會致人命，但是可以作殺蟲劑用。

剛愎自用誤殺人

為醫者操人性命，必須謙謹，切忌剛愎自用，否則將會釀成惡果。有一則故事，記載一位醫生剛愎自用，終致誤人性命，醫者應該引以為戒。

宋代，毛遂和周永二位獄吏因為犯下受賄罪，被押往饒州監獄。不久，二人皆患傷寒，值班醫生劉某與舒某一同去診視病人。對周永的病情，二人都認為應該用汗法，隨手投藥而癒。

但是對毛遂病情的診斷，二人出現爭執。劉醫生欲以大柴胡湯治療，舒醫生則說：「這豈是陽證傷寒？此藥入口，恐怕會弄出人命。」劉醫生堅持己見，舒醫生力爭不過，最終服用大柴胡湯。毛遂服藥以後，立刻痛徹心肺，大便泄瀉，糞如脂膏。

劉醫生不僅對此視而不見，又強使其再服第二劑，不多時，毛遂已死。正要將屍體移到牆角，毛遂忽然張目喘氣，宛若復活，問：「我服的兩劑藥，是哪個郎中開的？」

劉醫生暗喜，以為是自己的功勞，急忙回答：「是我開的。」

毛遂說：「我一家老小，全仗我一人糊口為生，我所患之病原本不應該死，而被你一誤再誤，安得活命？如今，只能在鬼門關相候。」說罷而死，劉醫生不久亦死去。

【徐大椿的「行醫嘆」】

徐大椿曾經寫過一首「行醫嘆」，對一些庸醫進行辛辣的嘲諷：

嘆無聊，便學醫。唉！人命關天，此事難知。救人心，作不得謀生計。不讀方書半卷，只記藥味幾枚，無論臌膈風勞，傷寒瘧痢，一般的望聞問切，說是談非。要入世投機，只打聽近日行醫，相得是何方何味，試一試偶爾得效，倒覺稀奇，試得不靈，更弄得無主意。若還死了，只說道藥不錯，病難醫。絕多少單男獨女，送多少高年父母，折多少少壯夫妻。不但分毫無罪，還要藥本酬儀，問你居心何忍！王法雖不及，天理實難欺，若果有救世真心，還望你讀書明理。做不來，寧可改業營生，免得陰誅冥擊。

出言輕率遭窘境

清代毛祥麟《墨餘錄》記載：青浦何書田與蘇州徐秉楠皆精於醫術，名重一時。有一位姓劉的富戶，其獨生子罹患傷寒，病勢危重，眾醫束手無策。

後來，富戶以重金請徐秉楠與何書田來診治。徐秉楠先到，診視很久以後說：「察其形症，變在旦夕，雖扁鵲復生，亦無法下手矣！」

此時，何書田也到了，徐秉楠隨即去另一室。何書田進來診視病人，也認為症情危重：「剛才切脈的時候，兩手雖然奄奄欲絕，而陽明胃脈一線尚存，有一線之脈，即有一線之生機。唯有『輕可去實』一法，以輕清之品，或可宣其肺氣，等到津液來復，神志能清，再圖良策。暫且擬一方服之，於寅卯之交若有微汗，則可望生機，否則恐怕難以救治。」

當時，徐秉楠獨自坐在另一室，他命令僕從前去探視，取來處方一看，笑著說：「此方可以治療此病？如果真的可以治療此病，可以將我招牌撤去，終身不談醫道！」

此話被何書田的僕從聽到，並且將其告訴何書田。於是，何書田對病家說：「聽說徐秉楠先生也在此，太好了，今晚雖然不能相見，明天一定與之共同處方，務必為我留下他。」

徐秉楠打算告辭而歸，病家苦苦留之。服藥以後，病兒果然得汗，形色略安。何書田再診，然後說：「尺脈已起，有生還的希望，但是必須留住徐秉楠先生，我才為郎君治療此病。徐秉楠如果走了，我也要走。」病家只好答應何書田留住徐秉楠。

徐秉楠聽說病情有轉機，無地自容，急欲辭歸。病家說：「何先生說，如果徐先生走了，他也要走。我兒子的病全指望先生，希望先生可憐他，就算日費千金，我也在所不惜。」

徐秉楠知道自己已經失言，默默無語。何書田一日探視數次，不數日，病兒已能坐起進粥。此時，何書田對病家說：「今病已癒，我要回去了。徐先生屈留多日，想必也想回去，但是他說過招牌之事，不知是我順路去取，還是他自己送來，希望你代我詢問。」

不得已，徐秉楠懇求病家從中周旋，病家設席相勸，始得調解。何書田至家，適逢其侄亦罹患傷寒，舉家惶惶。何書田診之，形症與富戶之子相似，就說：「這個容易。」

於是，以前法進藥，竟然無效而亡。何書田悵然地說：「今日方知死生在命，非藥之功或醫之能也。」於是，致函於徐秉楠自陳其事，並且向其請罪，然後閉門謝客，不言醫者數年。

御醫貪官王繼先

根據《宋史》記載，王繼先為河南開封人，出生於醫學世家，祖上以「黑虎丹」而聞名，號稱「黑虎王家」。王繼先天資聰穎，深得家傳，醫術很高。

後來，有人舉薦王繼先入宮為太后治病，由於藥效顯著而被留在宮中，成為一位御醫。從此，王繼先開始從名不見經傳的「雜流醫官」，走向位尊權重的御醫和高官的發跡史。

南宋建炎年間，金兵突襲揚州，高宗半夜倉皇而逃，因為驚嚇過度罹患陽痿，高宗非常苦惱。王繼先給高宗服用淫羊藿等壯陽藥，結果獲得顯效，於是得以加官晉爵。

王繼先的飛黃騰達，引起朝廷內外特別是老臣們的極力反對，但是因為高宗的絕對信任和太后與貴妃的施恩舉薦，他升官的腳步沒有被阻止，不久被授右武大夫、華州觀察史等職，最後做到奉寧軍承宣使、昭慶軍承宣使等高官。

不僅如此，其妻郭氏還被封為郡夫人，兒子王安道、王守道、王悅道也被加封為武泰軍承宣使、朝議大夫、朝奉郎直秘閣，就連其孫也被授承議郎直秘閣一職。

當然，王繼先平步青雲不是全靠醫術。史書記載，他為人奸詐狡猾，善於阿諛奉承，所以備受高宗寵信。因為有皇帝庇蔭，他在朝廷中貴極人臣，專橫跋扈。

王繼先與秦檜臭味相投，很快結為兄弟。王繼先利用御醫之便，向秦檜報告高宗的舉動。金兵進犯的時候，二人沆瀣一氣，力主投降賣國，慫恿大臣們向金兵求和，甚至暗示高宗處斬主戰的將士。

王繼先的這些做法，招致很多朝臣的不滿，侍御史杜莘老冒死上書彈劾他，列舉其廣造宅第、侵佔民房、私置兵甲、誣陷親人、貪汙行賄、霸佔民女等十大罪狀。

此時，高宗只好遵從大臣們的意願，將王繼先及其家族子孫全部罷官，貶至福州，並且沒收全部家財。從此，這個曾經輝煌一時的御醫銷聲匿跡。作為草醫和御醫甚至高官，他的興衰和教訓，值得古今為醫為官者深深思索。

客觀地說，王繼先在醫學上還是有一定的造詣和貢獻。他最大的貢獻就是奉詔領銜，與張孝直、柴源、高紹功等人一起重修本草，名為《紹興校定經史證類備急本草》，簡稱《紹興本草》，這是南宋唯一的一部官頒藥典性本草著作，對於南宋醫學也算是做出貢獻。

女御醫施毒手加害皇后

淳于衍是歷史上有記載的女侍醫，她天資聰慧，精於切脈，通曉醫藥。這個原本可以名垂千古的女御醫，卻因為利慾薰心而喪失醫德，最終成為御醫史上一個讓人唾棄的醫生。

西漢武帝時期，宮中有一個叫做許廣漢的侍衛，他有一個女兒叫做許平君。有一次，許廣漢不小心把別人的馬鞍放在自己的馬背上，違反宮廷的規矩，被罰宮刑。

做了太監的許廣漢，對皇帝忠心耿耿，因而受到重用。在一次宮中政變平定以後，許廣漢奉漢昭帝之命搜查叛亂者的證據，因為失職再次受罰，被遣去掖庭服役三年。

漢武帝「巫蠱之禍」時期，後來的漢宣帝劉詢剛出生幾個月就被打入牢獄，漢昭帝即位以後赦免劉詢，將其遣到掖庭。許廣漢和劉詢在掖庭結識，並且將女兒許平君嫁給落魄的劉詢。昭帝死後，劉詢成為帝位繼承人，許廣漢的女兒許平君也成為皇后。

許平君被冊封為皇后，遭到權臣霍光妻子霍顯的嫉恨，因為她一直希望自己的女兒霍成君可以成為皇后，於是在許皇后懷孕的時候，她開始打起壞主意。

當時，淳于衍正好被選入宮中做女御醫，專門侍奉懷有身孕的許皇后。淳于衍的丈夫在宮廷裡做侍衛，地位低下，淳于衍與霍顯的關係甚好，所以她的丈夫就託她向霍顯求情，讓霍顯在霍光面前為自己美言兩句，以便得到升遷。淳于衍見到霍顯以後，向她提出自己的請求。

霍顯非常爽快地答應，然後對淳于衍說：「我也有一件事情，想要拜託你來做。」

淳于衍急忙問是什麼事情，霍顯說：「想要請你幫助我女兒！這件事情，只有你可以幫得上忙。這幾天，皇后身體虛弱，御醫會給她開一些補藥，如果你可以在皇后的藥裡下毒，皇后死後，我女兒就會被封為皇后，以後保證讓你享盡榮華富貴。」

淳于衍聽到霍顯的這番話，剛開始也嚇得半死，她推託說：「皇后的藥是和其他御醫一起煎，而且必須有人先嘗之後才可以端給皇后，根本沒有辦法下手。」

霍顯說：「只要你想做，就一定會成功，就怕你不敢。有我丈夫做後台，你不用害怕。」

在霍顯的威逼利誘下，淳于衍只好答應。她將毒性很強的草藥附子搗成碎末，帶入宮中，在給許皇后餵藥的時候，偷偷把附子和其他藥混在一起，然後讓許皇后服下。許皇后服藥以後，即覺頭面涔涔汗出而煩懣，旋即殞命。

【中藥的毒性】

毒性是指藥物對機體的損害性。毒性反應與副作用不同，它對人體的危害性較大，甚至會危及生命，為了確保用藥安全，必須認識中藥的毒性。

西漢以前，以「毒藥」作為一切藥物的總稱。東漢時期，《神農本草經》提出「有毒、無毒」的區分。《黃帝內經》七篇大論中，亦有大毒、常毒、小毒等論述。從毒藥連稱到有毒無毒的區分，反映人們對毒性認識的進步。東漢以後的本草著作，對有毒藥物都標出其毒性。

前人是以偏性的強弱來解釋有毒、無毒、毒性大小。有毒藥物的治療劑量與中毒劑量比較接近或相當，因而治療用藥的時候安全度小，容易引起中毒反應。

無毒藥物安全度較大，但並非絕對不會引起中毒反應。人參、艾葉、知母皆有產生中毒反應的報導，與劑量過大或服用時間過長有密切關係。

毒性反應是臨床用藥的時候應該盡量避免的。由於毒性反應的產生與藥物貯存、加工炮製、配伍、劑型、給藥途徑、用量、使用時間的長短，以及病人的體質、年齡、症候性質，都有密切關係，因此使用有毒藥物的時候，應該從上述各個環節進行控制，避免中毒發生。

有毒藥物偏性強，根據以偏糾偏、以毒攻毒的原則，有毒藥物有其可利用的一面。古今利用某些有毒藥物治療惡疾累積大量經驗，獲得肯定療效。

值得注意的是：在古代文獻中，有關藥物毒性的記載大多數是正確的，但是由於歷史條件和個人經驗與認識的局限性，其中也有一些錯誤之處，如《神農本草經》認為丹砂無毒，而且列於上品之首；《本草綱目》認為馬錢子無毒。我們應該借鑑古代用藥經驗，也應該借鑑現代藥理學研究成果，更應該重視臨床報導，以便更好地認識中藥的毒性。

第七章

醫苑拾趣

伉儷寄藥

古時候，有一位才女出身於醫藥世家。某年仲夏之夜，她思念遠離家鄉多日的丈夫，不禁仰天長嘆：「月圓人不圓，苦矣！」於是提筆修書，傾吐衷腸。

信云：

檳榔一去，已過半夏，豈不當歸耶？誰使君子，寄生纏繞他枝，令故園芍藥花無主矣！妾仰觀天南星，下視忍冬藤，盼不見白芷書，茹不盡黃連苦！古詩云：「豆蔻不消心上恨，丁香空結雨中愁。」奈何！奈何！

借用中藥名，抒發自己心中的哀怨和思念。

平日熟讀醫書的丈夫，見妻子用藥名集成書信以表達思念之情，讓他感嘆不已，思妻之情油然而生。於是，他挑燈鋪箋，也回了一封藥名信。

書曰：

紅娘子一別，桂枝香已凋謝矣！幾思菊花茂盛，欲歸紫苑。奈何山路遠，滑石難行，姑待從容耳！卿勿使急性子，罵我曰蒼耳子。明春紅花開時，吾與馬勃、杜仲結伴返鄉，至時有金銀相贈也。

其中的思念、艱辛、歸期、允諾躍然紙上。

王維藥帖求偶

相傳，唐代王維來到京城趕考，在羈留京城的時候，因為生病去藥鋪買藥，看見藥鋪的抓藥少女美貌聰穎，頓生愛慕之心，有意想結識，於是就試之。

王維揮筆開出：

宴罷客何為？金甲壯士醉；出征行萬里，黑夜金不迷；
百年紫貂裘，豔陽牡丹妹；八月藥吐蕊，蝴蝶穿藥飛。

他一邊遞藥帖一邊說：「姑娘，請問可有此藥否？」

美麗的少女接過一看，略加思索以後，回答：

宴罷客當歸，雄黃酒壯威；遠志在邊疆，店中熟地美；
百年裘陳皮，芍藥牡丹妹；桂枝秋花芳，香附蝶雙飛。

看見姑娘脫口而出，王維暗自佩服。王維考中進士以後，就去藥鋪求婚，與之喜結良緣。

聯對交友

山西名醫傅青主，不僅醫術高明，而且才華過人。某日，一人慕名而來，想試探其虛實。他一進門，看見藥架上的藥，隨即吟道：「紅娘子生天仙子，一副生化湯。」

傅青主見來人出對，知其用意，應聲回答：「女貞子產劉寄奴，二包指迷散。」來人一聽，知道傅青主才思敏捷，這個對子對得極為工巧。

來人看了看縱橫成方的藥斗，又出一個長聯：「白頭翁騎海馬赴常山揮大戟怒戰草蔻百合，不愧將軍國老。」在這個長聯中，他用了八味中藥名。

傅青主聽後，微微一笑，從容應對：「何首烏駕河豚入大海操仙茅逼殺木賊千年，堪稱長卿仙人。」此對彷彿給人們展現一副古代英雄鏖戰廝殺的戰鬥畫面。

慕名而來的人也是一位名醫，聽了傅青主應對以後，非常敬仰他的醫術和文才。二人志同道合，於是聯對交友。客人告辭回家的時候，傅青主笑著說：「生地變熟地，常望合歡。」

客人答謝：「望月乘夜明，定來夜交。」此時，日已西沉，明月東升，故用望月砂、夜明砂、夜交藤三味中藥答謝，可謂應時應景，珠聯璧合。

藥方戲昏官

相傳，明代著名的醫藥學家李時珍，曾經擔任四川省蓬溪縣七品縣令，後來因為繼承父志編修《本草綱目》，決定辭官回鄉。他離職以前，接任的縣官設宴為他餞行。席間，那位縣官向他索求滋補藥方：「素聞李公醫道高明，可否為下官留下滋補單方，以強身延壽。」

李時珍聽說此人是昏庸之輩，貪戀酒色，喜愛錢財，到任之處，無人不恨，所以對其非常憎惡，由於礙於情面，不好推卻，只能佯裝允諾。

李時珍取過文房四寶，開出一個處方：

柏子仁三錢、木瓜二錢、官桂三錢、柴胡三錢、益智三錢、附子三錢、八角二錢、人參一錢、台烏三錢、上黨三錢、山藥二錢。

寫畢，李時珍笑著離席而去。第二天，新任縣官將藥方交與師爺去抓藥。師爺仔細一看，然後說：「大人，你被李時珍戲弄了！」接著，道出其中奧秘。原來，這個藥方中的每味藥開頭的一個字如果連起來讀，其諧音就成為：「柏木棺材一副，八人抬上山。」

妙聯對名醫

提起蘇軾，每個人都知道他是宋代的文豪。其實，蘇軾不僅在文學方面很有成就，而且在醫學方面也有很高造詣，人稱儒醫。

蘇軾在杭州擔任知府的時候，曾經致力於醫學研究。當時，杭州經常發生瘟疫，死人無數。為了拯救窮苦百姓，蘇軾拿出自己的部分俸祿，建造一座診坊，專門為人看病，治癒近千人。

當時，杭州城西有一個龐家莊，莊主叫做龐安時，此人性格豪爽，樂善好施，是當地的名醫。他也愛好吟詩作對，與蘇軾交往甚厚，經常在一起談詩論對，切磋醫學。

有一天，蘇軾坐在書房裡翻閱醫書，龐安時來求見。龐安時來到書房門前，抬頭一看，看見門旁新掛兩個燈籠，不由得詩興大發，隨口吟出上聯：「燈籠籠燈，紙（枳）殼原來只防風。」

蘇軾正好出門迎接，聽後略一沉思，隨即續出下聯：「鼓架架鼓，陳皮不能敲半下（夏）。」

二人相視大笑，隨即走進後院。院子的中央有一個花園，龐安時看見園中生長的翠竹蔥綠茁壯，甚是讓人喜愛，不禁讚嘆：「中暑最宜淡竹葉。」

蘇軾隨口回答：「傷寒尤妙小柴胡。」話音剛落，忽然一陣微風拂過，送來陣陣花香。龐安時一看，園中月季盛開，嫵媚妖嬈，於是又出一聯：「月季花開，香聞七八九里。」

蘇軾聽到他又吟一聯，未加思索也脫口而出：「梧桐子大，日服五六十丸。」二人暢談至夕陽西下，此時龐安時起身告辭，隨口又出一聯：「神州到處有親人，不論生地熟地。」

蘇軾含笑回答：「春風來時盡著花，但聞藿香木香。」

枳殼、防風、陳皮、半夏、竹葉、柴胡、月季花、梧桐子、生地、熟地、藿香、木香都是中藥名，將其用在對聯中，不僅對得工整和諧，而且妙趣橫生。

馮夢龍的藥名情書

藥名文學是醫藥文化的精髓，自古以來，很多人利用藥名寫詞作賦。明代文學家馮夢龍曾經用藥名寫過一首《桂枝兒》的情書，其文如下：

你說我負了心，無憑枳實，激得我蹬穿了地骨皮，願對威靈仙發下盟誓。細辛將奴想，厚朴你自知，莫把我情書也當破故紙。

想人參最是離別恨，只為甘草口甜甜的哄到如今，黃連心苦苦地為伊耽悶，白芷兒寫不盡離別意，囑咐使君子切莫作負恩人。你果是半夏當歸也，我情願對著天南星徹夜地等。

此段共用藥名十四個：枳實、地骨皮、威靈仙、細辛、厚朴、破故紙、人參、甘草、黃連、白芷、使君子、半夏、當歸、天南星，讀來甚是風趣。

方藥名聯諧趣

將方劑中藥之名嵌入對聯為方藥聯，不僅對仗工整得體，而且雅俗共賞，饒有風趣，既表現中醫藥的文化意蘊，又展示醫家學子的智慧。

「燭映合歡被，帷飄蘇合香」，作為最早的中藥聯，淵源於南朝梁簡文帝蕭綱的藥名詩。聯中「合歡」和「蘇合」二藥巧妙嵌入，烘托出燭光下被帷香美飄柔的氛圍。

清朝梁章鉅在《浪跡叢談》記錄他與別人巧對的一副名聯：「白頭翁牽牛過常山，遇滑石，跌斷牛膝；黃髮女炙草堆熟地，失防風，燒成草烏。」

上聯嵌入白頭翁、牽牛、常山、滑石、牛膝五個藥名，而且牽牛和牛膝二藥均有「牛」字。下聯有黃髮女、炙草、熟地、防風、草烏五個藥名，而且有二「草」，對仗工整，意趣昂然。

方藥聯既有寫景狀物者，又有寄意述志者，還有答問警勉者，也有譏誚諧謔者，展現傳統的有：「厚朴繼承神農藥，從容（蓯蓉）配製仲景方。」弘揚醫德醫風的有：「攜老，青葙子背（貝）母過連橋（翹）；扶幼，白頭翁扶（附）子到常山。」

警示官迷心竅的有：「人參莫為官桂忙，厚朴處世淡蓯蓉。」規勸莫以功自居，忘乎所以的有：「大將軍因陳甘遂，滑石台前，步步細心（辛）敲半下（夏）；白頭翁旋復熟地，常山腳下，聲聲歸（龜）板須防風。」這些聯句，寓意深刻，工整俏皮，令人拍案叫絕！

譏誚諧謔的方藥聯，有時候可以用來諷刺虛偽小人，抨擊奸佞國賊。

相傳，清朝蘇州有一位藥商，名叫陳見山，他花費許多銀子買下一個五品官。那個時候的五品官都穿天青馬褂，此人喜歡炫耀，經常在大庭廣眾之下穿上天青馬褂招搖過市。

某年過節，陳見山想要用楹聯炫耀自己，就請先生寫對聯貼於門前，先生隨手寫道：「五品天青褂，六味地黃丸。」陳見山看後正合心意，豈知此聯正好揭示他是發財買官。

一九一六年，袁世凱倒台以後，曾經有人寫過一副對聯：起病六君子，送命二陳湯。此處的六君子湯和二陳湯，一語雙關：六君子是楊度、孫毓筠、李燮和、胡瑛、劉師培、嚴復，二陳是陳樹藩和陳宧。

袁世凱當選大總統以後，於一九一四年廢除《中華民國臨時約法》，制定《中華民國約法》，改責任內閣制為總統獨裁制。隨即又廢除國務院，改設政事堂，並且設置參政院代行立法權，使大權獨攬。在此期間，楊度寫一篇兩萬多字的《君憲救國論》，吹捧袁世凱。

後來，在袁世凱授意下，「六君子」以「研究共和政治得失」為名，於一九一五年八月十四日聯合發起成立籌安會，鼓動復辟帝制，陳樹藩和陳宧也隨之回應。

一九一五年十二月十二日，袁世凱宣布接受帝位，改中華民國為「中華帝國」，下令廢除民國紀元，改民國五年（西元一九一六年）為「洪憲元年」，史稱「洪憲帝制」。

此舉激起全國人民的反對，唐繼堯、蔡鍔、李烈鈞在雲南宣布討伐袁世凱，護國戰爭爆發。隨後，北洋集團撤回對袁世凱的支持，陳樹藩和陳宧也見風轉舵，先後對袁世凱宣布「獨立」。眾叛親離之際，袁世凱被迫於一九一六年三月二十二日宣布取消帝制，同年六月六日病死。所以，此聯說六君子是袁世凱起病之因，「二陳湯」是他的催命符，非常確切。

辛棄疾與藥名詞

南宋愛國詞人辛棄疾擅長填詞，據傳他在新婚之後就赴前線抗金殺敵，疆場夜靜閒餘，就會思念家中的妻子，於是用藥名寫一首《滿庭芳・靜夜思》給妻子：

雲母屏開，珍珠簾閉，防風吹散沉香，離情抑鬱，金縷織硫黃。柏影桂枝交映，從容起，弄水銀堂。經過半夏，涼透薄荷裳。一鉤藤上月，尋常山夜，夢宿沙場。早已輕粉黛，獨活空房。欲續斷弦未得，烏頭白，最苦參商，當歸也！茱萸熟，地老菊花黃。

詞中共用雲母、珍珠、防風、沉香、鬱金、硫黃、柏葉、桂枝、肉蓯蓉、水銀、半夏、薄荷、鉤藤、常山、宿沙、輕粉、獨活、續斷、烏頭、苦參、當歸、茱萸、熟地、菊花二十四味中藥名。據說，妻子接到信以後，為了表達自己的思夫之情，亦以藥名回書：

檳榔一去，已歷半夏，豈不當歸也？誰使君子，寄奴纏繞他枝，令故園芍藥花無主矣！妻叩視天南星，下視忍冬藤，盼來了白芨書，茹不盡黃連苦。豆蔻不消心中恨，丁香空結雨中愁。人生三七過，看風吹西河柳，盼將軍益母。

大約在南宋淳熙十五年，辛棄疾為了傾訴自己對往昔坎坷不平道路的情思，抒發心中的憤懣，用藥名寫一首《定風波・用藥名招婺源馬荀仲遊雨岩・馬善醫》：

山路風來草木香，雨餘涼意到胡床。泉石膏肓吾已甚，多病，提防風月費遍章。孤負尋常山簡醉，獨自，故應知子草玄忙。湖海早知身汗漫，誰伴？只甘松竹共淒涼。

這首詞裡用藥名本字和諧音字，嵌入的藥有木香、禹餘糧（雨餘涼）、石膏、吳萸（吾已）、梔子（知子）、紫草（子草）、海藻（海早）、甘松，藥名與詞意渾然一體。

祝允明的藥名詩謎

相傳明朝正德年間，當時的「江南四大才子」唐寅、祝允明、文徵明、徐禎卿，他們之間相交甚密。有一次，他們在祝允明家中歡宴聚會，席間吟詩作賦，樂不思歸。

夜幕降臨之後，各家的僕人提著紙糊的燈籠來迎接。大家詩意正濃，祝允明提議再以燈籠為題，作詩謎一首。其他三人一致贊同，並且共推主人率先賦詩一首。

祝允明當仁不讓，即席吟道：

淡竹枳殼制防風，內藏紅花在當中，
熟地不需用半下，生地車前仗此翁。

眾人聽罷，齊聲叫好。原來，祝允明所作是一首藥名詩謎。短短四句，既具體地道出燈籠的結構和用途，又巧妙地嵌進八味中藥名：淡竹（葉）、枳殼、防風、紅花、熟地、半夏（下）、生地、車前，其才子之謂，果真名不虛傳。

姜維借藥傳真情

四川劍閣姜維祠中有一副對聯：「雄關高閣壯英風，捧出熱心，披開大膽；剩水殘山餘落日，虛懷遠志，空寄當歸。」聯中嵌有遠志和當歸兩味中藥名，這裡還有一段歷史故事。

三國時期，司馬昭派遣大將鍾會和鄧艾進攻蜀國，蜀主劉禪昏庸無能，開門降敵。此時，姜維苦守劍閣，欲降不願，欲戰不能。無奈之下，他假降鍾會，伺機策反，重振蜀漢。

姜維堅守劍閣的時候，其母已經被司馬昭抓去留作人質。姜母聽說自己的兒子已經率兵投敵，氣得大罵，偷偷讓人送一封信給姜維，怒斥姜維不忠、不孝、不義。

姜維收到母親的來信，心中忐忑不安，如果對母親說明事情的原委，難免會洩露天機，壞了大事；不對母親說，又不忍母親為此傷心。

左思右想以後，姜維終於想到一個兩全其美的絕妙方法。他買來兩包中藥，一包是遠志，一包是當歸，託人帶給母親。俗話說：「知兒莫若母。」姜母一看，心領神會，原來自己的兒子胸懷遠志，打算重振社稷，讓江山重歸蜀漢。深明大義的姜母，為了讓姜維一心救國，毫無牽掛，自己竟然撞牆自盡，留下一段悲壯的歷史故事。

蘇軾醫事

北宋時期的蘇軾，不僅是著名的政治家和文學家，還是一位中醫藥家。他懂醫理，通醫學和養生之道，廣讀中國醫學專著，並且有自己的獨特見解。

在文學著作等身的同時，蘇軾撰寫醫學專著《蘇學士方》一書。後來，人們把《蘇學士方》與醫學家沈括的《良方》合編成《蘇沈良方》流傳下來。

元豐年間，蘇軾因為反對王安石變法而被貶官黃州，在那裡閒居多年，號稱「東坡居士」。適逢該地瘟疫流行，蘇軾專程到眉山拜訪名醫巢谷，並且得到一個秘方「聖散子」。

巢谷傳授蘇軾此方的時候，曾經讓他指江水為誓，保證永遠不傳給別人。為了控制瘟疫的流行，蘇軾以民生為重，將此方公諸於百姓，救活許多災民。

元祐四年，蘇軾出任杭州太守，杭州竟然一家醫院也沒有。蘇軾上任以後，每遇疫病流行，只能去請外地名醫為百姓治病，然後將名醫的診斷標準及方藥抄貼滿城，以供百姓自行找藥，治癒疾病。

半年後，蘇軾利用撥款和捐款，在杭州城中心的眾安橋頭，建造一所公立醫院，取名為「安樂坊」，聘請醫生，採購中草藥，經常舉行義診送藥活動。

「安樂坊」的醫生都是當時遠近聞名的儒醫，其俸祿薪金都是由官府支付，因此這所醫院成為當時全國最大的醫療機構。在蘇軾任職期間，總共醫治幾千位病人。

宋哲宗時期，蘇軾被貶謫嶺南，先至惠州，又至儋州（現在的海南地區）。清代以前，嶺南地區一直被看作是蠻荒之地，中原人民對之充滿恐懼和神秘感。

嶺南氣候濕熱，有很多與中原不同的地方病，嶺南人民的體質也有許多獨特的地方，所以在嶺南地區逐漸誕生一個重要的中醫學流派——嶺南醫學。

蘇軾在南貶之前，對醫藥養生已經有所研究。在嶺南，蘇軾難免要與瘴癘打交道，他認為防治瘴癘之病重要在於做好衛生保健工作，其中一種方法是腳底按摩，蘇軾說：「揚州有侍其太保者，官於瘴地十餘年。北歸，面色紅潤，無一點瘴氣，只是用摩腳心法耳。」他也借鑑別人的這個經驗，經常進行腳底按摩。

第二種方法就是利用茶和酒的保健作用，「同烹貢茗雪，一洗瘴茅秋」。蘇軾還專門用藥物釀製「桂酒」，其《桂酒頌》記載：「吾謫居海上，法當數飲酒以禦瘴，而嶺南無酒禁。有隱者，以桂酒方授吾。」

此外，蘇軾特別強調女色為養生之害，他在給王定國的一封信中說：「賓州必薄有瘴氣，非有道者處之，安能心體泰健以俟否亨耶……但恐風情不節，或能使腠理虛怯以感外邪……舊既勤於道引服食，今宜倍加功。」

蘇軾在嶺南不僅推廣治瘴的方法，防治瘟疫，還為百姓贈醫施藥，並且改善食用水設施，他對嶺南醫學的貢獻是巨大的，值得後人紀念。

鄭板橋醫事

相傳，鄭板橋為官的時候，手下有一名官吏嗜菸如命，飲酒無度，年僅四十歲，已經形若枯槁。他四處求醫，卻未見絲毫起色，只好向鄭板橋告病卸職。

鄭板橋看到辭呈以後，對他說：「吾有一方，可治汝病。」說罷，寫下一方，然後將其裝入信封，並且囑咐他：「三個月以後啟封，照方用藥，保證藥到病除。但是，三個月之內需絕菸酒，否則無效。」這位官吏謹記鄭板橋的囑咐，叩謝而去。

三個月之期已過，這位官吏病體漸有起色，暗自驚詫，啟方一看，只見處方上是一副對聯。上聯是「酉水為酒，若不撇出終是苦」，下聯是「因火生煙，入能回頭便是人」，橫批是「禍在菸酒」。

這位官吏讀罷，恍然大悟，原來這一切都是菸酒惹的禍。後來，他將對聯掛於正堂，從此再也不沾菸酒，身體日壯。沒過多久，又回到鄭板橋手下供職。

【人之三寶：精、氣、神】

精、氣、神三者之間有極為密切的聯繫。氣生於精，精的化生有賴於氣，氣的產生表現神。精能生氣，氣能生神。精旺、氣足、神活，精竭、氣滅、神亡。具體來說，三者之間的關係就像油燈一樣，精是燈油，氣是燈芯，神是燈光。油足、芯旺、燈明；反之，油涸、芯枯、燈熄。精、氣、神雖有三名，實為一體，有之則生，無之則死。

精者，身之本，這是因為「人始生先成精」，從形成胚胎到嬰兒出生，都是由於精而奠定基礎；氣者，體之力，氣是維持生命的原動力，人體斷絕氣，就會失去生命。神者，形之主，正如以上所述，人體的一切活動，都是在神的支配下而表現出來。因此，精、氣、神三者的關係可以概括為：精是根本，氣是動力，神是主導。

名人題匾送名醫

匾，也稱為匾額，上面題有文字，一般掛在廳堂或閘亭上，是中國傳統文化中頗具特色的一種裝飾形式。以前，向醫生表示謝意，最隆重的就是送匾給醫生。如果匾是出自名家或權貴之手，其意義更是非同一般，可以讓醫生的診寓蓬蓽生輝。

民國時期，上海某富商罹患重病，請來許多名醫為其診治，病情不僅沒有絲毫起色，反而進一步惡化，危在旦夕，最後是一位中醫出手相救，才把富商從鬼門關拉回來。

這位富商非常感激，請求國學大師章太炎賜題一匾，以揚其名。章太炎當即手書「第三扁鵲」四字，富商不明其意，又不便當面問之，私下請教於其他人，都認為「第三扁鵲」可能是「第二扁鵲」筆誤，於是富商請求章太炎改寫。

沒想到，章太炎竟然因此大發脾氣：「沒有寫錯，對醫生的讚譽無過於此者。他如果真的是名醫，就應該知道其中的意思。」而且補署落款「章炳麟」（章太炎之名），以堅其信。富商無奈，只好將書法製匾奉送。那位中醫收到以後，喜出望外，當即將其高懸於廳堂。

原來，《史記》中的扁鵲，姓秦名越人，《史記正義》引《黃帝八十一難序》云：「秦越人與軒轅時扁鵲相類，仍號之為扁鵲。」可見，秦越人已經是「第二扁鵲」，所以稱譽某醫生為「第三扁鵲」沒有錯。章太炎滿腹經綸，焉能不知此等學問。

西元一九一六年，孫中山赴紹興視察，胡漢民陪同前往。不料在視察的時候胡漢民患病，經過紹興名醫裘吉生診治，服藥一劑而癒。孫中山感嘆裘吉生醫術高明，親自手書「救民疾苦」四字相贈。

西元一九二九年，汪精衛提出「取締中醫案」，全國中醫界奮起反抗，當時在會場裡和報紙上，都懸掛或刊登孫中山的這幅題詞，影響之大，自不待言。

秦觀觀畫療疾

宋代著名詞人秦觀，在河南汝陽縣任職的時候，由於處理政事勞累過度，加上脾胃不調，出現厭食、胸悶、噁心、腹脹等症狀，請當地名醫診治，但是未見好轉。

秦觀有一位朋友高氏，平時喜愛收藏古畫，也喜歡讀一些醫書，粗曉醫理，聞知此事以後，立即前來探視。高氏瞭解秦觀的病情以後，對秦觀說：「這種病，必須平心靜氣才可以治好。我收藏一幅唐代王維的山水名作，你只要每天凝神細觀，就可以痊癒。」

秦觀聽了將信將疑，高氏送來此畫以後，他打開畫一看，畫中山青水秀，筆墨酣暢，名家的手筆果然不凡。這樣的名畫，誰不想看？

此後，秦觀每天對著這幅畫用心觀賞，仔細揣摩。日復一日，慢慢地覺得自己好像進入到畫中，山谷裡鳥語花香，使他感覺神清氣爽，豁然開朗。

過了一段時間，秦觀感覺胸膈寬鬆，胃口大開，腹脹噁心症狀消失，調養一月有餘，竟然完全恢復健康。病癒以後，秦觀專程登門致謝高氏，對觀畫治病感到不解。

高氏告訴他：「你的病是勞神過度，以至脾胃不調所致。你平時喜文惜墨，我讓你凝神觀畫，就是讓你寧心安神，這幅畫一定會讓你心神俱醉，樂趣橫生。經過這般靜養，你神舒氣暢，脾胃自然調和，病也不藥而癒。」

看來，不僅是王維的畫作，所有好的藝術作品，只要可以使人們情緒穩定，心情愉悅，都是對人體健康有益的，亦即「因病得閒殊不惡，安心是藥更無方」。

【脾與肌肉、四肢、唇、口的關係】

脾主身之肌肉和四肢，脾胃功能好，肌肉壯實，四肢活動有力。如果脾功能減退，就會出現肌肉瘦弱、四肢無力；如果脾虛為水濕所困，四肢沉重乏力，甚至浮腫。

脾之榮在唇，口唇可以反映脾胃的功能和全身營養狀況。脾的功能正常，營養好，口唇紅潤光澤；脾的功能減弱，營養不良，口唇淡白或萎黃而無光澤。脾開竅於口，脾胃功能正常，口能知味，食慾良好；反之，則會出現食慾的改變和口味的異常。

柳宗元醫名留柳州

柳宗元，唐宋八大家之一，雖然是一代文豪，但是仕途不順。唐代元和十年，他被貶至嶺南柳州擔任刺史。擔任刺史期間，他在當地施行放奴婢、挖水井、建佛寺、植竹木等舉措。

嶺南氣候炎熱潮濕，柳宗元曾經寫詩：「探湯汲陰井，煬灶開重扉。」取來陰涼井水，並且打開門窗通風透氣，以避炎熱。柳州當地本來沒有井，人們取水要到江邊，柳宗元來此以後，才在城北挖幾口井，方便當地民眾，而且改善飲水衛生。

為了增強對環境的適應能力，柳宗元非常注意養生鍛鍊。此外，他在柳州種植藥用植物，例如：芍藥、橘、柚，親自對藥物進行炮製加工，從其《種仙靈毗》和《種朮》等詩中可以看到，從種藥、收採，到曝乾、加工……柳宗元全部親力親為，以供所用。

儘管柳宗元十分注意養生，還是不幸罹患惡疾，最嚴重的是疔瘡、霍亂、腳氣。這三種疾病幾乎致柳宗元於死地，幸而採用民間草藥驗方得以救回。柳宗元以其自身經歷，親身驗證這些驗方的效果。後來，柳宗元將治療這三種疾病的驗方寄給友人劉禹錫，經過劉禹錫整理為「柳州救死三方」，經常被後世醫著引用。

由於當時認識有限，柳宗元的腳氣病只是急救成功，此後一直無法徹底治療，他的死或許也與此病有關。元和十四年，柳宗元卒於任上，終年四十七歲。柳宗元對當地的貢獻巨大，柳州百姓把他奉為神靈，謂之「羅池神」，並且為他修建柳侯祠（羅池廟）。

胡適題文頌國醫

胡適是科學派的主將，崇尚西醫，極力主張普及西方醫學，對中國醫學抱持否定態度，曾經將中醫藥斥為「不科學的代表」。

西元一九二〇年秋季，胡適出現口渴、多飲、多尿等症狀，被初步診斷為「糖尿病」。經過西醫治療一段時間未見好轉，胡適十分焦慮，很多親友和同事也來探望。

西醫已經束手無策，好友建議請中醫診治，胡適認為中醫治病「無科學根據」，未予同意。後來，在親友再三勸說下，他只好抱持嘗試的心態去看中醫。

當時，好友向他推薦北京名醫陸仲安，他以善用黃芪而名著醫林，有「陸黃芪」的美稱。經過陸仲安精心診治，不久之後，胡適所有的症狀竟然全部消失。

擔任中華醫學會會長的俞風賓，對此事非常關注，在上海特地託人到北京找胡適，抄出全部藥方，刊登在《中西醫藥雜誌》上，其初診藥方為：

生芪四兩、雲苓三錢、澤瀉三錢、木瓜三錢、西黨三兩、酒芩三錢、法夏三錢、杭芍三錢、炒於朮六錢、山萸六錢、三七三錢、甘草二錢、生薑二片。

胡適病癒以後，陸仲安將當時著名文學家林紓贈送的親筆書畫並且題詞的《秋室研經圖》取出，請胡適在上面題詞。胡適提倡文學改革，寫白話文。在白話文與文言文論戰中，曾經與清末民初的文學家林紓展開激烈的筆戰。

但是，胡適欣然命筆：

林琴南先生的文學見解，我是不能完全贊同的，但是我對於陸仲安先生的佩服與感謝，卻完全與林先生一樣。我自去年秋間得病，我的朋友學西醫的，或說是心臟病，或說是腎臟炎。他們用的藥，雖然也有些功效，總不能完全治好。後來，幸得馬幼漁先生介紹我給陸先生診看，陸先生也曾經用過黃芪十兩、黨參六兩，許多人看了，搖頭吐舌，但是我的病現在竟然好了。

去年，幼漁的令弟隅卿患水鼓，腫至肚腹以上，西醫已經束手無法。後來頭面都腫，兩眼幾乎不能睜開，他家才請陸先生去看，陸先生用參芪為主，逐漸增至參芪各十兩，其他各味分量也不輕。不多日，腫漸消減，便溺裡的蛋白質也沒有了。不上百天，隅卿的病也好了，人也更胖了。

隅卿和我的病，頗引起西醫的注意，現在已經有人想把黃芪化驗出來，看它的成分究竟是什麼？何以有這樣大的功效？如果化驗的結果，可以使世界的醫藥學者逐漸瞭解中國醫藥學的價值，豈不是陸先生的貢獻嗎？

我看了林先生這幅《秋室研經圖》，心裡想像將來的無數「試驗室研經圖」，繪著許多醫藥學者在化學試驗室裡，穿著漆布的圍裙，拿著玻璃的管子，在那裡做化學的分析，鍋子裡煮的中國藥，桌子上翻開著《本草》、《千金要方》、《外台秘要》一類的古醫書，我盼望陸先生和我都可以看見這一日。

民國十年三月三十日　胡適。

胡適信奉的西醫無法治好自己的病，反而被自己反對的中醫治好，給胡適很大的打擊，使他改變對中醫的偏見。當時，余雲岫等文人到處奔走，叫囂「中醫不科學」，堅決反對中醫。作為學術界的領袖，胡適的觀點給他們一記響亮的耳光。

胡適在題文中，讚賞陸仲安的高明醫術和頌揚中國醫學的偉大，確實是發於內心的肺腑之言。他對中醫藥學的發展前景的「西為中用」有殷切期盼，經過幾十年的科學發展，已經成為事實。遺憾的是，他和陸仲安都沒有見到。

【中醫補氣常用藥：黃芪】

黃芪，味甘，性微溫，歸脾經、肺經，功能補氣升陽、益衛固表、利水消腫、托瘡生肌，可用於脾胃氣虛及中氣下陷，肺氣虛及表虛自汗和氣虛外感，氣虛水濕失運的浮腫和小便不利，以及氣血不足和瘡瘍內陷的膿成不潰或久潰不斂。

《珍珠囊》記載：「黃芪甘溫純陽，其用有五：補諸虛不足，一也；益元氣，二也；壯脾胃，三也；去肌熱，四也；排膿止痛，活血生血，內托陰疽，為瘡家聖藥，五也。」

若是益氣補中，則黃芪宜炙用，其他方面多生用。凡是表實邪盛，內有積滯，陰虛陽亢，瘡瘍陽證實證，均不宜用。

湯顯祖與《牡丹亭》

名劇《牡丹亭》是著名戲劇家湯顯祖的作品，相傳他是受到名醫朱震亨一首藥名詩的啟發而寫出此劇本。朱震亨醫術高超，對病人無論貧賤，一律平等相待，因此聞名遐邇。

湯顯祖十分敬佩朱震亨的醫術和品行，兩人交往甚密。有一次，湯顯祖去拜訪朱震亨，正適朱震亨午休。湯顯祖不想打擾朱震亨的美夢，就在他的書房裡靜候。

無聊之中，湯顯祖信手翻閱書案，發現有一墨蹟，上書：

牡丹亭邊，常山紅娘子，貌若天仙，巧遇牽牛郎於芍藥亭畔，就牡丹花下一見鍾情，託金銀花牽線，白頭翁為媒，路路通順，擇八月蘭開日成婚，設芙蓉帳，結並蒂蓮，合歡久之，成大腹皮矣，生大力子，有遠志，持大戟，平木賊，誅草寇，破劉寄奴，有十大功勞，當歸期，封大將軍之職。

這是朱震亨巧集藥名成文的戲作，這首藥名詩巧借二十多味中藥名，描寫一對青年男女美好的愛情故事。湯顯祖閱畢受到啟發，於是以此詩為線索，構思劇情，並且取藥名詩的首句「牡丹亭」三字作為劇名，寫出不朽之作《牡丹亭》。

于右任看中醫

西元一九三三年十月的某一天，上海名醫陳存仁應邀出診，到病家一看，認出躺在床上的病人竟然是國民黨元老並且當時擔任監察院院長的于右任。陳存仁診脈察症，斷定為「濕溫傷寒」。

于右任得知陳存仁是中醫以後說：「我的病，非看中醫不可。你的診斷很正確，三天前在南京中央醫院，他們幫我驗過血，認為我是傷寒病的早期。我聽到傷寒二字，就想到這種病非看中醫不可，所以由南京坐火車到上海，請中醫來診治。」

在陳存仁的精心治療下，于右任的病情很快得到控制，半個月以後熱退身安。此時，于右任對陳存仁說：「這次幸虧有你為我治療，我非常感謝，但是我沒有錢……身上只有一個褡褳袋，別人是放銀子的，我的褡褳袋只放兩顆圖章。參加任何文酒之會，或是有人饋贈文物，別無長物為報，只好當場揮毫，蓋上兩個印。你為我診視很久，我預備寫一本懷素體的千字文答謝你。」

陳存仁說：「你是國家之寶，可以送我一本千字文，是一種殊榮，比診費還要貴重。」于右任為書法名家，人們以得其墨寶為榮。此後，兩人成為知交，經常有來往，于右任每次到上海，多與陳存仁會晤。

袁枚與醫家

袁枚，字子才，號簡齋，世稱隨園先生，錢塘（今浙江杭州）人，清代著名的文學家，不僅工於詩文，而且崇尚醫藥學，著有《隨園食單》，記載清代盛世的飲食精華。

袁枚曾經擔任江蘇溧水、江浦、沭陽等地的知縣，與江蘇吳縣名醫徐大椿結識十數年，交誼甚厚。袁枚在《徐靈胎先生傳》中，記敘自己因病求醫，初次晤見徐大椿的情景。

乾隆三十一年秋天，袁枚突然患病，左臂短縮僵直，不能屈伸，疼痛難忍。因為延醫餌藥毫無寸效，慕名想要請徐大椿診治，於是乘船去徐大椿隱居的洄溪。

袁枚雖然在弱冠時期即聞徐大椿之名，但是一直無緣相見。此次，他擔心無人引見，這位孤傲的名醫未必會見自己。誰知名片遞上以後，徐大椿開門迎客，「握手如舊相識，具雞黍為歡，清談竟日，贈丹藥一丸而別」。

這次會面，給袁枚留下很深刻的印象。徐大椿因病逝世以後，袁枚痛悼老友，寫成《徐靈胎先生傳》，稱讚他是一位經世濟民和德才兼備的杏林大醫。

袁枚與清代溫病學大家也是江蘇吳縣另一位名醫薛雪亦有交往。薛雪，字生白，號一瓢，兼通數藝，曾經被兩徵鴻博而不就。《清史稿》記載，薛雪「工畫蘭，善拳勇，博學多通，於醫時有獨見」。其聲名奇才，為杏林、武林、詩壇、畫苑所稱譽。

《隨園詩話》記載，薛雪生性藐視權貴，公卿達官請他看病，經常推託不願意往診，而袁枚生疾，則不招自至，診脈疏方，關懷備至。袁枚曾經作詩《病中謝薛一瓢》：「十指據床扶我起，投以木瓜而已矣。咽下輕甌夢似雲，覺來兩眼清如水。」

乾隆三十年，袁枚寓居蘇州，廚役王小餘罹患瘟疫，眾醫家無措，束手待斃。正待入棺之際，正好薛雪來訪。他舉著蠟燭，診察王小餘的病情以後，認為尚可救治，就說：「吾好與疫鬼戰，恐得勝亦未可知。」於是，用藥一丸，搗石菖蒲汁調和以後灌服。一劑下嚥，病人的神志轉清；二劑飲下，病人死裡逃生而癒，令袁枚驚嘆不已。

乾隆三十五年，薛雪九十歲而歿。他的孫子薛壽魚寫下墓誌銘以後，寄給袁枚指正。文中概述薛雪的生平，竟無一字言及他在醫學上的成就，反而將其置於理學一流。

袁枚讀後深感不平，大為憤慨，認為這是「甘捨神奇以就臭腐」。他寫下《與薛壽魚書》作答，盛讚薛雪在醫學上的功績。他告訴薛壽魚，「醫之效立見，故名醫百無一人；學之講無稽，故村儒舉目皆是」，將其祖父稱為理學家，在理學中未必增加一偽席，但是方技中轉失一真人，如果將其祖父的醫案良方輯錄傳世，可以拯病壽世，比程朱的語錄更高明實用。

歷史上，文學家和醫學家結為摯友而互為詩朋的事情不勝枚舉，留下文苑杏林的千古佳話。袁枚揮灑筆墨，為一代名醫徐大椿立傳，為薛雪正名，表示他對中國醫藥文化的熱愛。

胡雪巖辦藥店

杭州百年老店胡慶餘堂中藥店和北京同仁堂，是中國南北兩家最古老和最著名的中藥商鋪，民間有「南有胡慶餘，北有同仁堂」的說法。胡慶餘堂中藥店的老闆是胡雪巖，他是一個對醫藥一竅不通的商人，但是為何卻開起藥店？這裡還有一段故事。

胡雪巖原籍安徽績溪，從小聰明伶俐，精明強幹，後來發跡了，成為中國首富，產業遍及錢莊、當鋪、絲綢、茶葉、軍火各業。又因為資助左宗棠收復新疆有功而以軍功賞加市政使銜，從二品文官頂戴紅珊瑚，皇帝賞穿「黃馬褂」，特賜紫禁城騎馬。

按照清朝慣例，只有乾隆年間的鹽商有戴紅頂的，戴紅頂又穿黃馬褂者，歷史上只有胡雪巖一人，因此成為名噪一時的「紅頂商人」。胡雪巖居住在上海的時候，有一次小妾突然患病，他心急如焚，連夜延請上海名醫診治，天還未亮，就派人去藥店配藥。

藥店老闆在酣夢中被人吵醒，心中有氣，隨手抓了藥又去睡覺。藥抓回來，胡雪巖不放心，親自檢查，發現有幾味藥品質低劣，很不潔淨，大為惱火，喝令僕人立刻去調換。

僕人回來以後，戰戰兢兢地說：「藥店老闆說，藥材出門概不退換，如果你家老爺嫌藥材品質太差，請你家老爺自己開一家藥店！」

胡雪巖一聽此言，十分惱怒，拍著桌子發誓要開辦一家貨真價實的國藥店。後來，他先在杭州開一家胡慶餘堂雪記國藥店，又於一九一六年在上海開設胡慶餘堂。

胡慶餘堂高懸一塊「戒欺」橫匾，匾上文字為當年胡雪巖親筆所書：「凡百貿易均著不得欺字，藥業關係性命，尤為萬不可欺。余存心濟世，不以劣品戈取厚利，惟願諸君心餘之心，採辦務真，修製務精，不致敢於以欺世人，是則造福冥冥。謂諸君之善為余謀也可，謂諸君之善自為謀也亦可。」

這塊「戒欺」之匾，也有一段來歷。相傳，胡慶餘堂開張以後的第二年，一位採購員誤將大批豹骨當作虎骨買回來。後來，有人向胡雪巖匯報此事，他立即召集全體員工開會，命令將全部豹骨銷毀，並且當眾寫下這篇「戒欺」文，囑刻在匾上。從此，這塊「戒欺」橫匾就掛在胡慶餘堂人的心頭。「採辦務真，修製務精」也成為胡慶餘堂的一個鐵律。

汲古閣 29

讀懂中醫

企劃執行　海鷹文化
作者　劉榮奇
美術構成　騾賴耙工作室
封面設計　南洋呆有限公司
發行人　羅清維
企劃執行　張緯倫、林義傑
責任行政　陳淑貞

出版者　海鴿文化出版圖書有限公司
出版登記　行政院新聞局局版北市業字第780號
發行部　台北市信義區林口街54-4號1樓
電話　02-2727-3008
傳真　02-2727-0603
E-mail　seadove.book@msa.hinet.net

總經銷　知遠文化事業有限公司
地址　新北市深坑區北深路三段155巷25號5樓
電話　02-2664-8800
傳真　02-2664-8801

香港總經銷　和平圖書有限公司
地址　香港柴灣嘉業街12號百樂門大廈17樓
電話　（852）2804-6687
傳真　（852）2804-6409

CVS總代理　美璟文化有限公司
電話　02-2723-9968
E-mail　net@uth.com.tw

出版日期　2025年10月01日　二版一刷
定價　480元
郵政劃撥　18989626　戶名：海鴿文化出版圖書有限公司

國家圖書館出版品預行編目（CIP）資料

讀懂中醫 ／ 劉榮奇作.
-- 二版. -- 臺北市 ： 海鴿文化，2025.10
面 ； 公分. -- （汲古閣；29）
ISBN 978-986-392-579-8（平裝）

1. 中醫

413　114012289

SeaEagle

SeaEagle